刘绍武三部六病
辨证亲授记

刘绍武 讲述

宿明良 整理

中国中医药出版社

·北 京·

图书在版编目（CIP）数据

刘绍武三部六病辨证亲授记/刘绍武讲述；宿明良
整理．—北京：中国中医药出版社，2019.11（2023.12重印）
ISBN 978 – 7 – 5132 – 5630 – 8

Ⅰ．①刘…　Ⅱ．①刘…　②宿…　Ⅲ．①《伤寒论》—
研究　Ⅳ．① R222.29

中国版本图书馆 CIP 数据核字（2019）第 136436 号

中国中医药出版社出版

北京经济技术开发区科创十三街 31 号院二区 8 号楼
邮政编码　100176
传真　010-64405750
保定市中画美凯印刷有限公司印刷
各地新华书店经销

开本 710×1000　1/16　印张 17　字数 245 千字
2019 年 11 月第 1 版　2023 年 12 月第 2 次印刷
书号　ISBN 978 – 7 – 5132 – 5630 – 8

定价　69.00 元
网址　www.cptcm.com

服 务 热 线　010-64405510
购 书 热 线　010-89535836
维 权 打 假　010-64405753

微信服务号　zgzyycbs
微商城网址　https://kdt.im/LIdUGr
官 方 微 博　http://e.weibo.com/cptcm
天猫旗舰店网址　https://zgzyycbs.tmall.com

如有印装质量问题请与本社出版部联系（010-64405510）

再读八五版《三部六病》

八五版《三部六病》实际成书于 1984 年，距今已 35 载，这是继郭维峰七九版《三部六病》之后的第二份书稿。宿明良主任根据其十多年间跟师笔记整理而成，刘绍武先生认为该书最能完整体现其学术思想。因此，当年刘老决定一次印行两万册，作为内部资料刊行，事实证明，此后该书为两三代人提供了学习三部六病的教材，为三部六病的传播立下汗马功劳。后来者，就是通过此书认识三部六病、走进三部六病、追随三部六病、献身三部六病，从一名学习者，成为一名传播者，从一名聆听者，成为一名践行者，从疑虑走向坚定，从迷茫走向彻悟。

此书的成书凝结了两代人的心血。首先，整书内容完全来源于刘老的讲述，刘老一生奉行述而不作的原则，他认为，三部六病是张仲景的思想，是《伤寒杂病论》的理论框架。其次，刘老的第一代弟子，除宿明良外，还有胡连玺、郭维峰、刘惠生等人对此书进行了修改，李兵林等人资助印刷。之后出版的众多书籍均源于此书，该书起到了承前启后的作用。

"古往今来，学术是人类智慧的结晶，应当无古今、无中外、无尔我，以是者为是，以非者为非，永远以先进代替落后。"这是刘老常常持在嘴边的话，也是他的治学思想，是指导三部六病发展的指南针。该书的意义，是通过"三化"，即规律化、规范化、规格化，达到"三便"，即便于学习、便于应用、便于掌握，从而建立真正的中医理论自信。

1991 年 11 月 19 日，刘老以 84 岁高龄奔赴海南，距此大概 1 年前，他提出了"三纲六要"，对三部六病学说进行了提炼、总结，也是对该书内容的高度概括。

总之，通过此书可以展望未来，也仍将继续起到继往开来的重要作用。

刘剑锋

2019 年 6 月 20 日

序 一

　　《三部六病》一书是山西著名老中医、太原市中医研究所主任医师刘绍武数十年医疗实践经验的结晶。最初由郭维峰同志在 1976 年着手整理，1979 年由太原市中医研究所内部印刷进行交流。现经宿明良同志重新整理，约二十万字，经太原市三部六病研究室编辑修订，使此书得以刊行。

　　目前，抢救老中医学术思想和实践经验的工作势在必行。刘绍武年近八旬，行医六十载。他酷爱中医事业，几十年勤奋钻研，是我省中医界学识渊博、经验丰富的名老中医之一。他长于思考、勤于实践，在中医理论研究方面有独特的见解。虽然中医有学派之分，各家学说纷纭，学术上有不同见解，但这是符合我党"百花齐放""百家争鸣"方针的。允许各抒己见，允许学术争鸣，只有这样才能达到共同提高的目的。

　　"三部六病"学说的交流，必将引起国内外更多学者的关切和重视。希望读者能对本书提出宝贵意见，以使本书更加充实完善。

贾琳

1985 年 4 月于太原

序 二

　　吾师业医六十载，深知《灵枢》《素问》，精通《伤寒》《金匮》，旁触历代百家，纵观西医学，素重哲理之识，更好文史艺术，是一位学识渊博、经验丰富的医家。他临床诊察，不分亲疏，不厌其烦；论病说理，亲切相待。有感恩于师而赠礼者，师皆婉言拒绝，此一规矩，数十年不破一例。其医术之高明，医德之高尚，尽人皆知，并酿成佳话，传布开来，无不为之敬佩也。

　　"绣出鸳鸯从君看，乐将金针度于人。"吾师虽年高名大，但平易近人。无论是对学徒，还是登门求教者，不分男女老幼，职位高低，医资深浅，皆一视同仁，以礼相待，毫不保留地把自己的学术思想、临床经验教授他人。师精于哲理，善于论证，语言生动，敢破敢立，听课之后，回味无穷。凡从学者，无不为师金针度人而称赞。也正由此，门生日多，其学术思想亦广为众人所收集传播。有概为《仲景学术观》者，有集为《刘绍武医案》者，有编为《刘绍武经验集》者，等。1976年，我有幸从师学习，在病榻之侧，听师亲授其说半年，启蒙受益匪浅。遂在明良同志等人的大力支持下，写成了《三部六病》约八万字初稿。后经修改，于1979年由太原市中医研究所铅印，作为内部资料，在医界交流，并引起了重视。至今，历时九年，吾师的学术思想迅速飞跃，日趋完善，已臻成熟。了解该学说的人很多，但首推明良同志，他不但过去曾随师实践，取得了第一手资料，而且近两年来，又随堂听讲，临证面授，领悟更深。他以对师尊诚之心，对学术争鸣之志，以其才智和魄力，遵师学说之准绳，纂师实践之经验，在短短的时间里，完成了二十余万字的稿本，确是集吾师学术思想之大成者也。他自己虽以为文笔不逮，但资料可靠，难得有之。

吾师创立的"三部六病"学说，以《伤寒论》六病辨证为基础，参阅《内经》和有关经典著述，把人体划分为表部、里部、半表半里部，称之"三部"；每部以实热或虚寒的不同病性，划分为六大证候群，谓之"六病"。机体病证范围虽广，不超三部，病情变化多端，不越六病，真实地反映了整体辨证，并创立了与"三部六病"学说相适应的理、法、方、药体系，丰富和发展了辨证施治的具体内容。

整个体系，立论明确，论据充分，理论联系实际，使人能很清楚地看到：人之整体，分为三部；每部有病，病分阴阳；每病有证，证列主次；每证有法，法系方药；每药有类，量当伍宜。这样，便达到了病、证、方、药高度统一。临床采取定证、定方、定疗程的"三定"原则，不但在施治上可以做到多证首定主证，多方首用主方，多药先选主药，执简驭繁，便于掌握，而且便于重复实验，便于剂型改革，便于输入软件，便于科学研究，为中医的现代化及中西医结合提供了重要的线索。

"三部六病"学说，将会引起更多学者们的关切和重视，把读者带入医学的新境地，使之对于中医理论的探讨、整理、发展，以至现代化，有所启悟。"三部六病"学说的推广和应用，必将给整个中医界带来一个新的飞跃。

郭维峰

1985 年 3 月

前　言

　　"三部六病"学说是刘绍武老师一生研读《伤寒论》、从事医疗生涯的经验结晶，是指导三部六病研究室活跃学术思想、探索中医现代化的途径。

　　"三部六病"学说以《伤寒论》为依据，以辩证唯物主义理论作指导，遵循对立统一规律，运用病证归类方法，临证进行分析综合、推理判断，正确认识现象与本质、局部与整体、共性与个性、内因与外因的辩证统一，依整体划分三部，把每部阴阳不同属性的病证概括于六病之中，形成理、法、方、药初步具备的系统理论学说。

　　刘老师已年近八旬，抢救其学术思想和临床宝贵经验，继承、发扬"三部六病"学说，责无旁贷，更需要无私的奉献。我们运用"三部六病"学说指导实践，在临床取得了不同程度的进展，现着手理论整理和中药剂型改革，进而发展科学实验，打破千百年来医药分家的旧习。这一工作的开展，得到了医界领导的帮助，也受到了广大患者的欢迎。

　　在太原市卫生局和中医学会的支持下，应广大医界同道的要求，经宿明良同志整理，现将刘老师的学术思想付梓刊出，以供学术探讨研究，错漏之处在所难免，诚望批评指正，以致谢意。

太原市三部六病研究室

1985 年 7 月

目 录

第一章 《伤寒杂病论》源流 ………………………………………… 001

第一节 《伤寒杂病论》面世的时代背景 …………………………… 003
一、建安年间的疫情方面 …………………………………………… 003
二、建安年间的文学方面 …………………………………………… 004
三、三国时代宗法松弛 ……………………………………………… 005
第二节 张仲景的医药学成就 ………………………………………… 006
一、开创系统方剂学 ………………………………………………… 006
二、肇基辨证论治 …………………………………………………… 009
第三节 《伤寒杂病论》的历史显晦 ………………………………… 010
一、关于张仲景的著述问题 ………………………………………… 010
二、王叔和与《伤寒杂病论》 ……………………………………… 011
三、从汉至宋《伤寒杂病论》版本的流传 ………………………… 013
　　1. 实事求是的校正整理态度 …………………………………… 014
　　2. 两种观点与两种文体 ………………………………………… 014
　　3.《伤寒论》的论说精炼 ……………………………………… 015
第四节 《伤寒杂病论》评释简述 …………………………………… 018
一、对张仲景与《伤寒论》的评述 ………………………………… 018

二、对《伤寒论》的注释要略 ································· 019

三、历代医家关于"经"的解释 ························· 021

第二章 "三部六病"的起源 ······························· 023

第一节 "三部六病"学说的提出 ·················· 025

第二节 中医学的整体观 ····························· 028

一、整体的概念 ····································· 029

二、构成机体的各要素及其相互关系 ············· 031

三、整体的范畴和统一性 ··························· 034

第三节 中医辨证的探讨 ····························· 035

一、关于"证"的概念 ····························· 036

二、关于"证"的机理 ····························· 039

三、关于具体辨证 ································· 042

（一）辨部证 ································· 044

（二）辨病证 ································· 045

（三）辨汤证 ································· 046

四、《伤寒论》书中的辨证方法 ··················· 047

（一）推理定证 ······························· 048

（二）以治求证 ······························· 048

（三）以证求证 ······························· 049

（四）以日推证 ······························· 050

（五）以脉测证 ······························· 050

第四节 系统论与"三部六病"辨证的关系 ········· 052

第三章 三部六病学说 ··································· 057

第一节 整体辨证论治 ······························· 059

一、整体与三部的功能 ····························· 059

（一）表部 ··· 059

（二）里部 ··· 062

（三）半表半里部 ··································· 065

二、整体的具体辨证论治 ······················· 068

（一）热证 ··· 069

（二）寒证 ··· 071

（三）虚证 ··· 073

（四）实证 ··· 074

（五）体证 ··· 076

第二节 三部六病辨证论治 ···························· 080

一、六病产生的机理 ······························· 080

二、六病不同于六经 ······························· 083

三、六病的建立 ······································· 089

（一）表部 ··· 092

　　1. 太阳病 ··· 092

　　2. 厥阴病 ··· 094

（二）里部 ··· 100

　　1. 阳明病 ··· 100

　　2. 太阴病 ··· 108

（三）半表半里部 ··································· 112

　　1. 少阳病 ··· 112

　　2. 少阴病 ··· 120

四、三部的并病 ······································· 125

（一）表部并病 ······································· 126

（二）里部并病 ······································· 127

（三）半表半里部并病 ···················· 128

第三节 十二单证辨证论治 ···························· 130

一、表热证 ··· 132

二、表实证 ·· 132

三、表寒证 ·· 133

四、表虚证 ·· 133

五、里热证 ·· 134

六、里实证 ·· 135

七、里寒证 ·· 135

八、里虚证 ·· 136

九、半表半里热证 ·· 137

十、半表半里实证 ·· 137

十一、半表半里寒证 ······································ 138

十二、半表半里部虚证 ··································· 139

第四节　合病的证治 ··· 140

一、太阳、少阳、阳明合病 ···························· 142

二、太阳、少阳、太阴合病 ···························· 142

三、太阳、少阴、阳明合病 ···························· 142

四、太阳、少阴、太阴合病 ···························· 143

五、厥阴、少阳、阳明合病 ···························· 143

六、厥阴、少阳、太阴合病 ···························· 143

七、厥阴、少阴、阳明合病 ···························· 144

八、厥阴、少阴、太阴合病 ···························· 144

九、太阳、少阳合病 ······································ 144

十、太阳、阳明合病 ······································ 145

十一、太阳、少阴合病 ··································· 145

十二、太阳、太阴合病 ··································· 145

十三、厥阴、少阳合病 ··································· 146

十四、厥阴、阳明合病 ··································· 146

十五、厥阴、少阴合病 ··································· 146

十六、厥阴、太阴合病 ··································· 147

十七、少阳、阳明合病 ……………………………………… 147

十八、少阳、太阴合病 ……………………………………… 147

十九、少阴、阳明合病 ……………………………………… 148

二十、少阴、太阴合病 ……………………………………… 148

第五节 兼证的证治 ………………………………………… 149

一、太阳病兼表寒证 ………………………………………… 150

二、太阳病兼表虚证 ………………………………………… 150

三、太阳病兼半表半里热证 ………………………………… 151

四、太阳病兼半表半里实证 ………………………………… 151

五、太阳病兼半表半里寒证 ………………………………… 151

六、太阳病兼半表半里虚证 ………………………………… 152

七、太阳病兼里热证 ………………………………………… 152

八、太阳病兼里实证 ………………………………………… 152

九、太阳病兼里寒证 ………………………………………… 152

十、太阳病兼里虚证 ………………………………………… 153

十一、厥阴病兼表热证 ……………………………………… 153

十二、厥阴病兼表实证 ……………………………………… 153

十三、厥阴病兼半表半里热证 ……………………………… 154

十四、厥阴病兼半表半里实证 ……………………………… 154

十五、厥阴病兼半表半里寒证 ……………………………… 154

十六、厥阴病兼半表半里虚证 ……………………………… 155

十七、厥阴病兼里热证 ……………………………………… 155

十八、厥阴病兼里实证 ……………………………………… 155

十九、厥阴病兼里寒证 ……………………………………… 156

二十、厥阴病兼里虚证 ……………………………………… 156

二十一、少阳病兼表热证 …………………………………… 156

二十二、少阳病兼表实证 …………………………………… 156

二十三、少阳病兼表寒证 …………………………………… 157

二十四、少阳病兼表虚证 …………………… 157

二十五、少阳病兼半表半里寒证 …………… 157

二十六、少阳病兼半表半里虚证 …………… 158

二十七、少阳病兼里热证 …………………… 158

二十八、少阳病兼里实证 …………………… 158

二十九、少阳病兼里寒证 …………………… 158

三十、少阳病兼里虚证 ……………………… 159

三十一、少阴病兼表热证 …………………… 159

三十二、少阴病兼表实证 …………………… 159

三十三、少阴病兼表虚证 …………………… 160

三十四、少阴病兼表寒证 …………………… 160

三十五、少阴病兼半表半里热证 …………… 160

三十六、少阴病兼半表半里实证 …………… 160

三十七、少阴病兼里热证 …………………… 161

三十八、少阴病兼里实证 …………………… 161

三十九、少阴病兼里寒证 …………………… 161

四十、少阴病兼里虚证 ……………………… 162

四十一、阳明病兼表热证 …………………… 162

四十二、阳明病兼表实证 …………………… 162

四十三、阳明病兼表寒证 …………………… 162

四十四、阳明病兼表虚证 …………………… 163

四十五、阳明病兼半表半里热证 …………… 163

四十六、阳明病兼半表半里实证 …………… 163

四十七、阳明病兼半表半里寒证 …………… 164

四十八、阳明病兼半表半里虚证 …………… 164

四十九、阳明病兼里寒证 …………………… 164

五十、阳明病兼里虚证 ……………………… 164

五十一、太阴病兼表热证 …………………… 165

　　五十二、太阴病兼表实证 ································ 165

　　五十三、太阴病兼表寒证 ································ 165

　　五十四、太阴病兼表虚证 ································ 166

　　五十五、太阴病兼半表半里热证 ···················· 166

　　五十六、太阴病兼半表半里实证 ···················· 166

　　五十七、太阴病兼半表半里寒证 ···················· 166

　　五十八、太阴病兼半表半里虚证 ···················· 167

　　五十九、太阴病兼里热证 ································ 167

　　六十、太阴病兼里实证 ································· 167

第六节　合证的证治 ·· 168

　　一、表热与表寒合证 ···································· 169

　　二、表热与表虚合证 ···································· 169

　　三、表热与半表半里热合证 ·························· 169

　　四、表热与半表半里实合证 ·························· 170

　　五、表热与半表半里寒合证 ·························· 170

　　六、表热与半表半里虚合证 ·························· 170

　　七、表热与里热合证 ···································· 170

　　八、表热与里实合证 ···································· 171

　　九、表热与里寒合证 ···································· 171

　　十、表热与里虚合证 ···································· 171

　　十一、表实与表寒合证 ································· 172

　　十二、表实与表虚合证 ································· 172

　　十三、表实与半表半里热合证 ······················ 172

　　十四、表实与半表半里实合证 ······················ 172

　　十五、表实与半表半里寒合证 ······················ 173

　　十六、表实与半表半里虚合证 ······················ 173

　　十七、表实与里热合证 ································· 173

　　十八、表实与里实合证 ································· 173

十九、表实与里寒合证 ································ 174

二十、表实与里虚合证 ································ 174

二十一、表寒与半表半里热合证 ···················· 174

二十二、表寒与半表半里实合证 ···················· 175

二十三、表寒与半表半里寒合证 ···················· 175

二十四、表寒与半表半里虚合证 ···················· 175

二十五、表寒与里热合证 ···························· 175

二十六、表寒与里实合证 ···························· 176

二十七、表寒与里寒合证 ···························· 176

二十八、表寒与里虚合证 ···························· 176

二十九、表虚与半表半里热合证 ···················· 176

三十、表虚与半表半里实合证 ······················ 177

三十一、表虚与半表半里寒合证 ···················· 177

三十二、表虚与半表半里虚合证 ···················· 177

三十三、表虚与里热合证 ···························· 178

三十四、表虚与里实合证 ···························· 178

三十五、表虚与里寒合证 ···························· 178

三十六、表虚与里虚合证 ···························· 178

三十七、半表半里热与半表半里寒合证 ·············· 179

三十八、半表半里热与半表半里虚合证 ·············· 179

三十九、半表半里热与里热合证 ···················· 179

四十、半表半里热与里实合证 ······················ 180

四十一、半表半里热与里寒合证 ···················· 180

四十二、半表半里热与里虚合证 ···················· 180

四十三、半表半里实与半表半里寒合证 ·············· 180

四十四、半表半里实与半表半里虚合证 ·············· 181

四十五、半表半里实与里热合证 ···················· 181

四十六、半表半里实与里实合证 ···················· 181

四十七、半表半里实与里寒合证 ⋯⋯⋯⋯⋯⋯ 182

四十八、半表半里实与里虚合证 ⋯⋯⋯⋯⋯⋯ 182

四十九、半表半里寒与里热合证 ⋯⋯⋯⋯⋯⋯ 182

五十、半表半里寒与里实合证 ⋯⋯⋯⋯⋯⋯⋯ 182

五十一、半表半里寒与里寒合证 ⋯⋯⋯⋯⋯⋯ 183

五十二、半表半里寒与里虚合证 ⋯⋯⋯⋯⋯⋯ 183

五十三、半表半里虚与里热合证 ⋯⋯⋯⋯⋯⋯ 183

五十四、半表半里虚与里实合证 ⋯⋯⋯⋯⋯⋯ 184

五十五、半表半里虚与里寒合证 ⋯⋯⋯⋯⋯⋯ 184

五十六、半表半里虚与里虚合证 ⋯⋯⋯⋯⋯⋯ 184

五十七、里热与里寒合证 ⋯⋯⋯⋯⋯⋯⋯⋯⋯ 184

五十八、里热与里虚合证 ⋯⋯⋯⋯⋯⋯⋯⋯⋯ 185

五十九、里实与里寒合证 ⋯⋯⋯⋯⋯⋯⋯⋯⋯ 185

六十、里实与里虚合证 ⋯⋯⋯⋯⋯⋯⋯⋯⋯⋯ 185

第七节　六病的相互转化 ⋯⋯⋯⋯⋯⋯⋯⋯⋯ 186

一、阳极似阴的转化 ⋯⋯⋯⋯⋯⋯⋯⋯⋯⋯⋯ 187

二、阴极似阳的转化 ⋯⋯⋯⋯⋯⋯⋯⋯⋯⋯⋯ 187

三、六病中的单一转化 ⋯⋯⋯⋯⋯⋯⋯⋯⋯⋯ 188

四、六病的复合转化 ⋯⋯⋯⋯⋯⋯⋯⋯⋯⋯⋯ 188

第八节　局部病辨证治论 ⋯⋯⋯⋯⋯⋯⋯⋯⋯ 191

一、局部病的证治分类 ⋯⋯⋯⋯⋯⋯⋯⋯⋯⋯ 191

1. 局部病局部治疗 ⋯⋯⋯⋯⋯⋯⋯⋯⋯⋯⋯ 191

2. 局部病整体治疗 ⋯⋯⋯⋯⋯⋯⋯⋯⋯⋯⋯ 191

3. 局部病局部整体治疗 ⋯⋯⋯⋯⋯⋯⋯⋯⋯ 192

二、脉象在局部辨证中的意义 ⋯⋯⋯⋯⋯⋯⋯ 193

1. 基础脉 ⋯⋯⋯⋯⋯⋯⋯⋯⋯⋯⋯⋯⋯⋯⋯ 194

2. 复合脉 ⋯⋯⋯⋯⋯⋯⋯⋯⋯⋯⋯⋯⋯⋯⋯ 195

3. 奇形脉 ⋯⋯⋯⋯⋯⋯⋯⋯⋯⋯⋯⋯⋯⋯⋯ 196

三、局部协调疗法 ………………………………………… 197

    1. 调神汤 ……………………………………………… 199

    2. 调心汤 ……………………………………………… 204

    3. 调肺汤 ……………………………………………… 207

    4. 调肝汤 ……………………………………………… 209

    5. 调肾汤 ……………………………………………… 212

    6. 调胃汤 ……………………………………………… 214

    7. 调肠汤 ……………………………………………… 216

    8. 溃疡汤 ……………………………………………… 218

    9. 调滋汤 ……………………………………………… 223

    10. 调经汤 …………………………………………… 224

    11. 理消汤 …………………………………………… 227

    12. 理目汤 …………………………………………… 229

    13. 消斑解毒汤 ……………………………………… 230

    14. 解郁攻坚汤 ……………………………………… 232

    15. 理心复脉汤 ……………………………………… 235

    16. 排石汤 …………………………………………… 236

四、局部调治疗法 ………………………………………… 237

    1. 解肌汤 ……………………………………………… 237

    2. 决渎汤 ……………………………………………… 239

    3. 医黄丸 ……………………………………………… 239

    4. 降压汤 ……………………………………………… 240

    5. 利肠汤 ……………………………………………… 241

    6. 三核二香汤 ……………………………………… 241

    7. 鸡甲散 ……………………………………………… 241

    8. 清喉汤 ……………………………………………… 242

    9. 攻坚汤 ……………………………………………… 242

    10. 祛风利湿汤 ……………………………………… 243

五、局部复健疗法 ‧‧‧‧‧‧‧‧‧‧‧‧‧‧‧‧‧‧‧‧‧‧‧‧‧‧‧‧‧‧‧‧ 243

　　1. 复健散 ‧‧‧‧‧‧‧‧‧‧‧‧‧‧‧‧‧‧‧‧‧‧‧‧‧‧‧‧‧‧‧‧‧‧‧‧ 244

　　2. 大黄附子汤 ‧‧‧‧‧‧‧‧‧‧‧‧‧‧‧‧‧‧‧‧‧‧‧‧‧‧‧‧‧‧ 245

　　3. 团鱼丸 ‧‧‧‧‧‧‧‧‧‧‧‧‧‧‧‧‧‧‧‧‧‧‧‧‧‧‧‧‧‧‧‧‧‧‧‧ 245

后语 ‧‧ 247

第一章
《伤寒杂病论》源流

　　东汉末年，杰出的医学家张仲景，"勤求古训，博采众方"，结合自己的临床实践，总结疾病的发生和发展规律，写成著名的《伤寒杂病论》，确立了辨证施治的原则，奠定了理、法、方、药的理论基础，内涵"三部六病"，体现了四诊八纲的具体内容，为中医学的发展做出了重大贡献。尽管它历经沧桑，几经显晦，数为变易，但依然指导着医疗实践，不愧为中医学的经典著作，是中华民族灿烂文化中的一块瑰宝。

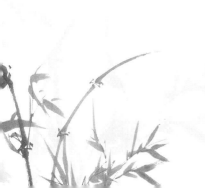

第一节 《伤寒杂病论》面世的时代背景

《伤寒杂病论》自问世以来，历代医家先后有 420 多位对《伤寒杂病论》加以注疏，这对中医学的发展起到一定的促进作用。古人注疏的准则是"注不破经，疏不破注"。这个原则对不对呢？我认为是对的。就《伤寒杂病论》而言，本书已成为历史文献，从尊重历史的角度看，既不能加，也不能减，随便加减就会失去文献的原貌。历史的东西是客观存在的。其书中正确与谬误、是与非，不能随意更动，改变了原文就等于改变了历史事实，这就是我在谈及仲景及《伤寒杂病论》历史背景之前的态度。

东汉末年，战争频繁，疫疠流行，死人枕藉，到处是"白骨露于野，千里无鸡鸣"的惨状，张仲景就生活在这个时代。当时的历史背景有以下几个突出的方面。

一、建安年间的疫情方面

东汉建安年间，疫疠流行猖獗，人民深受其害，历史文献上多处记载了疫疠流行的情况，现摘录于下。

《资治通鉴》六十五卷中记载赤壁大战时有"时曹军众已有疫疠，初一交战，曹军不利"之说，说明疫情波及军中。

曹丕《与吴质书》中记载："亲故多离其灾，徐、陈、应、刘一时俱逝，何图数年之间，零落殆尽。言之伤心……"说明当时疫情严重，连官宦贵族亦在所难免。建安七子中，徐干、陈琳、应场、刘桢，一时死去四个。当时人人自危，使许多家庭零落。

《曹集诠评》中，曹植曾记载："建安二十二年，疠气流行，家家有僵尸之痛，室室有号泣之哀，或阖门而殪，或复族而丧。"作者以简练的语言，描绘当时疫病流行，染疫之人大量死亡的惨状。

张仲景在《伤寒杂病论》自序中说："余宗族素多，向余二百，建安纪年以来，犹未十稔，其死亡者，三分有二，伤寒十居其七。"

综上可以看出，当时疫情十分严重。张仲景面对残酷的现实，"感往昔之沦丧，伤横夭之莫救，乃勤求古训，博采众方"。时代赋予的大量实践资料，使张仲景撰用《素问》《九卷》《八十一难》《阴阳大论》《胎胪药录》，并平脉辨证，著成《伤寒杂病论》合十六卷，虽未能尽愈诸病，庶可以见病知源。所以《伤寒杂病论》一书经久不衰。

二、建安年间的文学方面

三国时期，文学发展到很高的水平，尤以散文见著。"曹氏三杰""建安七子"，都是当时著名的文学家，故在历史上有"唐诗""晋字""汉文章"之说。汉朝的文章是散珠文。散珠文的优点是言简意赅，这与当时的历史条件有关，东汉蔡伦虽已发明造纸，但质地粗糙，而且数量亦少，时人多在绸缎上书写或竹简上刻写，费工费料，造价昂贵，这就要求文章必须写得精练。从《伤寒杂病论》的原文可见一斑。如《伤寒杂病论》中 107 条"……胸满烦惊"，135 条"结胸热实"。107 条的胸指病位，满、烦、惊分别代表三个不同的病证，每个字都具有独立的意义，互不重复。135 条的结胸指病名，热实指病的性质，概括较广，言简而意深。从文字上看，真可谓一字一珠。

汉代散珠文的另一特点就是伏笔、补笔互用，潜明其义，这在《伤寒杂病论》的原文中屡见不鲜。先看 63 条："发汗后，不可更行桂枝汤，汗出而喘，无大热者，可与麻黄杏仁石膏甘草汤。"条文开头就述及发汗后，将发汗前证治做了伏笔，用一个"更"字补出发汗前的证治，说出发汗前似桂枝证，用了桂枝汤。实际证治对不对呢？从条文看显然是不对的。但究系何证，又有伏笔，只讲到不可更行桂枝汤。以汗出而喘说明了证治不准确，但出现的证候该怎么办呢？最后用"可与麻黄杏仁石膏甘草汤"一语双关，道出本病，指出开始就是麻杏石甘汤证，现仍用其方，以治其病。通过 63 条中短短的 29 个字，述出一个病证治疗的全过程。再看《伤寒杂病论》的23条："太阳病，得之八九日，如疟状，发热恶寒，热多寒少，其人不呕，清便欲自可，一日二三度发。脉微缓者，为欲愈也，脉微而恶寒者，此阴阳俱虚，不可更发汗、更下、更吐也……"从条文看，太阳病之八九日是如何度过的呢？未讲，此处脱笔。"如疟状，发热恶寒，热多寒少，其人不呕，清便欲自可，一日二三度发"是指八九日后的变化情况。是如何变化的呢？最后的"不可更发汗，更下、更吐也"述出，"三更"是补笔。可见八九日间患的是38条的大青龙汤证，医者误用汗、吐、下三法而出现如所述的一系列变化。

散珠文善用伏笔、补笔，意深而言简，须仔细推敲，才能解其义。23条中八九日间的疟状应是大青龙汤证亦是推断而知，"脉浮紧，发热、恶寒、身疼痛，不汗出而烦躁者"，用大青龙汤可挫其危势，下法是解决胃肠下部，吐法是解决上部，只有应用大青龙汤才能解决本条病证。从23条原文可以看出，八九日略而不写是伏笔，三"更"则是补笔，这是《伤寒杂病论》中互文见义的常用方法。

特定的历史环境，造就了具有时代特色的文学。绸缎书写之贵，竹简刻写之难，使汉代的散珠文达到高度的精炼。《伤寒杂病论》中的条文甚至达到炉火纯青的程度。本书虽然几经显晦，条文中仍保留了汉代文章的特有风格，也是其成为中医不朽名著的重要原因之一，对我们研究汉代文学也是一部不可多得的史料。

三、三国时代宗法松弛

宗法是封建统治阶级所规定的法规，子孙承袭，世代遵守，实际是统治人民的一种手段，在客观上起了束缚人民思想的作用。东汉末年，诸侯争雄，各霸一方，战争连绵不断。到了三国时代，魏、蜀、吴三国鼎立，统治者各自搜罗人才，使宗法松弛，而出现了许多著名的军事家、文学家，展示出如同列国争雄时期的局面。诸子蜂起，百家争鸣，人才辈出。张仲景文学和医学才能的发挥和发展就在这个时期。

刘表是三国初的一位大文学家，张仲景当时在刘表处经常和建安七子在一起。晋皇甫谧在《针灸甲乙经》序中谈及张仲景和建安七子中王粲的一段轶事："仲景见侍中王仲宣，时年二十余，谓曰：'君有病，四十当眉落，眉落半年而死，令服五石汤可免。'仲宣嫌其言忤受汤勿服，居三日，仲景见仲宣谓曰：'服汤否？'仲宣曰：'已服。'仲景曰：'色候固非服汤之诊，君何轻也？'仲宣犹不信，后二十年果眉落，后一百八十七天而死，终如其言。"由此可见仲景的医学造诣之深。由于三国时代的宗法松弛，仲景借用这个特殊的历史环境，综合临床经验，参阅古典医籍，继承古人而不泥于古人，将理论知识和医疗实践结合起来，根据疫病发生和发展情况，从辨证施治到处方用药创立了独立的体系。从这一点看，张仲景的医学和文学的发展与当时宗法松弛有着不可分割的联系。

第二节　张仲景的医药学成就

《伤寒杂病论》是对汉以前医药学的总结。仲景吸取各家之长，融会贯通，著成《伤寒杂病论》一书，其辨证施治，法度严谨，规模已具，对后世医学的发展产生了深远的影响。其医学成就表现在两个大的方面。

一、开创系统方剂学

《伤寒杂病论》一书，存药 88 味，载方 112 首，是中医医籍中最早系统记载的古典医籍。仲景运用 112 方把临证许多疾病均给予处方医治。当然，实际推测看来，全部解决是不可能的。但是仲景在临床上得出了一个很好的治病方法，就是组方学。选用 88 味药物，临证组方，施治各证，药味的变换和药量的变动决定着每首方剂的疗效和性质，为中医学奠定了方剂学基础。

汉以前有组方学是一个传闻，从《仓公传》和出土的东汉竹简上看，无方剂学的记载。以前虽有残缺不全的方剂，但无创方的系统性。由此看来，张仲景应是创系统方剂的鼻祖。仲景方剂的组成非常严格，以桂枝汤为例，桂枝汤将芍药用量加倍，则成为桂加芍药汤，由治表转为治里。因桂枝和芍药互相制约，在桂枝汤中二药配伍，只能在表部起作用，桂枝发散而芍药收敛，如将芍药加倍，则芍药占优势，失去原有的平衡，则转而作用于里部，以治疗腹满时痛。故原文279条："本太阳病，医反下之，因而腹满时痛者，属太阴也，桂枝加芍药汤主之。"桂枝汤三阴皆治，关键在芍药的用量，大量作用于里部，中量作用于中部，小量作用于表部，用量的多少同时又决定着在体内潴留时间的长短。由此可见，仲景为后世医家指出了一条组方的路子。组方不精，疗效则不佳。仲景组方严格，选药精良，使当今医者望尘莫及。在《伤寒杂病论》中，不仅药物精选，在药量上亦特别慎重。根据不同病情，处以不同用量，以达到理想的疗效。桂枝麻黄各半汤可引起小发汗，桂枝二麻黄一汤中麻黄仅用麻黄汤中的五分之一量，桂枝二越婢一汤麻黄仅用四分之一量。由此可见，仲景的组方同样有着严格的用量，根据临床具体病情辨证施治，使病者得到准确治疗。

　　古往今来，学术是人类智慧的结晶，应该是不分古今、中外、尔我，是则是，非则非，永远以先进代替落后。日常生活中，汽车代替牛车，电灯取代油灯，这是一个不以人的意志为转移的客观发展规律。仲景在组方学上是先进的，我们必须继承好，才能谈及发扬。方剂不是随便凑药物，方剂学旨在使数种药物有机地结合起来，发挥一种功能。随便加减药物，在军事学上叫乌合之众，在医药学上叫汇集本草，不会收到良好的效果。科学的发展，开阔了我们的眼界，中药含有许多化学成分，组成方剂会发生难以预料的变化。如同自然界中，碳、氢、氧三种元素化合可产生二亿多种物质一样，另外，这其中还有排列顺序和数量的不同，产生的物质性质也不同。如甲醚和乙醇的碳、氢、氧元素的数目相同，排列不同，则产生的物质截然不同；水中有氢、氧两种元素，氢二氧一才能组成水分子，比例改变则不能成为水，这是大家所熟知的。同样，各种药物组成方剂，无不存在着物理结合、化学化合的道理。药物组成方剂，就再不是药物的性质，而出现的是方剂的性质。如同水土相合为泥，泥中有水有土，但泥的性质，既不同于水，也不同于土，这是两种物质的物理变化。方剂不同于药物的另一方面，就是化学变化。如硫磺有小毒，水银有大毒，结合成朱砂则无毒。各味药物由分散到组成一个方剂，不单是数量的相加，而且是有机的结合，形成一个有机的整体，不是量变，而是质变。通过互相渗透，互相贯通，出现一种功能，叫系统值，而不是药性。这就如同前面提到的水分子一样，氧能助燃，氢能燃烧，结合成水后则能灭火。触类旁通，这就是药物与方剂的根本区别。

一个好的方剂，是经过多次临床检验，优者继承，劣者淘汰，而最终证实其疗效的。治疗各种病证，须经周密的辨证施治，选用最佳的有效方剂。各个方剂中，药味和药量都具有一个最佳比例，治疗有一个最佳效果。随便更改其中的药味和药量，就会改变方剂的性质和作用，失去原有的平衡，这就是我临床治病一方到底的思想基础之一。

仲景的组方学，具有很强的实践性，这与当时的社会环境有着密切的联系。在汉代，没有专门的药店，医师和徒弟自备药物，到病者家中行医，治好后再走，或住进一个村庄，住一段时间再转移。那时，医药不分家。这样对药物的组方、用量有详细的估计和精选，对用药后的病情转归有全面的观察。所以说，《伤寒杂病论》著述的基础是来自实践，从《伤寒杂病论》始，辨证有法，组药有方，非此方不能治此病，非此病不能用此方。方证结合严格，两相呼应，相得益彰。这是当代医者难以做到的。当今之医，门诊看病，用药效果只凭患者自报，许多情况并非真实，影响着医疗实践中实事求是的探讨。特定的历史环境促进仲景的学术建树，其实为我辈先师。我辈应下功夫，沿着这条道路去研究，最后一定会得出方剂学的真谛。

仲景组方用药的原则大致有六类，从中可以得出仲师命名方剂的原则。

一方中突出一味药的主导作用，其他各药起辅助作用，则以其主药命名方剂。如麻黄汤、桂枝汤、葛根汤等。

一方中运用数种药物的联合作用，通过各药的相互作用，达到治病目的，则以各药名称共同命名。如麻黄杏仁石膏甘草汤、麻黄附子细辛汤。

一方中通过几味药的相互作用，达到一个治疗的相互作用，则以共同达到的作用命名。如承顺胃气的三承气汤，泻心火的大黄泻心汤。

一方中联合用药以达到治愈某证的目的，则以其所治病症命名，如治疗厥证的四逆汤。

一方中，数种药物结合，组成一种治法，对此治法采用取类比象的方法，给方剂命名。如清泄三阳之热的白虎汤，取其白虎肃杀威慑之意；汗、清并举的大青龙汤，取其青龙行云布雨之意。

一方中数药为伍，煎后呈现特殊的色泽，则以汤剂色泽命名。如赤石脂、干姜、粳米三药煎后呈粉红色，艳如桃花，故命名为桃花汤。

方剂的命名原则至今值得我们借鉴。仲景继承古籍，吸取先哲所长，结合亲身体验，组成方剂学，充实了自己的学术思想。总结前人，启发后人，无疑是对中医学不可磨灭的贡献。

二、肇基辨证论治

东汉末年的疫疬流行，众多的病者被夺去生命。仲景面对现实，发愤读书，凭着自己的实践与天才，通过研读《素问》《九卷》《八十一难》等医籍，继承前人经验，吸取精华，结合自己的切身体会，在《伤寒杂病论》中肇基了辨证论治之大法。读过《伤寒杂病论》的人，细细思索觉得《伤寒论》的许多具体内容来自《内经》，但没有《内经》的原文，这说明仲景在继承方面很会读书。不注一字，尽得风流。治学严谨，实令人崇尚。他精究医籍，细思师传，勤求古训，博采众方，通过大胆设想，融为一体，创立了辨证施治独特的理论体系。在辨证上留给我们的就是六病辨证。可是，自宋代朱肱起，释为六经辨证，这是千古谬误，后文将会述及。我们所以叫六病辨证，是因为仲景在《伤寒杂病论》中全文称病，将大题小目均叫"病"。采取"孔步我步，孔趋我趋"

的态度，并非颂古非今，而是尊重历史事实。

仲景之法，实为千古之法矣，虽逾一千余年，实无一人能过之。因此，其为辨证论治的奠基人也。

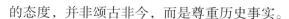

第三节　《伤寒杂病论》的历史显晦

从《伤寒杂病论》成书问世到今天保存下来的宋本《伤寒论》，经历了一段漫长的历史过程。朝代的更替，战争的纷繁，使《伤寒杂病论》的历史显晦经历了复杂而曲折的变易，由于历史资料的不足，众说纷纭，本人读书甚少，略述浅见，以告后者。

一、关于张仲景的著述问题

陈寿撰写《三国志》，为华佗立了传，将仲景脱失。历史记载有三处叙述了仲景《伤寒杂病论》的著述。

仲景在《伤寒论》自序中，自述是建安年间人，面对当时疫疠流行的情况，批评当时的"竞逐荣势，企踵权豪，孜孜汲汲，惟名利是务"的居世之士，斥责了"钦望巫祝"的迷信观点，反对"按寸不及尺，握手不及足，相对斯须，便处汤药"的草率医疗作风，反对"各承家技，始终顺旧"的保守态度，强调了治病要严肃认真，一丝不苟。在这种思想基础上，著成《伤寒杂病论》一十六卷。

西晋，皇甫谧撰集《针灸甲乙经》，在序言中记载："近代太医令王叔和撰次仲景遗论甚精，皆可使用。"并说："凡术唯仲景最精。"说明晋代皇甫谧已读过《伤寒杂病论》，并受到其学术影响和理论指导，且记述了仲景与王粲在一起的一段看病趣事。由此可见，仲景的《伤寒杂病论》已成并对当时的医者形成影响。

范晔是南朝宋代历史学家，在宋五十九年写成《后汉书》，写何颙对仲景说："君用思精，韵不高，后必为良医。"何颙是东汉何时代人，生卒年代不详，无以考据，但记载了仲景早年就开始习医。在汉代，二十岁以前算童年，扎髻不戴冠谓之总角，二十岁以后戴冠，表示到了成年。从"总角谒何颙"看，仲景在二十岁以前见到何颙，就已开始学医。

从《后汉书》记载仲景"总角谒何颙"到《针灸甲乙经》叙述仲景给王粲看病，再结合《伤寒杂病论》的自序看，仲景本人是一个自少年时代就开始习医，一生研求医术的医学家。《伤寒杂病论》成书当为仲景的晚年，其他论说由于资料不足不能为凭。

二、王叔和与《伤寒杂病论》

仲景遗论，经王叔和收集整理成书。叔和整理《伤寒杂病论》时未加注疏，这其中原委在医界一直存有争议，故应对王叔和系何处人、何时任太医令及与张仲景之间的关系加以考证。

王叔和的籍贯究竟系何处，据历史资料看，和王叔和同时代的卫汛称"高平王熙"。

东晋哲学家张谌在《养生论》中说："王叔和，高平人也。"

唐代甘伯宗在《名医传》中说："叔和，西晋高平人。"

近年，贾以仁在1981年第1期《中华医史杂志》上载"王叔和籍贯及任太医令考"，我同意其观点，现分叙如下。

王叔和籍贯高平。从历史来看，曹魏及西晋并无高平县（现高平市，下同）的设置，今山西晋城东北之高平县，当时为泫氏县。在北魏孝庄帝元子攸永安年间（公元529年），在长平西北二十里设高平县，同属建州长平郡。在东汉和曹魏时，有高平国，称山阴郡，属兖州管辖，故城在现今山东鲁西南，微山县西北。从历史的角度看，"王叔和当为高平国即今山东微山县人"。

王叔和任太医令问题，素有争论。晋代皇甫谧在《针灸甲乙经》序中说："甘露中，吾病风，加苦聋百日，方治要诣浅近，乃撰集三部，使事类相从，删其浮辞，除其重复，论其精要，至为十二卷。"由此可见，皇甫谧在甘露年间，就以《素问》《针经》《明堂孔穴针灸治要》为基础，结合自己的经验，删繁就要，分类编辑成《针灸甲乙经》。从两晋的历史看，并无甘露年号，与晋武帝司马炎的泰始元年并存的吴国末帝孙皓设年号是甘露，持续二年改为宝鼎元年。皇甫谧是晋人，显然不是吴人，序中所述甘露应是三国时，魏高贵乡公曹髦的年号，那是公元256年，为甘露元年。

《针灸甲乙经》序中记载："近代太医令王叔和撰次仲景遗论甚精，指事绝用。"表明皇甫谧著《针灸甲乙经》时，王叔和已经当了太医令。由此看来，王叔和为魏太医令，而不是晋太医令。

王叔和与张仲景之间的继承关系，又是怎样的呢？据张仲景在《伤寒论》自序中载："自建安纪年以来，尚未十稔……为《伤寒杂病论》十六卷。"说明建安十年后，仲景就开始《伤寒杂病论》的著述，至建安二十五年，曹丕称帝，即公元220年，再过36年就是魏高贵乡公曹髦作皇帝，为甘露元年。从建安十年（公元205年）到甘露元年（公元256年）历经五十余年，在甘露年中，王叔和已当了太医令，撰次仲景的遗论。那个时候，皇甫谧42岁，可以推算仲景的老年和王叔和的中年是皇甫谧的少年时代。

东汉时期，书的整理大部分仍刻到竹简上，王叔和任太医令向我们提示两个方面的问题：一是任太医令后，时间和经济有保障，文字的加工整理有条件，撰集《伤寒杂病论》的理想能得以实现；二是说明任太医令提示医术是高明的。当时的名师有两个，一是华佗，一是张仲景，那时华佗已死，只有张仲景，名师出高徒，王叔和的医术当从师于张仲景。另据皇甫谧在《针灸甲乙经》序中说"近代太医令，撰次仲景遗论甚精"来看，叔和非仲景弟子而不能撰写其遗论，只有关系密切的师徒之间，才能得其真传，而具有高超技术，搜其遗论，而为其师著述。这其中道理推断可知，仲景《伤寒杂病论》的十六卷手稿是由太医令王叔和整理后才成书发行，流传后世。没有王叔和，就没有今天的《伤寒论》。就此而论，王叔和的历史功绩不可磨灭。

三、从汉至宋《伤寒杂病论》版本的流传

《伤寒杂病论》是中医界的经典著作，是经方学派的中坚，知道它的历史源流，研究张仲景的学术就很客观，不然就会有"离经叛道"之嫌。

《伤寒论》成书问世，大约在公元250年，即三国魏·曹丕称帝以后。张仲景何时逝世，已无以考据。张仲景在建安十年开始发奋研究医学，而后著述《伤寒杂病论》十六卷，先后经历了东汉末年建安年间到三国的时代。从王叔和撰次整理以后，又经两晋，南北朝、隋、唐、五代十国，到宋仁宗（公元1023年）八百年间。由于朝代的更替，战乱的破坏，《伤寒杂病论》几经显晦，根据有关史料记载大致是这样的。

《伤寒杂病论》经王叔和撰次后，到公元316年，匈奴大将刘曜，带兵攻入长安，烧杀抢掠，晋二帝被掳，文献资料同样受到破坏。据后来梁代宰相陶弘景在《名医别录》中述："怀惠之时，文献焚曜，千不留一。"那时，晋元帝司马睿南迁，文人随往，文献已残缺不全，到南北朝时，据《梁志》记载"伤寒论十卷"，伤寒论由十六卷散失为十卷。

公元554年，梁元帝萧绎，承圣年间，西魏宇文泰使于瑾率兵五万，于555年，攻破江陵。梁元帝以为读书万卷，仍不免于亡国，所聚古书，十四万卷，一起焚毁。当时贵重之书多系皇室贵戚收藏，《伤寒论》是否同时被焚，尚无考据，但在《隋志》中记载："伤寒论十卷亡。"

由隋至唐朝，孙思邈在早年并未见到《伤寒论》，在著《千金方》时，亦未见到《伤寒论》。孙思邈年寿很高，医术卓著，威望很大，魏征尊其为师，唐太宗几次赐官而不就。在孙思邈晚年访江南时，著《千金翼方》，从江南医生的口授、背诵而得到《伤寒论》的条文和方剂。故有"江南诸师，秘仲景要方不传"之说。事实上，江南诸师对孙思邈还是传诵了仲景之方的，只是由于心记口述，零乱无章，故曰："旧法方证，意义幽隐，览者，造次难悟。令以方证同条，比类相附，须有检讨，仓卒易识，方虽是旧，弘之惟新。"孙思邈对收集到的杂乱无章

的条文怎样整理呢？就采取了方证同条、容易检讨的办法，所以采用了桂枝汤第一、麻黄汤第二、葛根汤第三、柴胡汤第四、承气汤第五、陷胸汤第六等，根据汤头排列起来。以至后世，徐灵胎按汤头编成十二类，以释《伤寒论》，是秉承孙思邈之法。按汤头排列《伤寒论》者，首推孙思邈。这种归类记述方法，指导了唐代的医疗实践。孙思邈逝世于公元682年，在此后的四百余年间，无《伤寒论》原本出现的记载。

宋朝，宋仁宗下令国家诏儒臣校正医书，当时由高保衡、孙奇、林亿整理历代医籍。将当时流行的版本，广泛收集，校定张仲景《伤寒论》十卷。这就是我们现存最早的宋本《伤寒论》，现在的研究就以此为重点，宋本《伤寒论》有这样几个特点。

1. 实事求是的校正整理态度

从历史的角度看，林亿等人的治学态度是端正的。在《伤寒论》的方剂中，以五苓散为例，就可以看出。《伤寒论》71条："捣为散，如法将息。"141条："更于臼中杵之，服之。"156条："忍之，一日乃愈。"386条："为散，更治之。"同一五苓散，一书中有四种不同记载，说明当时林亿等人整理历史医籍，至少征集到四种版本，为尊重现实起见，原样录之，不改样。这是实事求是的做法。再如大柴胡汤证，103条曰："与大柴胡汤，下之则愈。"以此推断应有大黄二两，但原方无大黄，故不加，只在后文注明："一方加大黄二两，若不加，恐不为大柴胡汤。"明显遗漏而不妄加。从五苓散方保留四种版本的原貌，对历史资料不加以更动，可见林亿整理历史资料的态度是严肃的，是尊重历史事实的，值得借鉴。

2. 两种观点与两种文体

由于宋以前数百年间无《伤寒论》原本，许多条文散乱民间，师传口授，掺进了《伤寒论》以外的内容和观点，给研究《伤寒论》者带来了不少困难。在《伤寒论》中有两种学说、两种观点并存的现象，在研究《伤寒论》时，应保留这两种观点和文体，尊重文献的原貌。

这两种观点，一是经络观点，一是辨证观点。原文第8条："太阳病，头痛至七日以上自愈者，以行其经尽故也，若欲作再经者，针足阳明，使经不传则愈。"本条是主张经络学说的代表条文，宣传按日传经的观点。原文第 5 条："伤寒二三日，阳明、少阳证不见者，为不传也。"这是辨证观点的代表条文。必须出现阳明少阳证才算传，证不见为不传。研究《伤寒论》的各医家，根据两种学说形成了两个学派，争论不休，相持不下。

两种文体，一是问答体，一是论说体。《伤寒论》179 条："问曰：病有太阳阳明，有正阳阳明，有少阳阳明，何谓也？答曰：太阳阳明者，脾约是也，正阳阳明者，胃家实是也，少阳阳明者，发汗、利小便已，胃中燥实，大便难也。"这是问答体的代表条文。我们所见到的《内经》《难经》等都是问答体的代表著作。《伤寒论》中，问答体仅有 10 条，其他都是论说体，张仲景的文体应是论说体，著书名《伤寒论》，论者，论说也，自然用论说的体裁写出。据此也可以区分《伤寒论》原文的真伪。

语言和文字是反映、表达客观现实的，对客观事物的陈述表达，文字是工具，如同过河的桥和船。历史的东西，语言是无法借用的，历史上今天能知道的东西，只能从文字上认识、分析。《伤寒论》一书的不同文体和不同观点，从文字上可以看出它的变易过程。

3.《伤寒论》的论说精炼

《伤寒论》的论说文体和汉代的文章有着密切的联系和影响，我们重点探讨《伤寒论》的"论"，以便从仲景的著述中得到启发。

《文心雕龙》是中国文学史上的一代文宗，千古典范。其中的《论说第十八》载："论也者，弥论群言，而精研一理者也……原夫论之为体，所以辨证然否；穷于有数，究于无形，钻坚求通，钩深取极，乃百虑之荃蹄，万事之权衡也，故其义贵圆通，辞忌枝碎，必使心与理合，弥缝莫见其隙，辞共心密，敌人不知所乘，斯其要也。"这段论说讲出了"论"的内容和真谛。"弥论"乃联系结合之意，"群言"系各家学说，研精一理，乃通过研究各家学说，去粗取精，去伪存真，形成一个系统。仲景就是读了《素问》《九卷》《八十一难》《阴阳大论》《胎胪药录》并平脉辨证，熟悉各书内容，此谓之弥论群言；取其精华，著成

《伤寒论》，则谓精研一理。通过学习，将丰富的感性材料去粗取精，去伪存真，由此及彼，由表及里，反复多次的整理、改造，找出规律，悟透其中的道理，提出自己独特的见解。仲景将这种见解以论说的形式著成书，故名《伤寒论》。

"论"就是要说出一个道理，对每个学术的评论然否，都要经过思维来判断。同空间同时间不能并存二理，哪个对，哪个不对，要有自己的主见才能构成自己的学术思想。蝴蝶采百花而不知其然，兼收并蓄，而无所事事；蜜蜂采百花而吸取其精华，酿成蜜汁。同样采百花，结果则不同。和仲景同一时代的医家，研读医籍，仲景则著成《伤寒论》，倡导六病，而他人则做不到，终生无自己的见解，无益后人。

"原夫论之为本，所以辨证然否。"论是学说的高度抽象，而学说是古往今来人类智慧的积累，学说是随着科学的进步向前发展的，永远以先进代替落后。辨证然否是每个学者应持有的态度。

"穷于有数，追究无形。"数是构成宇宙最小单位和最大复合，是由量变到质变的基础，大无不包，小而不遗。《易》有参天两地而倚数，人与天地为叁，与地为两，叁两都是复数，加起来是伍，伍的复数是六、七、八、九、十，是河图数，也是洛书数。数是感性数，进一步追究无形之理，便成理性数了，然而从感性数的推衍到理性数的形成，这一过程中，要有一段论理的探求。

"钻坚求通，钩深取极。"由不知到知，由浅到深，要经过一段逐步认识和推理的深化过程。毛泽东说："感觉到了的东西，我们不能立刻理解它，只有理解的东西，才能更深刻地感觉它。感觉只解决现象问题，理论才解决本质问题。"所以任何知识都有一个逐步深化的认识过程，才能由感性认识上升到理性认识。

"百眠之筌蹄，万事之权衡。"《庄子·外物》载："筌者所以在鱼，得鱼而之筌，蹄者所以在兔，得兔而忘蹄。"筌蹄与权衡，都是达到目的的工具，也就是手段和方法。捕鱼、捉兔和衡物，都是要通过工具才能获得。同样，在学说上获得一个真理，或是彻底解决一个问题，都需要一种理论作桥梁。

"其义贵圆通，辞忌枝碎。"圆通是核心，枝碎是枝叶；义是正文，是主题，是重点，枝碎是正文、主题、重点以外的东西。《矛盾论》中说："任何过程，如果有多数矛盾存在的话，其中必有一种主要的，起着领导的、决定的作用，其他则处于次要和服从的地位……万千的学问家和实行家，不懂得这种方法，结果如坠烟海，找不到中心，也就找不到解决矛盾的方法。"论说要有一个主题，克服不必要的言辞，使整个论说始终贯穿着一条主线。

"必使心与理合，弥缝莫见其隙。"心就是思维，理就是定理，只要思维符合定理，和客观规律相一致，在实践面前就会天衣无缝。列宁曾说："从生动的直观到抽象的思维，并从抽象的思维到实践，这是认识真理，认识客观实在的辩证途径。"

"辞共心密，敌人不知所乘，斯其要也。"文为心声，如果词不达意，这就是文的缺陷。医学同样需要用文辞来表达实践成果。选题要准确，言辞要精炼，若将论文说得好，就可以使敌对的论文无隙可乘，立于不败之地。以上所述都是论文的主要方面。现举《伤寒论》原文为例，观其辨证然否。原文 29 条："伤寒，脉浮，自汗出，小便数，心烦微恶寒，脚挛急，反与桂枝汤，欲攻其表，此误也；得之便厥，咽中干，烦躁吐逆者，作甘草干姜汤与之，以复其阳，若厥愈足温者，更作芍药甘草汤与之，其脚即伸。若胃气不和，谵语者，少与调胃承气汤；若发汗，复加烧针者，四逆汤主之。"本文首先指出"伤寒，脉浮，自汗出，小便数，心烦，微恶寒，脚挛急"不是桂枝证，如用桂枝汤欲攻其表，则是错误的。究系何证未讲，做了伏笔，接着将误用桂枝汤出现的"得之便厥，咽干，烦躁吐逆"变证列出，并指明"作甘草干姜汤与之"以纠正误用桂枝汤引起的变化，达到以复其阳的目的，必须明白应用甘草干姜汤只是纠正了误用桂枝汤的变证，原证呢？仍然存在。是什么证呢？原文接着讲："若厥愈足温者，更作芍药甘草汤与之，其脚即伸。"此处做了前面的补笔，说明原来得的是芍药甘草汤证，上面出现的许多症状是反与桂枝汤，欲攻其表造成，脚挛急根本没有得到治疗。原文接着叙述应用甘草干姜汤使胃阳得以恢复之后，因其汤性热，有伤阴之弊，怎么办呢？"若胃气不和，谵语者，少与调胃承气汤"，以泄热出里，调和胃气，使机体向愈。最后重申："若重发汗，复加烧针者，四逆汤主之。"指出，如不接受误用桂枝汤的教训，若重发汗，复加烧针，会出现更严重的亡阳变证，必须用四逆汤救治。甘草干姜汤是四逆汤的基础，四逆汤只增加一味附子，以复全身之阳。值得注意的是，此处舍去用重发汗，复加烧针引起的变证。大家知道《伤寒论》以方剂所治主证来命名，四逆汤治四逆是书中唯一用所治之证命名方剂的，所以条文随即补笔。最终以"四逆汤主之"结束，做了证方双全的补笔文。

从《伤寒论》原文中可以看出仲景治学严谨和论说详尽备至，可见其言辞精炼，前后衔接，显隐互见，伏补并用，言简而意赅，深入而浅出，辨证清晰，主题分明，使我们看到了中医学遗产的精华。

第四节　《伤寒杂病论》评释简述

中医学有一个核心的著作，这个核心就是《伤寒论》，其他哪家学说都不能充当核心著作而立于中医之林。历代注释《伤寒论》者达四百余家之多，是其他古典医籍无可比拟的。林亿等人用16年的时间，完成了《伤寒论》的编辑，从五苓散的条文可以推断，当时编辑整理过程中，有四种版本的《伤寒论》，在宋本《伤寒论》完成后，历经九百五十余年，由于看法不同，产生了各种不同的评释，显示出对《伤寒论》的重视程度。下面谈一谈对《伤寒论》有代表性的评述及认识，以利于我们对《伤寒论》一书的学习。

一、对张仲景与《伤寒论》的评述

历代医家对《伤寒论》的评释不胜枚举，褒贬之词数多，略列数条以供鉴识。

南宋严器之说："《伤寒论》十卷，其言精而奥，其法简而详，非寡闻浅见所能责臣究。"

元代赵嗣真说："仲景之书，一字不同，则治隔霄壤，读之者可不于片言只字，以求其意欤。"（《活人释修》）

明代吕复说："大纲大要，无越乎汗、吐、下、温而已，盖一证一药，万选万中，德载之下，若合符节，前修指为群方之祖，信矣。"（《伤寒十释》）

清代吴仪洛说："仲景书，一语可当千百言，每令人阐发不尽，读者须沉潜反复，必于言外透出神髓，斯为读仲景书耳。"

张璐说："使无叔和之集，则伤寒书同于杂病之不传矣。"

魏荔彤说："叔和《伤寒论》序例，成氏注之，方氏删之，喻氏驳之，程氏嘻笑，且怒骂之，以为僭滥，以为悖谬，余平心静气论其意，不末大舛，特欲推广《伤寒论》于伤寒之外耳。"

徐大椿说："此书乃叔和所搜集，而世人辄加辨驳，以为原本不如此，拟思苟无叔和，安有此书。"

姚际恒说："《伤寒论》，汉张仲景撰，晋王叔和集，此书本为经方之祖，然驳杂不伦，读者苦不得其要。"

宋代成无己、严器之都说："仲景《伤寒论》，显于世而不坠于地者，叔和之力也。"

宋代林亿等在宋刻《伤寒论》序中说："所著论，其言精而奥，其法简而详，非浅闻寡见者所能及，自仲景于今八百年，惟王叔和能学之。"

二、对《伤寒论》的注释要略

"横看成岭侧成峰，远近高低各不同。"历代医家对《伤寒论》有着不同的见解，各持己见，众说纷纭。《伤寒论》犹如一所房子，以东、西、南、北四个不同角度看，得到的结果就不同，这是正常的现象。

王叔和撰次仲景术最精。根据有关史料推测，公元 255 年前后应是张仲景的老年，王叔和的中年，皇甫谧的少年。另据有关资料提示，王熙乃王粲之弟，和仲景同在刘表处，叔和是仲景的弟子。如果不是张仲景的高足弟子，遗稿怎会到叔和之手？不是仲景弟子，如何在中年具有高超技艺而当上太医令呢？可见当时仲景、叔和应在一起。只是从王叔和到孙思邈的四百年间无据可考。孙思邈下江南从口授面传而记述《伤寒论》，有的把师传内容加了进去，传记下来，致使后来《伤寒论》的版本上存在两种学说和两种文体，导致后世医家对王叔和多有非议。实际上无叔和则仲景《伤寒论》不传，叔和的学术思想就是按着仲景辨证论治的精神进行的。他在《伤寒论》中说："今搜集仲景旧论，录其证候、诊脉、声色，对病真方有神验者，拟防也，急也。"

对《伤寒论》的注解，第一家就是成无己。北宋亡后，宋高宗赵构迁都临安，北方沦陷为金，成无己是山东聊城人，故有成无己为金人之说。成无己本着"注不破经"的原则，注解的最为合体。在《伤寒论注十卷》医例列传中说："成无己家世儒医，撰述伤寒，义皆前人未经到者，分形析证，若同而异者明之，似是而非者辨之。"王肯堂在《伤寒准绳》中说："解释仲景书者，惟成无己最为详明，虽随文顺释自相矛盾者时或有之，亦白璧微瑕，固无损于连城也。"

南宋各医家，注解《伤寒论》不按文字解，提出自己的看法。朱肱首次用六经注解《伤寒论》，称《伤寒论》六病就是足三阳、三阴六条经络，并说："治伤寒先须识经络，不识经络，触途冥行，不知邪气之所在，往往病在太阳，反攻少阴，证是厥阴，乃和少阳，寒邪未除，真气受毙。"自朱肱始，各医家以六经释《伤寒论》蜂起，酿成千年大错。

庞安常以病因释六经，说："伤寒六经者，阴阳、表里、寒热、虚实之代名词也。"

李时珍以脏腑释六经，说："麻黄汤虽太阳发汗重剂，实为发散肺经火郁之药也；桂枝汤虽太阳解肌轻剂，实为理脾救肺之药也。"

张志聪以气化论六经，说："学者当于大论中，五运六气求之，伤寒大义思过半矣。"

钱璜以治法论六经，说："大约六经证治中，无非是法，无一字一句非法也。"

祝味菊以阶段论六经，将六经分为五个阶段来加以论述。

陆渊雷以阶段论六经，把六经的传变分为六个阶段。

柯韵伯以方定证，以证名方，说："仲景之六经，为百病之法，不独伤寒一科。"

尤在泾按法来证，以证出方，提出：一、正治；二、权变；三、斡旋；四、救逆；五、类证；六、明辨；七、杂治。

陈修园则认为："是书虽论伤寒，而百病皆在其中，内而脏腑，外而形身，以及气血之始生，经俞之会通，神机之出入，阴阳之变易，六气之循环，五运之生制，上下之交合，水火之相济。寒热虚实，温清补泻，无不悉备，且疾病千端，治法万变，统于六经之中。即吾道一以贯之意。"清代陈修园是医界伤寒的大实践家，一生多用伤寒方，始做出上述的论述。他在医疗实践中，无论内、外、妇、儿各科疾病都用到伤寒之方。他从 16 岁始，终生抱读伤寒，以本标中气图解释《伤寒论》，至今被一些医家推崇。《伤寒论》一书可留一生精读，应沉下心，反复探求，言外透精神，是谓读仲景书人。

三、历代医家关于"经"的解释

宋哲宗元祐年间（公元 1088 年），进士朱肱，首次用六经解《伤寒论》。人体本二十经，朱肱将手之六经删去，留足六经以做注解，引起了对《伤寒论》注释的混乱，对经解说不一，略做举例，以辨真伪。

张景岳在《景岳全书》中说："伤寒传变，止言足经，不言手经，其义本出于《素问·热论篇》中，夫人之血气，运行周身，流注不息，共传透手经而有不入者哉。"

汪琥在《伤寒论辨证广注》中说："大抵人在四时之中，六气所伤，则手足十二经皆受病。"

方中行在《伤寒条辨》中说："六经与经络之经不同，六经者，犹言部也。若以六经之经断然直作经络之经，则不尽道，惑误不可胜言，后世谬论盖由乎此。"

柯琴在《伤寒来苏集》中说："仲景之六经（非设病之六经）是经

界之经，而非经络之经，夫仲景之六经，是分六区地面，所误者广。"

鹤冲元逸在《医断》中说："伤寒之六经，非设病在六经，假此为纪也矣，及其论治也，皆以证而不拘焉。"

恽铁樵在《伤寒辑义按》中说："六经者，就人体所著之症状，为之界说者也。"

概观诸说，皆从六经为病之假称，而不取于经络之意。

第二章
"三部六病"的起源

　　"三部六病"学说是我数十年来，研习《伤寒论》的学术观点。其内容不受传统文献的束缚，重点是活跃自己的主观能动思维，做到古为今用。"三部六病"学说的研究是我要走的路。研究一门学术，思想路线正确与否，是研究课题能否成功的关键。本章就"三部六病"的思路和理论基础分别加以叙述。

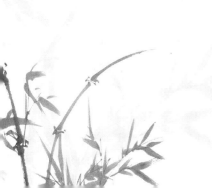

第一节　"三部六病"学说的提出

早年读医书有《陈修园书七十种》《伤寒论浅注》和张令韶、张隐庵注解的《伤寒论》。当时，他们注解《伤寒论》应用了一个公式，就是本标中气图。我对以本标中气图为工具论说的《伤寒论》用于临床，感到很困难，寒、热、虚、实均可见于太阳病，难以分清各病的性质，这样一直徘徊了十余年。

1928 年中华书局翻译出版的《皇汉医学》一书，使我受益匪浅。从中启发最大的是日本用《伤寒论》方药治病，临证有合病用合方。认识到这一点，回头再读《伤寒论》原文，始发现仲景早就应用桂枝麻黄各半汤进行医疗实践，解决了临床治杂病难的问题。汤本求真是日本一位研究《伤寒论》的医学家，有师承关系，他对《伤寒论》的研究颇具独到见解，随师十余载，写出了《皇汉医学》这部名著。故近代文学家章太炎说："仲景若在，则必曰：我道东矣。"

搞医学要学以致用，学习医学不同于搞历史、考古研究。医学应用于实际，要做到两点：一是准确诊断，二是有效治疗。张仲景就是重视诊断、强调治疗的先驱和典范。历代注释家多坐在书房搞注释，许多理论和实际脱离。本人当时虽读过《伤寒论》，但对四物、八珍诸方面的临床取舍，一直踌躇不定。经历了 1928 至 1933 年 5 年的时间，通过对《伤寒论》方剂的不断应用，路子越走越光明，而后下决心将原学方剂一齐抛弃，忍痛割爱，改用《伤寒论》方剂，开始了一病一方、合病合方的实践阶段。

早年事医，住在长治南门外经坊煤矿，周围四十里无医生。时值瘟疫流行，求医者络绎不绝。吾登门医治，昼夜不息。加之当地贫苦，伤寒方价廉，这为我学习实践《伤寒论》提供了极好的机会。历经十余年的实践，方剂越用越多，思路越来越广。逐渐对《伤寒论》方剂有了一个全面的了解，随着《伤寒论》方剂应用与理论的研究，"三部六病"的学术思想也在萌发之中。

1939年家乡沦陷，到西安行医谋生。转迁到天水，1940年的天水，是当时文学界、医学界各方面逃难汇集的地方，各界名流集中于此。在此行医期间，恢复了在长治创办的"友仁医社"，首次讲述"三部六病"学说。由原山西大学理化系主任张辅轩做记录。根据讲稿整理出张仲景的学术观。

在数十年的医疗实践中，"三部六病"学说经过了一个逐步健全的过程。如少阳病的主方，开始选用栀子豉汤，但解决不了少阳病的胸满，必须加用柴胡，直至后来改用黄芩汤加柴胡等确定了少阳病的主方。还有太阳病的原主方是葛根汤，葛根、麻黄治太阳病无可疑虑，但葛根汤是以桂枝汤为基础的，太阳病是表部实热之证，桂枝阳热，下咽则毙，用桂枝治太阳病效果不理想。1972年将桂枝汤易为麻杏石甘汤作葛根汤的基础，一试成功，疗效大增，创立了太阳病的理想主方。医疗实践给三部六病的主证、主方、主药提供了逐步完善的条件。

中医在学术上还没有过关，这个关是什么呢？就是现代科学关。学术要经得起实践的检验，理论上符合辩证唯物论，临床上有明确的诊断和确切的疗效，在别人运用重复性好才能说明它的正确性。中医学若要在今日科坛上站稳脚跟，自立于民族之林，为人类造福，必须如此。这是从走过的路上认识到的一个道理。"三部六病"学说要经过一个长时间的发展完善过程，但已不是大海捞针，并不渺茫，现在我们看到的已是黎明前的曙光。

中医学理论体系至今还不够完备。这就要求我们必须刻苦读书，认真实践，经过探讨逐步摸索出一整套规律性的东西来，以便古为今用，承先启后，推陈出新。"三部六病"学说是我读《伤寒论》逐渐总结出的一个带规律性的体会。现在还不足以形成体系，但可给后人提供学习的思路。中医学的理论水平不能停留在原始阶段，既要继承古人，又要有所创造。只有有所创新，才能有所前进。医学要为群众服务，就需要和群众有共同的语言。在每天的门诊中，患者常常自己就说出"胃溃疡""扁桃腺炎""痢疾"等许多诊断性的病名。陆渊雷曾说："老百姓已经用了现代的病名。"诸如此类的病名和诊断结果，古书上没有记载，这就迫使广大中医师去学习、去创造。面对现实和浩如烟海的古典医籍，要求我们创立一个古今兼备的理论，来和现代患者的要求统一起来，建立共同的语言。

医学怎样创新？毛泽东同志曾为医学界指出个模式。1956年8月24日他对中西医指出："中西医的问题应当结合，最好的榜样是效法鲁迅，鲁迅的光彩不在于翻译，而在于他的创新，既不同于外国的，也不同于中国古代的，但是中国的。"我们要学习鲁迅，将中外知识进行融合，创造具有民族形式、民族风格的艺术，这就是我们开创祖国新医学的道路。我们必须向这个方面去努力。不然的话，用原来的理论去解释、解决患者提出的许多新问题，你就会无法应付，甚至束手无策。

"三部六病"学说就是从既符合西医学科学理论，又符合中医学传统的哲学理论的愿望出发，创造具有民族形式和民族风格的理论体系。举一病者为例，帮助理解"三部六病"学说的路线。患者是一位高中生，自诉腹满，检查肝脾大平脐，数月之内，进出省城各大医院，均未做出明确诊断，既不是肝炎、肝硬化，也不是班替综合征，又未患过疟症，诊断不明，治疗无法，身体日趋衰弱，被迫休学。1983年11月登门求医，切脉时则见涩脉，涩脉者，脉象大小不等，快慢不等，有力无力也不等。据此推理判断，涩脉的产生是右心房的窦房结，因中间受交感神经支配，两旁受迷走神经支配，由于自主神经的功能紊乱，影响了交感神经和迷走神经的功能，使窦房结的起搏节律发生改变，导致心脏排血功能的改变，引起血液循环的一系列变化。此种病证摸脉能评出，心电图则测不到。要知道，人体含血10斤左右，1分钟在体内循环1周，心脏每天要射出5吨左右的血液。体内血液参加循环的约占70%，有30%的血液不参加循环，贮藏于肝脾之中，故有肝藏血之称。肝藏血、脾统血。在出现涩脉时则提示右心回血不足，血贮于肝脾二脏，瘀血逐步增多，肝脾则逐渐增大，这既是假设性的推理，又是肯定性的诊断。令其服用调心汤 120 剂，以协调整体，提高心脏功能，进而活血化瘀，疏通脉道，改善循环，服至 80 剂肝脏恢复正常，脾在左肋下 1cm，服至 100 剂，加用一料复健散，应期而愈。疗效是检验辨证施治的尺度，在运用西医学的基础上，根据中医的辨证施治，以此立法用药，就能征服许多疑难病症。如何发挥中西医之所长，将西医学从哲学的角度去研究，创造一个新的具有中华民族特色的理论体系，是一个值得深思的问题。

第二节　中医学的整体观

中医学发展至今，统一的中医理论体系还未确立。没有正确的理论作指导，实践就带有盲目性。一位中医学者，应当既是实践者，又是理论家，应该具备一整套理论。否则中医的医疗实践就带有一定程度的随意性。中医的辨证核心就是整体观念，整体观是一个抽象的概念名词，其内容是什么应当清楚。

纵观医学，一是哲学医，一是科学医。西医是用科学方法研究而逐步形成，中医是用哲学分析综合推理判断的方法研究人体的。综合分析性越大，科学性就越强。二者是平等的，还是有主次呢？首先要知道，对一个整体要做科学实验，须通过三个阶段：一是把活的物体变成死的，二是把动的变成静的，三是把变化的变成非变化的。由此可想而知，得到的实验结果和运动着的活体相比，就有距离，其中只有 70% 的正确性。恩格斯在《自然辩证法》中指出："不管自然科学家采取什么样的态度，他们还得受哲学的支配，问题只在于他们是愿意受某种坏的时髦哲学的支配，还是愿意受一种建立在通晓思维的历史和成就的基础上的理论思维的支配。"所以说，一个活生生的机体不能用微观和实验来最终解决其理论问题。对立统一规律是宇宙间的基本规律，也是一切事物的根本法则。中医理论运用阴阳二性阐述疾病的本质，运用八纲辨证是符合哲学的。它具有数千年的实践，经过动态的观察和综合分析以辨证施治。所以，哲学医和科学医是不平等的，从哲学的角度看，中医学的辨证施治是领先的。

再看西医学在工具上的弱点。药物是医者用来战胜疾病的武器，亦是临床随手应用的工具。目前，美国淘汰西药 350 种，我国淘汰 127 种，剩下的药物就是好的吗？当然不是。如红霉素，在美国经试验，100 个应用红霉素的患者中就有 52 人得黄疸，其中 42 人为隐性黄疸，可见其对肝脏损害之大。另外，激素有 6 个方面的弱点：①压制抗体；②溶解淋巴球；③压制纤溶细胞；④压制溶菌素；⑤压制干扰素；⑥引起菌群失调。诸如青霉素的过敏反应，链霉素对听神经的损害，以及众多药物对肝肾的损害等副作用，真是不胜枚举。"医得眼前疮，剜却心头肉。"随着时代的发展，人类认识的提高，许多药物将陆续被淘汰，这是无可否认的事实。无怪乎，国外一些医学家断言，今后 20 年内草药将占统治地位。中药应用的大部分为植物药，每味药中有多种成分，一个方剂由多味药物有机结合，具有综合治疗的作用。致病原只能对某一种药物产生抗药性，对成分复杂的汤剂则无法产生抗药性。同时，中药的抗药性和耐药性是微乎其微的，并按寒、热、温、凉划分药性，根据整体状况，对证治疗。

西医学主张搞动物实验。虽然是很科学的，但终不如活着的人体反映得准确切实。如马钱子，人未至中毒量，而狗食之立死；巴豆，人食到中毒致死量时，按比例给老鼠食之则肥。人与动物各具有特异性，人的生理功能绝不是动物的生理功能，只能从中得到启示。中医学经过两千年的人体具体实践，其科学性是毋庸置疑的。研究中医理论推动中医学发展势在必行，必须认真研究中医学的整体观，发展中华民族的医术，使中医学走在世界各国的前列。

一、整体的概念

辩证法认为，机体在自然界中是一个具有无穷无尽联系的结合体，也是一个纵横交错，多层次，有本质和现象、局部与整体、内容与形式等罗网式的客体，其中每一部分都与整体密切相关，不能分割。正如黑格尔所说："割下来的手，就失去了它的独立存在，就不像原来在身体上的那样，它的灵活性，运动形态、颜色都改变，而且它就腐烂起来，它的整体存在，只有作为机体的一部分，手才获得它的地位。"恩格斯在批评形而上学时指出："无论骨、血、软骨、肌肉、纤维等，不论就机械的组合或是各种元素的化学组合，都不能造成一个动物。"运用哲学道理来论证问题、辨别是非是有力量的。

列宁说："身体的各部分，只有在其联系中才是它们本来的那样，脱离身体的手，只是名义上的手，机体只有联系在一起，才具有活生生的意义。"整体是由部分构成，但它不是各个部分机械的综合。因为整体是由相互联系着的各个部分按着一定的结构形成的。它一旦形成，就产生了整体的性质。而整体的特性体现了质的飞跃，绝非组成它各个部分的特性的相加，这种性质就是整体性。由于整体性的存在，使机体的一切活动统帅到高度意识的指挥下，受中枢神经系统支配调节。支配调节受阻，局部就会发生病变，反之，任何局部发生病变同样影响整体的功能。

张颖清在论述《生物全息论》时，经过动植物的实验证实，"每个独立的部分都是整体成比例的缩小"。每个局部和整体取得联系，都有整体的性质在其内部存在，但都有其特定的条件。多年的医疗实践也证实了这个道理。即每个局部都服从整体，只有整体的协调，才有局部的改善。以此为依据，我在临床上创立的许多方剂，均系协调方。都是以小柴胡汤作调整整体的基础，在此基础上突出局部治疗，构成许多有良好疗效的方剂。

在整体与局部的关系中，局部固然不能脱离整体而独立存在，而整体的特性绝不是各个部分性质的简单相加，人体的整体性联络各个局部，使机体得到有机的联系和统一。局部是整体的依托，整体的概念必须包括局部。但是，如果按整体概念包括部分来理解整体，整体就会解离。黑格尔说："全体的要领必定包含部分，但如果按照全体的概念所包含的部分来理解全体，将全体分裂为许多部分，则全体就会停止其为全体。"(《小逻辑》)局部贯穿着整体性，构成整体性的所属当然，整体与局部的区分也是相对的，在一定的条件下可以互相影响。整体中每一部分的变化都可引起由量到质的变化。如破伤风、毒蛇咬伤都是由局部到整体的变化，流感的周身不适、高热，到关节酸痛，是由整体到局部的变化。恩格斯就曾指出："关于自然界所有过程都处于一个系统联系中，这一认识推动科学到处从个别部分和整体去证明这种系统的联系。"在中医学的辨证施治过程中，根据从局部到整体的有机联系，给予处方用药，这就是我们的整体观念。

二、构成机体的各要素及其相互关系

人体之所以能够生存、生长、繁殖，是因为有维持整体生活的内部各因素的密切联系，这些重要因素之间相互制约、相互依存，共同维持机体新陈代谢和动态平衡。其表现形式有 8 个方面。

1. 机体的组织性

由于机体内部受到各种理化因素和酶的影响，在体内进行着复杂的分解和化合的变化。由复杂的有机化合物分解为较简单的物质被人体利用，并放出能量，这个过程称异化过程。由简单的分子形成复杂的化合物，这个过程称同化过程。同化和异化维持着人体的生理活动，这些都是通过机体的组织性实现的。生命只有在同化作用和异化作用两种过程经常不断的、相互联系的情况下，才能得以生存，这种组织性一旦打破，机体就会死亡。

2. 机体的层次性

机体的层次有系统、器官、组织、细胞、分子、量子。在机体内不同形态的细胞，构成不同的组织，不同的组织形成不同功能的器官，几个形状不同的器官组成一个系统，数种系统综合起来才是一个完整的机体。这些层次结构中间都有它们的规律性和法则性，每个层次之间都在互相区别、互相联系中存在。

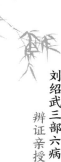
3. 机体结构的功能性

对机体结构的功能性过去一直存在着模糊认识。美国普里戈金通过研究给结构的功能性下了定义，即"耗散结构"，得出"负熵是正常的，正熵是异常的"结论。熵是一个科学名词，是物质系统状态量度出现的程度。物质的系统都出现一个量度，如大小、硬度、结合形式等，都是物质的量度。机体的结构必须耗散，消耗能量是正常的，如不消耗能量就会出现正熵，表示异常。对于人体来讲，就会出现病变。能量的正常消耗形成负熵，出现功能作用，这就是通过科学实验得出的结论。

4. 机体的稳态性

机体的稳态性，即平衡性。法国大医学家伯尔纳曾说过："所有生命机制尽管多种多样，但是只有一个目的，就是保持内环境的稳定。"恩格斯亦说："我们看到最小的部分和较大的器官，在不断运动和正常生活时期是整个机体持续平衡为其结果。"平衡论就是稳定性，机体必须保持动态的平衡，才能维持正常的生存。否则就会出现病变，一切治疗的目的实际上都在于维持机体的平衡。

5. 机体的有序性

机体的组织功能是在相互制约、相互促进的基础上井然有序地向前发展。这是机体的一个特性。虽然组成机体组织的细胞分子不同，但都是有次序的运动。在功能上，心脏的收缩与舒张、肺脏的呼吸、胃肠的蠕动，都是有节律地进行。

6. 机体的机械性

机体的骨骼、肌肉、血管、神经和内脏组织器官都有其固定的位置和特有的性质、功能和构造，不可更动和改变。这给临床上根据证候出现的部位、表现的形式而诊断疾病带来了有利的条件，并为西医学的外科手术提供了重要条件。如无机械的固定存在，外科手术就无所实施。

7. 机体的能动性

毛主席说："我们承认总的发展中，物质的东西决定着精神的东西，但也承认精神的反作用。"这个反作用就是主观能动性，许多疾病的发展预后和人的主观能动性密切相关，许多患癌症、心脏病、肺空洞的患者，根据医学断定为"不治之症"，由于患者发挥主观能动性，配合正确治疗，最后终于战胜病魔，恢复健康。巴甫洛夫就曾做过这方面的探讨。一次，一位自认是"癌症"的患者请巴甫洛夫医治，手术探查根本无癌肿，就用一块狗肉充癌肿，告其癌肿切除，病者疑证全消，安然无恙。时隔6年之后，该患者又请巴甫洛夫治感冒，一位护士私下窃语说："这就是6年前的假癌症患者……"被患者听到后记在心中，疑虑不解，40天后竟死去。后来，巴甫洛夫把医务人员不许给患者私报病情作为一条院规固定下来。由此可见，主观因素致病的严重性。主观能动性和病情的转化机理值得研究。

8. 机体的天人合一性

人不是一个独立存在体，而是和自然界有着密切联系的整体。《素问·气交变大论》说："善言天者，必应于人。"《伤寒论》亦有"日晡所发潮热"的记载。下午的申酉二时，叫"日晡所"。传染病流行，多在下午发烧，此种情况，过去更是多见。根据天文学家的测定证实，申酉二时，太阳释放的电能明显增高，这亦可谓天人相应。再如，风湿性关节炎天气变化时疼痛加重，病危患者朝轻暮重的现象，都与自然界的变化有联系。《伤寒论》61条就记述了阴寒证在气候影响下的变化。阴寒证病人大都晚上加重，不安静，不得眠，多于夜间死。在白天有日光照射，增添阳气，故轻。自然界为一大天地，人为一小天地，有病之身在风雨阴晴、昼夜、四季均有感应，故而人与天地参，称为三才。

构成机体的重要因素，互相关联，互相渗透，互相依赖，组成一个有机的整体。那么整体观与气血及三部的整体性又是怎样的一种关系呢？辩证法认为：自然界是由无穷无尽的相互联系和制约的整体及过程组成的结合体，在主体面前处在一个纵横交错的具有多层次结构的主体网络系统之中的客体。

列宁说："人的思维由现象到本质，由所谓初级的本质到二级的本质，这样的不断加深下去以至无穷。"认识事物及过程应运用不同质的概念和范畴。例如构成人的躯体，露于外部的有眼、耳、鼻、舌、身等，藏于体内的有心、肝、脾、肺、肾等脏器，这些实际都是表达概念的。通过思维，可以抽象出身体各部分，再将其有机结合起来，抽象为整体。整体与局部在相互连接上反映有 6 个方面，即本质与现象反映着客观事物（疾病）和过程的内部联系与外部表现的相互关系；整体与部分反映着事物（疾病）和过程的包含与组合的相互关系；内容与形式反映着事物（疾病）内在要素和外部结构方式的相互关系；原因与结果反映着事物（疾病机体）和过程先后相继、互相制约着的普遍联系；必然性和偶然性揭示事物发展过程中的稳定和偏离的趋向；可能性与现实性揭示事物（疾病）在发展过程中实现转化的根据、条件及其结合关系。这些反映都是客观机体最一般的本质、最普遍的矛盾关系的概括和反映及共同特点。

列宁曾拿河流与水滴的关系打比喻，说明整体与局部的概念，他说："概念是运动的各个方面、各个水滴、各个河流等的总计。"又说："任何比较都不会十全十美。"因此，要科学确定整体与局部在辩证法成对范畴体系中的地位，要在差别中求同一，从繁复中求同类。在我们了解到机体各重要因素及其机体相互之间的关系后，就可以了解到人体的正常生理活动和异常的病理变化，掌握局部，纵观整体，对整体观就有了全面的认识，我们就有了辨证的基础。

三、整体的范畴和统一性

整体的范畴就是三部。三部综合为整体，三部是整体的子系统。表部接触大自然的空气，里部接触从自然界摄取的饮食，半表半里部接触由饮食和空气所产生的气血。饮食的进出、空气的呼吸、气血的运行是构成人体生命的重要环节。人类的生、老、病、死无不与此息息相关，这在后文将详细论述。

我们认为，人体的整体性表现在气血上，通过气血的循环达成机体的统一。气血在辨证上通过阴阳二性的失调，呈现寒热虚实来。其表现在脉象上见于寸口，在三部中形成六病。我们把气血阴阳、脉象表现都概括于三部六病之中。

我们知道，神经、肌肉、骨骼和各组织脏器都有各自固定的位置，有其机械性，是一个有机的支架。气血在体内周而复始的循环，不足一分钟在体内就可循环一周。在机体中，谁也不能给气血划界限。时而在此，时而在彼，此刻是体表之血，彼刻就是胃肠之血。气血运行的部位不同，所表现出的功能则不同。脑得血则思，目得血能视，手得血能握，足得血能行，这就是整体的质。机体各部分都是通过气血联系为一个整体的。如果大脑缺血，则可以使人昏厥，三分钟后可以致死。将大脑离体，心脏供血正常则能活七天。故古人曰："心者，君主之官，神明出焉。"所以，我们认为，在人体中，心脏第一而不是大脑第一，因心脏是整体生存的物质基础，思维是气血在大脑反映出的一种功能，故有"神明出焉"。

在日常生活中，空气和饮食是维持人体生命的基本条件。细菌和病毒等可通过空气进入人体，引起疾病，原虫、虫卵和肠道细菌可通过饮食进入人体，引起疾病。表里二部的各种变化通过气血反映出寒、热、虚、实不同的病理变化，在三部中表现出阴阳不同属性的六组证候群，称之"六病"。由于"六病"的发展转化和临床的辨证施治顺逆，人体皆可由此而生，由此而死。

第三节　中医辨证的探讨

辨证论治在中医学领域中占有重要的地位。疾病的脉证纷繁，只有熟练地掌握辨证法则，才能准确地判断疾病的本质，从而采取针锋相对的治疗。辨证论治是历代医家尽毕生精力研究的课题，也是我们今天继承的重要内容，在本章节中就辨证的问题，做一粗浅探讨，以求在推动中医学发展方面略尽自己的绵薄之力。

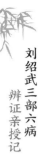
一、关于"证"的概念

在讨论"证"的概念之前，首先商讨一下八纲辨证。八纲是指导辨证的核心，八纲辨证是中医辨证的高度概括，因是高度概括，故在唯物辩证法中是合理合法的。八纲辨证运用了一分为二的辨证方法，这是唯物辩证法的核心。商讨的目的就是看八纲辨证在医疗实践中如何应用，在具体应用上有无困难，困难在什么地方，这是需要弄明白的问题。要学以致用，否则就会落空。

在八纲辨证中先谈阴阳。什么叫阴？什么叫阳？在八纲辨证的具体介绍中，不但阴阳没有下定义，在阴阳之间的分界也不清楚。既然叫八纲，就是独立的八个纲目，八个系统方面，它们之间理应平列。张景岳认为，八纲不是平行的，应以阴阳为纲，表里寒热虚实为目。对于八纲之间的关系不能模糊，我们同意张景岳的看法。阳盛则热，阴盛则寒，寒热由阴阳生，故不能平行对待。阴阳如母，寒热如子，划分平行则不妥，如不平行就不能同为其纲。

八纲中的表里。表为阳，是阳的派生，里为阴，是阴的派生，那么表部有无阴证、里部有无阳证呢？表里是指不同的部位，在每一部位上同样是孤阴不生，独阳不长。显然，表里二部都具有阴阳二证，所以说阴阳同样不能概括表里二部。

八纲中的虚实。实为阳，虚为阴，亦讲不通。虚中有虚热、虚寒之分，实中有寒实、实热之别，不能以虚实论阴阳。八纲辨证是中医说理的工具，所以要有清楚的认识。我提出这样的论点和同道商讨，八纲辨证是中医的高度概括，三部六病辨证是中医辨证的具体实践。必须看到，《内经》的阴阳是广义的阴阳，是哲学的阴阳，《伤寒论》的阴阳是狭义的阴阳，是医学的阴阳。《内经》《易经》之阴阳，和欧洲一分为二的哲学思想相呼应。自然界中无处不存在阴阳，无处不存在对立统一。《内经》的阴阳是研究宇宙观的，一阴一阳之为道，要把《内经》的阴阳抽出应用于临床，变成《伤寒论》的阴阳。"病有发热恶寒者，发于阳也，无热恶寒者，发于阴也"，指出有热为阳证，无热为阴证，这是阴阳在医学上的高度概括，符合临床的辨证实践。由此而论，张仲景可谓辨证施治的始祖。在哲学上概念越抽象，概括性就越强，在医学上概念越具体，施治的效果就越好。

八纲中的寒热。张仲景从阴阳中衍生出寒热。在具体辨证上，寒证有三，热证有三，表部一个热，里部一个热，半表半里部一个热。每部的热均与本部实证相合，都有自己的表现形式和具体辨证，通过三部热实的不同特点解决了辨证的问题。在施治中，表热用汗法，里热用下法，半表半里之热则用清法。根据实热部位的不同，采取三种不同的治疗方式，这就是具体辨证、具体治疗的例证。在寒证中，表部、里部、半表半里部各有寒证与本部虚证结合，表现形式亦不同。在施治中，表寒温通血脉，里寒温胃健脾，半表半里之寒则用强心壮阳。通过三部六病的划分，张仲景具体解决了临床阴阳、表里、寒热、虚实的辨证问题。

另外，八纲辨证与三部六病辨证之间，有两个问题需要说明。一是表里两部的问题，恩格斯说："一切差异都在中间阶段融合，一切对立都经过中间环节而互相过渡，辩证法不知道什么是绝对分明和固定不变的界限。"事物的差异在中间融合，其对立在中间过渡，故毛主席用"斗争性""同一性"做了说明，这就是对立统一规律。一切事物如果单纯只讲对立，不讲统一，就不会存在。脉象上的关部就是寸、尺二部的中间过渡，关部是寸、尺部的同一部。没有同一性就没有事物，事物通过互相对立、互相斗争、互相渗透，达到生存的目的。仲景在临床辨证中应用了半表半里部。半表半里都是表里二部的中间过渡，表里二部在半表半里部融合。没有半表半里部，表里二部就不存在。任何独立的事物不通过中间环节，就不成其为对立。通过三部的论说，从哲学的角度解决了医学上的困难，值得深思。

二是虚实问题，中医学传统的说法，令人费解，"邪之所凑，其气必虚"，"邪气盛则实，精气夺则虚"。我总觉得这几句话难懂，尤其是在临床难以兑现。"邪之所凑，其气必虚"，虚则补之，难道无实证？凡人得病，抵抗力都下降，这是普遍现象和规律。但是，在医学上讲虚实，是把所出现症状分为虚实，而非一律以虚证论之。"邪气盛则实，精气夺则虚"，这是一个整体的两个方面。邪气盛指病邪，正气夺指机体，邪气盛才能使精气夺，不夺正气则显不出邪气盛。这是论说正气与邪气的关系，而不是邪气盛必然见实证、正气虚必然见虚证。任何邪气进入人体，出现两种反应：一是被邪气折服，一是与邪气拼搏。证的产生，一种是防御功能上的缺陷，使病者致死，一种是机体迫使病邪经过正邪分争后定位。这两种反应，阳性反应叫三阳病，以实热为其表现：阴性反应叫三阴病，以虚寒为其表现。所以说，虚实的病情是正邪相争的变化，而不是邪正开始斗争阶段的形式。"三阳皆实，三阴皆虚"，既分三部，每部各有虚实，而成为六病。从三部六病中找虚实，分毫不差，而且是具体的虚实。所以说"三部六病"是八纲辨证论治的具体体现，要把八纲辨证应用到医疗实践，必须从三部六病着手。

《内经》最显著的著述是针灸疗法，它运用十二条经络将全身腧穴做了归纳，每条经络各有寒、热、虚、实之证。以经论治，什么经出现什么证，就取何穴、用何法。经络学说具体地解决了针灸的临床应用问题，但是用汤方则无从着手。经络学说是针灸必须依据的准则，通过数百穴位的感传现象，勾画出十二条经线，把它们联系起来，形成完整的针灸理论体系。而仲景通过勤求古训著述了《伤寒杂病论》，在他写的全文中，很难看出以经络学说为基础的线索来。他以辨证论证为主，通过药物的吸收和扩散作用，创立了三部六病整体阴阳学说，把汤方的运用全部概括起来，形成一个用汤方辨证论治的理论体系。从以上的两个系统来看，一个是以线为主，一个是以面为主，这是截然不同的理论体系，不应混淆。所以"证"是疾病在人体的反映，每个证都有具体的病位、病势、病性，都有它应有的归属。只有这样，我们在衡量各家辨证方法时才有一个准确的尺度。

学说要百家争鸣，只求一个"实"字，它是公诸世界、议论是非的科学问题。研究学问，要去掉形而上学，不要学空洞理论，要有实践价值。学说就是将实践的感性认识上升为理论，这就需要有一定的理论水平和技术水平。真正技术的得来，都要经过艰苦的实践、思索、考察、总结。技术的取得不是短时间的，其路径必须是经过传授和实践而后心领神会。一个医生熟读外科全书，不一定就能登台做手术。所以说，医学不仅是学识，而且是技术。"三部六病"学说来源于医疗实践，是学识、技术并茂的学术。"三部六病"的辨证论治对中西医的诊断均无难处，从理论到实践都能解决。在理论上符合辨证方法，在临床有确切的疗效，是一个古今医学、中外医学理论和技术相结合的综合学说。

二、关于"证"的机理

"证"是中医论治的依据，究竟什么是证？证有什么特征？其发生机理是什么？应该有一个明确的概念。

疾病是人类在自然界中伴随着宇宙间一切过程发生的。也就是说，证是疾病存在的方式和运动发展的状态，以及这种方式或状态的直接间接的表达，同时也是机体具有实质性改变或功能失调的表现，因而"证"就是疾病本质的反映。但它不是疾病本身，而是表征疾病，并由它所包含的内容为疾病发出的信息通过它的真实记载和描述，人们可以把它作为当时及后来的借鉴。

"证"的描述作为借鉴，首先应该知道，"证"是疾病物质和能量形态的表象，"证"通过物质能量的表象而存在，不是空洞无物的。例如：寒与热，寒证发冷，热证发烧，都有一个物质基础在起作用。机体的致热物质使血管扩张，机能兴奋，体温升高而出现热的表象。同理，寒则使血管收缩，机能抑制，体温下降而表现寒证，也是由致寒物质作基础。根据其表现，在治疗上就采取"寒则热之，热则寒之"的原则。明白这个道理，临床组方用药时，就可以把药物归类。无论哪种热药都具有扩张血管、兴奋机能、升高体温的作用；反之，任何一种寒凉药都具有程度不同的收缩血管、抑制机能、降低体温的作用，这是药理上的共性。列宁说："类概念是本质的、是规律的。"不同性质的药物能解决不同质的疾病。所以临床不要为配方缺药而犯愁，临床选药，效价虽有不同，但具有其本质，总能达到一个目的，解决一个共性问题。切记：临证施治是用方而不是药。在临床处方用药时，同一药证，我们用麻黄，并不反对他人用荆芥、防风，只要药性相类，不求药名一致。但是治疗原则不能变，汗法不可用清法之药，下法不可用汗法之品，否则就会差之毫厘，谬之千里。

结构和功能是一致的。有其结构必有其功能，只是在功能的强弱程度上有区别。眼无自身结构则不能视，耳无自身结构则不能听。同理，方剂都是由多种药物组成的有机结构，无结构则无功能，二者是伴随的。如小柴胡汤的作用不在于七味药，而在于它有了特有的结构，才能达到"上焦得通，津液得下，胃气因和，身濈然汗出而解"的疗效。我在医疗实践中体会到，小柴胡汤是协调整体中最好的方剂，以小柴胡汤作基础在制剂上具有双向调控的作用。调心汤在临床经过协调整体和对心血管系统的重点治疗，可使高血压下降，低血压上升。证实协调疗法的双向调控作用，这一作用也是中医药学的一个特征。西医学所使用的药物则无此作用。双向调控的重要性就在结构，绝不是凑几味药就是方剂。日本研究柴胡，指出柴胡含有柴胡酮醇，去滓再煎则其疗效增高。这就进一步说明了处方的调配和煎服法的严格性。

疾病在体内发生急剧变化的证候，称"急变证"，太阳病、阳明病等属此类。积于体内多年的慢性病变，时好时坏，多年少变，称"顽固证"，慢性气管炎、胆囊炎就属此类。对急变证须及时辨证施治，审时度势，随证用药，二至三剂则愈。对顽固证则须打持久战，临床不变方是针对顽固证而言。顽证不愈，方不可更。如大同市一患"胆结石"的患者，初来就诊，定疗程120剂，本人服至80剂时，症状全消，胆囊造影，结石仍原封未动，令其坚持用药120剂，再造影，结石全无。这样的病例在临床屡见不鲜，使我们逐渐认识到，任何一种病变，都有其致病的本质因素决定着疗程的始终，非到该证本质的消除之日，疾病是不会根本治愈的。如同走路，全程十里，走九里也不能到达目的地，甚至差一步也不算到达。治疗疾病疗程与路程同样含有这样的哲理，不过疗程是大致的估计，不够准确，但能指出一般规律性的时间作预定期，使病人建立起治愈疾病的信心，治病有望，以便发挥其主观能动性。三部六病的基础是实践，实践的路子是三定，即定证、定方、定疗程。临床诊断首先定证，然后据证定方，再根据病情定疗程。定疗程是根据多年的经验而预计，虽不确切，但具有参考价值，80%病例在预计范围。一切事物都有一般性、特殊性，有必然性、偶然性，故疗程的估计是相对而言，其估计不准的原因有二：一是对顽固性疾病的程度测定不准，属水平问题；二是外来干扰，情绪刺激，不遵守禁忌，工作劳累，间断用药等，都可影响到对疗程的估计。所以在定疗程时要考虑到患者的各个方面，定下切合实际的疗程，以减轻患者的重重忧虑，防止四处求医，八方奔波，胸中无数，治无头绪，进而丧失治病信心。

"证"与疾病物质和能量的关系。"证"源于疾病的物质和能量。但不是物质能量本身，往往"证"的获得需要介体，如同过河需要桥，桥就是两岸之间的介体。通过介体才能得出整体之证。《伤寒论》209条"阳明病、潮热、大便微硬者，可与承气汤，不硬者，不可与之，若大便六七日，巩有燥屎，欲知之法，少与小承气汤，汤入腹中转矢气者，此有燥屎也，乃可攻之，若不转矢气者，此但初头硬，后必溏，不可攻之，攻之必腹满不能食也……"由此，燥屎证的发现是通过介体小承气汤，这种正确性认识阶段，通过服小承气汤这个介体，而出现转矢气，确知腹中有燥屎，或初硬后溏，以是否转矢气来决定大承气汤的用否，通过小承气汤的介体就对大承气汤的"证"由感性认识上升到理性认识，才算完成了"证"的认识过程。

"证"的获得是通过感觉器官。但是由于人类感觉器官观察的范围有限，所以单凭直觉获得的"证"也有限。西方医学工业革命后扩大了辨证能力，为辨证创造了条件。如听诊器、体温计、血压计、显微镜、X光机、心电图机等。这些无疑比人类的视觉辨证范围要扩大得多。中医学要采用先进的辅助诊断工具，扩大辨证论治的视野。列宁说："通过直接观察，通过思维和实践是认识真理和认识世界的途径。"中医的理论应当是先进的，辅助的医疗工具也应当是先进的。中国能够把火车、飞机、轮船引进，为什么中医学就不能把西医的先进医疗工具用到中医的实践中来呢？要洋为中用，必须克服保守观念，要吸收各方面的精华，来发展中医学。例如溃疡病这个病名在中医书上找不到，对溃疡病的诊断开始用胃肠造影拍片，目前用内窥镜检查，由间接至直接观察，从检查的角度看是先进的，对"证"的认识是确切的，中医应该吸取。如果对"证"的获得不能扩大，就会对某些疾病的认识不足，治疗就不会全面。

三、关于具体辨证

临床治疗疾病，首先对病邪要进行细致的分析，机体受到哪些致病因素的干扰，出现哪些相应的病理变化，采取何种治法，这就是中医辨证论治的基本内容。在运用《内经》作理论基础，指导治病的时代，主要的治疗措施是针灸。《灵枢》重点论述了经络学说，以适应针灸在临床的辨证施治。运用汤方进行辨证施治，始于仲景。在此之前，在古籍中虽有汤方的出现，但叙述不详。张仲景在《伤寒论》中奠定了运用汤方辨证施治的基础，形成了理法方药俱全的一整套医疗体系。

《伤寒论》16 条载"观其脉证，知犯何逆，随证治之"，概述了仲景辨证施治内容。其言词虽然简短，但在临床却要经过一个艰苦思维的过程，通过进行抽象的思维，从证候想到理论，从理论考虑到实践，需要反复多次的验证才能完成。不仅要观察一种脉证，还要观察多种脉证，从各种不同的病证中找出它们的个性和本质。这是一个综合分析的辨证过程。

根据《伤寒论》的观点，在辨证上首先注意观察表证、里证、半表半里证。认识三个部位上的证候，这是辨证施治的第一步。部证不是独立的证候群，在每一部上都具有阴阳二性的反应，表现阳性反应的为三阳证，表现阴性反应的叫三阴证。这样根据不同证候的表现形式，在三个不同的部位上，依据截然不同的两种病性，划分出六种证候群，这就是六病的"病证"。在病证中，联想到一个大的证候群中有不同的反应，找出它的个性，这就是"汤证"，它隶属在每个病证之下。这样，在辨证时，从整体分出部证，由部证划出病证，由病证列出汤证，构成一个完整的辨证论治系统。对临证各式各样的证候，根据不同属性划分出部证、病证、汤证，使临证所用方剂各归其类，这样一来，病位分明，病性明确，施治有方，具体疾病，具体治疗，有条不紊，纲举目张，这是思维所必需的过程。不同病位的部证，不同性的病证，不同个性的汤证，三者明确，辨证施治才能准确无误。否则就会贻误病情。

在辨证时观其脉证，要知道证有阴极似阳，阳极似阴，脉有常脉、奇脉。必须认真观察，方能断其真伪。40年前，吾经在坊煤矿就遇到一少年患者，表现头项强痛，发热恶寒，一派太阳病证，似觉辨证容易。随用辛凉解表药，三剂后，热象增重体温不减，引起我的思索。观其证是太阳病，为何用治太阳病的方剂无效呢？再详细观察时，始见患者两眼瞳孔散大至角膜边缘，这是真阳外现的假太阳病。瞳孔散大指出判断路线。随即用四逆汤加山茱萸二两，一剂而脉静身凉，后服三剂而愈。此病例提示我们，三阳皆热，三阴皆寒是一般规律；亦有三阴之热的特殊现象，必须认真分辨。三阳皆热是邪热，三阴证之热是真阳外越的现象。在《伤寒论》中12条："……啬啬恶寒，淅淅恶风，翕翕发热，鼻鸣干呕者，桂枝汤主之。"此翕翕发热系厥阴病发热。82条："太阳病发汗，汗出不解，其人仍发热，心下悸，头眩，身瞤动，振振欲擗地者，真武汤主之。"此条发热是真武汤证的少阴病发热。225条："脉浮而迟，表热里寒，下利清谷者，四逆汤主之。"此表热里寒的发热是太阴病的发热。三阴的发热，临床医者并不易遇到，遇见也不易辨识，必须经过临床长期观察体会才能知道。患者有三个危险证候：脑死、心死、肺绝，均不容忽视。瞳孔散大是脑死先兆，脉微欲绝是心死之象，呼吸短促是肺绝之候，这都关乎病人的生死存亡，必须认真诊治，否则祸不旋踵。

1984年3月，山西洪洞县一女性青年患者来太原就诊。其表现为惊疑不定，哭笑无常，头痛如裂，胡言乱语，周身无力，彻夜难眠，时有恶心呕吐。在本籍多方求医无效，病情日趋加重，春节后始来太原。接诊时精神倦怠，表情淡漠。评脉时，脉现"动脉"，关前关后呈游走性的跳动。动脉提示了诊断依据，以脉定证。经询问诉说前情，曾于1983年3月在本村行至树下，忽然一条蛇从树落至肩上，大吃一惊，继之于同年11月外出逢狼，复受惊，嗣后病致此状。诊后，处以调心汤，服药 6 剂，症状明显好转。脉搏恢复如常。脉搏在寸口出现动脉，患者大多有受大的惊吓的病史。受惊吓者，长时间带有此脉。这是由于惊吓之后，刺激了大脑皮层，直接影响了心，由心在脑录像，一直出现条件反射，因心脏窦房结处有 4 个神经结，直接接收大脑皮层产生的冲动，引起心血管系统产生一系列的动态变化。目前西医学的诊断工具固然高级，但无法从脉象上得知，做不出切合实际的诊断。这就体现出中医学中脉学的独到之处。通过此例证，也提示我们在辨证时要注意脉学的一般现象和奇特表现，以利舍证从脉而正确地诊治。

知其脉证，不一定知犯何逆，不知犯何逆，就无法随证治之。临床掌握部证、病证、汤证的辨证施治，是由学说向实际操作转化的重要过程。学说、理论可以通过读书得到，但技术不是凭读书就能学到的，许多技术性的东西，不能转之于书，亦不能喻之于口，只有目不舍色，耳不失声，手不释脉，才能心领神会而得。要让西医学承认中医学的伟大，必须把技术学好，才有说服力，"善战者，征心为上"。

（一）辨部证

谈到辨部证，先看《伤寒论》61 条："下之后，复发汗，昼日烦躁不得眠，夜而安静，不呕，不渴，无表证，脉沉微，身无大热者，干姜附子汤主之。"本条可帮助我们学会辨部证。部是大方向，顺次逐查，以利辨证，抓住重点，带动全面。"则其疑处方成悟"，那么 61 条的干姜附子汤证究属何部，根据是什么呢？不能看出问题则不能疑，无释疑则不能悟，无认识则不能进步。我说 61 条干姜附子汤应属半表半里部，其根据有三：一是不呕，是无太阴病，里部有二证，虚寒太阴，实热阳阴；二是不渴，是无阳明病，口渴是阳明里热的典型症状；三是无表证，是指无太阳病和厥阴病。这样 61 条的干姜附子汤证在排除表部、里部证之外，剩下就是半表半里部证了。由此就可决定病位、辨出部证。

半表半里部证有阴阳二性，少阳病与少阴病。在条文中，61 条有脉沉微一证，则可诊为少阴病。微脉是少阴病最危险的证候。诊微脉，首先评出细脉，然后再评出涩脉，微脉是细与涩的复合脉。实际有三方面，一是沉，关乎表里；二是细，指示宽窄；三是涩，说明节律。这就又进一步肯定是少阴病而不是少阳病。另外，无大热，说明有小热，少阴本无热，为何有小热。前已述及，三阴发热是真阳外脱，叫阳浮，需用热药回阳。在治疗上选用干姜附子大热剂，以回阳救逆。通过61条告诉我们，可以沿着辨病位（部位）、病性（阴阳）和治疗这条线索一直推演，得出辨部证的具体方法。

机体具有自动调控的特殊功能，迫使进入体内的病邪，根据不同的来源和形式到一定的位置。病邪侵及人体，并非随意定位，也非尽是"邪之所凑，其气必虚"，正邪是要进行一番斗争的。对立统一是自然界一切事物发展的规律，也是正邪相争的必然趋势。

定位有两个条件，一是部位的亲和力，二是病邪的选择性。机体各部对病邪具有不同程度的亲和力和病邪对各部有不同的选择性，具备这两个条件才能达到定位。美国纽约医学研究所所长诺维克在有关这方面的研究中发现，在"质粒"的帮助下，在局部扩大影响，使病邪的致病力高出原来的十几倍；"转位子"起一种载体作用，帮助病邪在体内转移，二者的作用相结合，一是扩大病邪，一是转移病邪。这样就把来自六淫、饮食、血液不同类型的病邪转化移动到不同的位置。《伤寒论》124条："太阳病六七日，表证仍在，脉微而沉，反不结胸，其人发狂者，以热在下焦，少腹当硬满，小便自利者，下血乃愈，所以然者，以太阳随经瘀热在里故也，抵当汤主之。"本条文就是一个病邪转位的例证，仅从传经就可找出这种线索。转位子是随着一定的路线转移，这就是路径，中医叫"传"。定位后，质粒帮助病邪扩大势力，必然对机体产生作用而出现不同性质的症状。根据这些症状的不同病位、不同病性来辨别病证，划分六病。

（二）辨病证

病邪定位后出现不同的症状，所表现的性质只有两类，阴性病、阳性病各有其特征，证候的表现完全不一样，根据在各部的证候不同以辨别病证。在《伤寒论》一书中，许多条文的记载说明，在某些部位必须暴露其证候才能定其病证，不应以日推演而人为划分，要根据客观实际辨别。如《伤寒论》第 5 条："伤寒二三日，阳明、少阳证不见者，为不传也。"从本条文中可见，张仲景否定了《内经》所谓的一日太阳，二日阳明，三日少阳的传变，认为传与不传，应该以证为凭，哪个证候不出现就不能定哪个证。阳明、少阳证不见者，说明还没有出现阳明病、少阳病的证候，仍为原来的太阳病。《伤寒论》46 条接着说："太阳病脉浮紧，无汗，发热，身疼痛，八九日不解，表证仍在，此当发其汗……"此条仲景告诉我们以辨证为主，无论病多少天，只要太阳病证还在，仍要发汗，要以证辨病，不以八九日的天数来辨病。阴阳之为首，"孤阴不生，独阳不长"。没有矛盾就没有宇宙，病只有阴阳二性。每部只存在两种病性，不论多少天，甚至若干年，只要证在，治法就不改变。如有一吴姓患者，太阳病后，头项强痛，9 年不愈，据证用方，处以葛根汤，9 剂而愈。说明证的本质不变，治法亦不能变。另有一患者，左手诊脉时，近 1 分钟无脉，时而复至，一直持续 7 年。询问病史，含羞而言，梦与鬼交。处以调心汤，服用 120 剂而症状消失。3 年后复发，病之本质仍在，复处以调心汤而治愈。这种脉弱而停，时而复至，过去叫"鬼脉"，是一种幻想刺激大脑，而波及心脏的反映。

综上可见，根据病位出现的不同性质的证候群而划分出三阳病、三阴病，全为六病，这就是病证。质不变，证亦不变，针对其本质而治，而不以时间的推移进行辨证，这就是辨病证的法则。

（三）辨汤证

病证有阴阳二性，病证是指一个部位上阴性或阳性的证候群，是一类病症的共性、代表性。汤证则是一个病证中的个性、特殊性，共性由无数个性组成，无个性就无共性。一个病证中包含着许多汤证。汤证的分类固然很多，但本质只有一个，那就是汤性。汤证的性质，或阴或阳，或阴阳相合，构成每个汤证的特性。不了解汤证就不能全面了解六病的具体治疗。麻黄汤、桂枝汤、柴胡汤、大承气汤证等都属汤证的范围。《伤寒论》中 112 方，除被六病作为主方的方剂外，都可以看作是汤方。现以小柴胡汤为例，叙说汤证的辨证方法。《伤寒论》149 条："伤寒五六日，呕而发热者，柴胡汤证具，而以他药下之，柴胡证仍在者，复与柴胡汤。"101 条："伤寒中风，有柴胡证，但见一证便是，不必悉具，凡柴胡汤病证而下之，若柴胡证不罢者，复与柴胡汤。"从两条原文可以看出，证不变，方亦不变，证变则方变。不仅柴胡汤证如此，凡《伤寒论》诸方，均系证不变、方不变。在具体临证时，都一证一方，针锋相对收效甚速，切不可中途变方。我们平素的舍证从脉和一方到底就贯穿着这个道理。只有这样才有说服力，才能打消对中医学不明者的非议。在汤证的具体运用上除汤证不变，方剂不变外，一个汤证有时包括若干个症状，在这种情况下，"但见一证便是，不必悉具"。小柴胡汤的呕而发热，胸胁苦满，往来寒热，咽干口苦等，治疗时见一证就可用此方，这就是医学上的概括性。

"观其脉证，知犯何逆，随证治之"是指导我们辨证施治的总纲，对于病犯何逆，知道后应做总结、归类。类的概念是自然界的本质和规律，把证候各按其类便于抓住重点，带动全面，随证治之。证是最后归类的证候，经过反复观察分析得出，具有施治分明、纲举目张的特点。

"证"的得出，是将众多的证候先按部位划分出表部、里部、半表半里部三部系统的部证，再按每个部证区分出阴阳二性，分别出六种病证。再根据每个病证中的个性，找出和其针锋相对的汤证，构成一个辨证的体系，将所有证候概括进去。部证、病证、汤证一顺而下，据其证，定其方，然后按"三定"的指导原则给予施治，便可一目了然。

四、《伤寒论》书中的辨证方法

在 60 年的医学生涯中，《伤寒论》指引着我前进道路的方向。《伤寒论》的辨证方法扎实、灵活，攻关过硬，深入浅出，简要易懂。根据学习的粗浅体会，仲景采取的有这样几种辨证方法。

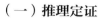

（一）推理定证

对于证候纷繁的病症，如你判断其属性，须根据表现证候，逐层推理判断分析综合而得出结论。《伤寒论》148条的论述就是例证："伤寒五六日，头汗出，微恶寒，手足冷，心下满，口不欲食，大便硬，脉细者，此为阳微结，必有表，复有里也，汗出为阳微，假令纯阴结，不得复有外证，悉入在里，此为半在里半在外也，脉虽沉紧（细），不得为少阴病，所以然者，今头汗出，故知非少阴也。"由此而知，半表半里少阴与少阳同时存在，以证推理，本文六病证候俱在，而又各不显著，依一定的条件处于统一体中，呈现整体病的统一性，欲治之法，须和调阴阳，仲景最后以"与小柴胡汤"而确定了推理辨证的结果与治疗。

（二）以治求证

《伤寒论》100条："伤寒，阳脉涩，阴脉弦，法当腹中急痛，先与小建中汤，不差者，小柴胡汤主之。"214条："阳明病，谵语，发潮热，脉滑而疾者，小承气汤主之，因与承气汤一升，腹中转矢气者，更服一升，若不转矢气者，勿更与之，明日又不大便，脉反微涩者，里虚也，为难治，不可更与承气汤也。"上述两条，通过对证治疗，一个是无效，一个是由脉滑疾变为微涩，这种真正证的暴露，都是经过对证治疗暴露真相才能获得本质病证。现剖析100条的原文，在遇到疑难病时，是如何以治求证的。"阳脉涩，阴脉弦，法当腹中急痛"，即寸脉涩，尺脉弦，症状见腹中急痛，在临床经常遇到；寸脉大小不等，快慢不等，有力无力不等，谓之阳脉涩；尺脉弦就是尺脉脉管变硬，一般弦而细者多见，弦脉长者，提示升结肠内有黏液；触之压痛，是十二指肠有炎性反应的指征，属溃疡的前期，8/10是由肠炎、痢疾继发形成，少数由其他原因所致。弦脉在此处，是小建中汤证，还是小柴胡汤证，处治时，先治以小建中汤，无效则用小柴胡汤治之。从推理论证看，小建中汤治胃肠虚寒证，胃肠虚寒引起平滑肌痉挛而产生腹中急痛。小建中汤就是桂枝汤倍芍药加饴糖而组成，使桂枝汤作用入里，用芍药甘草以平痉挛，则腹中急痛可治。另一种不是因虚寒，而是因自主神经功能紊乱，迷走神经功能偏亢，胃肠平滑肌收缩而引起的腹中急痛，心脏、胃肠道均受自主神经支配，并对胃肠道的分泌起调节作用，故用小柴胡汤可奏效。脉证相同，治有先后，先以小建中汤以探测，得出本质证，然后用方以治，是探测的原则，但这必须在不影响身体健康，病情恶化和不影响后来处方疗效的前提下，方可进行，这种探索性治疗，在辨证上叫作以治求证。

（三）以证求证

《伤寒论》237条："阳明证，其人喜忘者，必有蓄血，所以然者，本有久瘀血，故令喜忘，屎虽硬，大便反易，其色必黑者，宜抵当汤下之。"277条："自利不渴者，属太阴也，以其脏有寒故也，当温之，宜服四逆辈。"126条："伤寒有热，少腹满，应小便不利，今反利者，为有血也，当下之，不可余药，宜抵当丸。"从上述三条原文中可以看到，以喜忘求蓄血，以自利不渴求脏寒，以少腹满、小便利求瘀血，这些都是以证求证的例证。

237条蓄血证，临床多无明显症状表现，不易诊断因胃肠道也不易暴露症状。所表现的就是喜忘，以喜忘证求出蓄血证，这就是仲景在临床运用的以证求证方法。关于喜忘与蓄血的关系，实际是胃肠道与大脑皮层的关系。中医在临床治疗神经错乱时，就首先抓胃肠道的治疗，多年来用瓜蒂散、大承气汤、大陷胸丸治疗癫狂就是一个例证。46年前曾遇一妇人，身受精神刺激后，登高而歌，狂奔而走，毁物谩骂，就诊时处以大陷胸丸，泻下大便如棋子，似石硬，2剂而愈。说明大脑皮层虽在上，而与胃肠道有直接关系。胃肠道瘀热，在里，热灼津液，津枯血涸，而产生胃肠道刺激因子，刺激大脑皮层，故使喜忘，而蓄血证成。阳化则癫狂，阴化则抑郁。蓄血证非用下法不可，运用下法把胃肠道刺激因子祛除，消灭致病原因，蓄血证自愈。

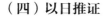

（四）以日推证

《伤寒论》301 条："少阴病始得之，反发热脉沉者，麻黄附子细辛汤主之。"302 条："少阴病得之二三日，麻黄附子甘草汤微发汗，以二三日无证，故微发汗也。"上述两条原文，从始得之到得之二三日是一个病证，都是发热，脉沉，从证上看很简单。在始得之时用麻黄附子细辛汤，得之二三日后，则用麻黄附子甘草汤，用以微发其汗。两证不是症状上存在差距，而是时间上有差距。用辩证的观点看，宇宙间一切都在发展，永不停滞。在 301、302 条文中，从始得之到二三日后，发生了量变，热化开始时升高，二三日的热不同于初得时的热的程度。如果站在始得之的角度治疗热证就不行了。从应用温阳散热到温补心阳以微发汗，可见虽二三日，症状未变，但仍要按症状发展的程度去辨证。历代医家少有按时间辨证者，仲景按日辨证，可谓法度精严，体现出对辨证论治认识的深度。

（五）以脉测证

《伤寒论》23 条："脉微而恶寒者，此阴阳俱虚。"49 条："尺中脉微，此里虚。"50 条："假令尺中迟者，不可发汗，何以知然，以荣气不足，血少故也。"60 条："下之后复发汗，必振寒，脉微细，所以然者，以内外俱虚故也。"122 条："病人脉数，数为热，当消谷引食，而反吐者，此以发汗，令阳气微，膈气虚，脉乃数也，数为客热，不能消谷，以胃中虚冷，故吐也。"从上述 5 条节录的原文中可以看到，从脉微而恶寒测出阴阳俱虚来；从尺中脉微测出里虚；从尺中迟测出荣气不足、血少；从必振寒、脉微细测出内外俱虚；从脉数而吐测出胃中虚冷来。由此可见，仲景对脉证关系认识确切，观其脉则可测其证。现在我们重读《伤寒论》214 条，看仲景运用以治求证和以脉测证的具体辨证方法。其原文："阳明病，谵语，发潮热，脉滑而疾者，小承气汤主之，因与承气汤一升，腹中转矢气者，更服一升，若不转矢气者，勿更与之，明日又不大便，脉反微涩者，里虚也，为难治，不可更与承气汤也。"本条通过脉滑而疾用小承气以治测证，又以脉微涩而测知里虚，不可更与承气汤，仲景为何采取这样的辨证方法呢？

脉滑而疾在评脉时，一息六至为数脉，一息八至为疾脉，相当每分钟心率140次左右。在处治危证时，关键性的脉证易出现错误，易被假象所迷惑。如滑脉标志内有实热，评滑脉时先评出脉的柔软度，即《伤寒论》113条提到的"其脉不弦紧而弱"，柔软之脉实为弱脉，评脉之虚实，就是感触血管内血浆的充盈度。血浆越多，充盈度越大，热则膨胀，寒则收缩，故热甚脉扩张而变柔弱是其中常理。所以滑脉是一种复合脉，是柔软和充盈两种质感的综合，是实热证的重要表现，有时亦可见于体质素盛者。

本条，从证上看属阳明病。出现疾脉则提示病邪炽盛，出现危候，故须用小承气汤试探。小承气汤是阳明病到太阴病的中间方剂，故以治测证，转矢气者证属阳明，不转矢气证属太阴。这慎重的测试就是因出现疾脉的缘故。大家知道，支配胃肠道的是自主神经，消化道中迷走神经占优势，有利于胃肠道的分泌，故脾胃之脉出现缓脉为佳。长期患有胃肠病证，后期一旦出现疾脉必死。疾脉的出现说明迷走神经功能低下，胃肠机能衰竭。所以见疾脉必须小心对待。本条以汤测证的结果是脉反微涩，证属里虚，病的真相暴露。如用峻药则会适得其反，危及生命，造成虚虚之误。从条文的辨析我们可以领悟到仲景以脉测证的用心之妙和辨证的真谛。

仲景的辨证方法开拓了我们辨证施治的思路，使我们能够在众证纷繁的病证面前明辨真伪，灵活测证，以求得出病的本质，做到有效的治疗。正如徐灵胎所说："知病必先知证，凡一病必有数证，有病同证异者，有证同病异者，有证病相因者，有证病不相因者，益合之亦曰病，分之则曰证，同此一证，因不同，治法亦异，变化无穷，当每证究其缘由，评其情况，辨其异同，审其真伪，然后求其治法，辄应手而愈，不知者以为神奇，其实皆有成法也。"简练的语言为中医学中的辨证施治做了扼要的总结，令人深思而后明。

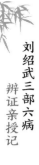

第四节 系统论与"三部六病"辨证的关系

　　系统论即系统方法论，是 20 世纪 30 年代的产物，是一种新型的科学方法论，因发展迅速，引起了现代科学家的普遍重视。中医理论的现代化，也要借助这种方法论。下面就系统论的观点和中医辨证的联系方面，做一些探索性的阐述，与同道商榷。

　　系统论认为，系统是由相互联系、相互作用的若干要素所组成的，它具有一定的整体综合功能和属性。系统方法就是从组成系统的整体和各要素的相互联系和相互作用中，揭示被研究对象的本质及其规律性。系统方法论起源于 20 世纪 30 年代奥地利理论生物学家贝特朗菲的《有机论》，它本是一门生命科学的系统方法论。按其性质来说，应当被医学界所重视，只因近代西方医学重视微观分析，而忽视整体联系，因此，对系统方法论不予重视，以致系统论与医学近乎绝缘。

　　事实上，系统方法论是医学和哲学的"中介环节"，类似中医辨证的观点。贝特朗菲在《有机论》中说："生物体不是一个部件杂乱无章的堆积物，而是一个有机的统一体，这种有机体具有一种新质，即系统质。"如三部的自动组合，它不同于各部分质的相加，而是系统各要素集成化的产物，它在结构上可以没有具体的物质形态，可能只作为系统状态的一般特征而存在。因此，往往不能直接观察到，只有借助系统分析才能揭示它。如表部肺与皮毛的自动组合，以适应外界的空气；里部食道、胃肠等的自动组合，以适应饮食；半表半里部，心胸、静脉、动脉、淋巴管的自动组织，以适应血液循环。三部从系统论的观点来看，它是整体中的子系统，因此，不能从整体中孤立开来研究。

　　三部在机体中遵循着一定的顺序性和动态平衡性向前发展，保持各部特有的功能。三部不是哪一部占优势，而是全面、协调、均衡地保持各自的生理规律。表部肺的节律性呼吸，皮毛的机械性舒缩，里部的顺序性消化吸收和扩散，半表半里部规律性的周而复始的循环，凡此种种，都可表明三部的系统顺序性和平衡性。西德理论物理学家哈肯，在他写的《协同论》中称此为"目的点"或"目的环"，认为大系统功能结构特征是各系统功能结构协同作用的结果，系统只有在"目的点"或"目的环"上才能显示它的稳定性。在表部，肺与皮毛的功能是适应空气，它们的一切生理活动都是为了达到正常适应和利用空气，否则就会呈现病态，这就是表部的目的点。有节律的呼吸，呼出二氧化碳，吸进氧气，皮肤以热开泄，冷闭缩，以调节体温，共同司理表部新陈代谢为其目的环。在里部，食道、胃、小肠、大肠的功能是适应饮食，一切生理功能都为适应饮食而存在，否则会出现吐、泻，这是里部的目的点。胃肠有节律的蠕动，以吸收水谷精微，排出糟粕，保证里部的正常新陈代谢是其目的环。在半表半里部，心脏、血管的一切功能是适应血液循环，它们的动态活动都是以达到血液正常循环为目的点。心血管的功能通过血液向各组织器官输送营养，载走组织代谢产物，以保证半表半里部的新陈代谢为目的环。机体中只有目的点的正常适应，目的环的正常运行，才能体现出整体的稳定性。

法国生理学家伯尔纳说："所有的生命机构尽管多种多样，只有一个目的，就是保持内环境中生活条件的稳定。"伯尔纳发表他的观点前4年，恩格斯就写道："在活的机体中，我们看到一切最小的部分和较大的器官的继续不断的运动，这种运动在正常的生活时期，是以整个机体的持续平衡为其结果。"我们中医学倡导的"阴平阳秘，精神乃治"，正是机体平衡稳定学说的高度概括。

医圣张仲景通过他临证的生动直观和抽象思维，在"勤求古训"的基础上悟出了三部辨证。三部是组成人体的三大系统，在整个机体上既互相联系，又各自区别。而仲景在他的长期临证实践中，证实了这一点。因此在当时已有经络学说而不得脏象学说的基础上，用三部学说观点扩大了辨证范围，并提高了论治效率；树立了理、法、方、药的典范，从而达到了整体系统辨证论治的目的，在当时来说，《伤寒论》是一个创举，仲景也当为系统方法论的一个伟大先驱。

《伤寒论》的辨证方法如同种地，在古代用人力或畜力所耕种的面积是较小的，所收获的果实是较少的，现在用机械耕种，所耕种的面积是较大的，所收获的果实是较多的。以此为喻，在中医经络学说的理论体系是一个独立的系统，针灸治病是循经取穴，脏腑定位所治的面较窄，而治愈的范围也较小。仲景通过深思熟虑，认清了这种情况，创出了系统性大面积的汤方治疗，通过汤液的吸收和扩散，可使药力由上及下，由里达表，使药效沟通上下，网络全身，达到整体治疗的目的，从而提高治愈率。由此而见，经络学说和《伤寒论》学说显然是两种不同的学说，其概念和辨证方法有着质的区别。

机体划分三部六病是在三部上表现出不同质的证候群。以里部而论，里部是由平滑肌组成的一个系统，是由多种脏器组成的一个部，是人体不可分割、不可缺少的一个部。病邪侵入时，同一部会出现两种不同性质的反应，虚则太阴，实则阳明。阳明病是里部表现热力增高，吸收功能亢进，大便秘结的阳性反应；反之，热力降低，吸收减退，大便溏泄的阴性反应则叫太阴病，这种不同质的病理变化是客观存在的。所以说，阳明病、太阴病是里部的两种不同质的病理表现名称，代表着不同质的两组证候群，而不是经，更不是经络。如果病邪在表，则为太阳病厥阴病，而与太阳经、厥阴经就毫无关系。讲系统论，三部就是三个系统，不是单纯的几个脏器的简单相加，也不是几个脏器的自身功能，而是通过互相连接、互相渗透、互相贯通、互相促进、互相制约、互相依存，构成统一的机体，不可分割，这就叫作系统性。系统新质和系统性就是把许多功能构成一个整体功能，没有这个系统新质和系统性，在里部就不可能出现太阴病和阳明病，只有连成系统，才会出现实则阳明，虚则太阴。里部这个系统，是一条线连起来的整体，《伤寒论》讲"胃家"是讲家而不是讲个，消化系统的活动是相关联、相一致的，是系统的功能，而不是消化器官的单摆。三部在体内组成三个系统，表部太阳病、厥阴病，里部阳明病、太阴病，半表半里部少阳病、少阴病，分别代表每个系统病性的寒、热、虚、实。六病不是经络，不是六经，它们之间有着根本不同，不能指鹿为马。自宋以后，朱肱首先以六经解释《伤寒论》，一直延续至今，仲师本无此义，后人却别出心裁，另立新说，实不知其理由何在。《伤寒论》全书371处言病，而不言经，可明其义。不言六病，言六经，实为千年之错，误人不浅。

仲景经过临床生动的直观和抽象的思维，而悟出三部六病这个富有哲理和系统性的辨证方法，扩大了辨证的视野。在临证具体实践中，三部体现了系统论，六病反映的证候体现了信息论，方剂的治疗体现了控制论的理论思想，令人耳目一新。正如贝特朗菲所说："孤立的各组成部分的活动的性质和方式加起来不能说明高一级水平的活动的性质和方式，不过，如果我们知道各组成部分及它们之间存在的关系的全部情况，则高一级水平就能从各组成部分推导出来。"有关"三论"在"三部六病"学说中的具体体现，后文将逐步述出。"三论"是目前科学领域中新兴的思想方法，和中医学的辨证方法相结合，深思之后，颇受启发。

第三章
三部六病学说

　　三部六病学说是根据《伤寒论》一书中张仲景的学术思想，结合吾六十年学习《伤寒论》，从事医学实践而总结出的切身体会。其中包括整体、三部、单证、合病、并病、兼证、合证几个方面的内容。下面将一一叙出。

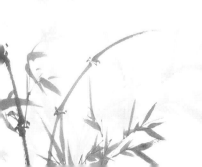

第一节　整体辨证论治

人体是一个有机整体，由骨骼、肌肉、气血、神经、经络等不同的组织构成。它们互相制约、互相依存、协调一致，体现着人的生理功能，维持着人体的新陈代谢。这种有机体的结构虽然很复杂，但从整体的观念看，人体如同一个圆桶样的模式结构，有暴露于自然界的外层，有包裹在里的内层，有介于内外之间的实质层。由于内外两层都与外相通，故外层为表部，实为表中之表；内层为里部，实为里中之表；中间的实质层，实际上才是纯里。这三部分构成了三个系统，分别担负着气体的呼吸、饮食的出入、血液的循环三大功能。人体就赖此以生存。在人体这个圆桶结构内，装填着担负人体生命活动的极其微妙的各个系统、器官和组织，它们凭借着阴阳的相对平衡，保持着人体的正常功能，维持着正常的生命活动。当人体受到病邪的侵袭、体内的阴阳平衡被打破之后，各部都会发生寒、热、虚、实不同的病理变化。为此先了解整体中三部的生理活动和整体气血的功能，才能知道整体辨证的真正含义，并且对于发病部位及其性质的确定也有十分重要的意义。

一、整体与三部的功能

身体是由三部构成整体，整体是三部的共性，各部是整体的个性。没有个性就没有共性。个性是指特殊性，共性是指普遍性。由于机体各部的特殊性，所接受的病邪也不相同。必须了解每部的个性，才能知道各部在辨证施治中的特殊地位。

（一）表部

表部在整体中，不但在结构上，而且在功能上都有独特性。这种特殊性就是和大自然的空气发生密切关系。凡是和空气相接触的部位都属表部的范畴。以空气的呼出吸入作为生理活动的条件，又以空气中的病邪作为致病因素。表部的生理、病理变化，一切围绕着空气展开。这就是表部不同于其他部的特殊点。

在机体，把接触大气层的地方都算作表部的面积。这表现在两个方面，一是体表和皮毛与外界接触面为 $2.5 \sim 3.5 \text{ m}^2$；二是肺，肺脏由大约四亿个肺泡组成，与气体接触面积为 $60 \sim 100 \text{m}^2$。从面积来看，肺脏的接触面积大，中医学所讲的"肺与皮毛相表里"是十分有道理的。

有关体温。正常人体每天通过辐射、对流散热，占总散热的 73%；蒸发散热，占 14.5%；呼吸散热占 10.7%；二便散热占 1.8%。从上述数据看，散热主要集中于体表，二便所带热量仅占散热总量的 1.8%，散热甚微。如果体表不能将这些热散出，必然集中到肺去代偿，通过进行多方面的生物学研究证明，青蛙将肺叶切除可以活 6 天，而将皮肤剥去则很快死亡。另外，许多节肢动物无肺，靠体表与外界进行体温对流，由此可见肺与皮毛关系密切，功能相连，肺与皮毛间的主导作用，以肺为主。在《素问·六节藏象论》中说："肺者，气之本。其华在毛，其充在皮。"《素问·五脏生成》也说："诸气者皆属肺，肺之合皮也，其荣毛也。"而在《咳论》和《痿论》也有类似的介绍："肺主身之皮毛，皮毛者，肺之合也。"以上《内经》中的记载，有几个主要的字，即本、属、合、主、应。本是根本，属是系属，合是联合，主是主导，应是感应。通过这几个字，可以具体地描绘出肺与皮毛的关系来。

关于肺与皮毛营养的来源，仍然离不开三焦。《灵枢·决气》上说："上焦开发，宣五谷味，熏肤充身泽毛，若雾露之溉是谓气。"又在《素问·经脉别论》上说："肺朝百脉，输精于皮毛。"说明大气对肺与皮毛的影响。肺与皮毛对大气来说，空气是一个接触因子，就像《金匮要略》所介绍的那样："夫人禀五常，因风气而生长。风气虽能生万物，也能害万物，如水能浮舟，亦能覆舟。"故《素问·皮部论》上说："是故百病之始生也，必先客于皮毛，邪中之则腠理开，开则入客于络脉，留而不去，传入于经，留而不去，传入于腑，廪于肠胃。"又而在

《素问·汤液醪醴论》中也说："夫病之始生也，极精极微，必先结于皮肤。"在治则上，《素问·阴阳大论》中说："邪风之至，疾如风雨。故善治者治皮毛。"以上所述，也有几个重要的字值得记取，即始、生、伤、结、治。始是起始，生是产生，伤是损伤，结是瘀结，治是求治。

肺为气之本，是诸气之源。熏肤充身，荣皮泽毛，若雾露之溉，都是气的功能，气是一种能量。气无微不入，内源肺脏，外连体表，使其成为一体。在三部中，里部由平滑肌连成一体，半表半里由血液连成一体，表部肺与皮毛由气连成一体。三部在整体中所以能构成三个子系统的原因，都是通过气、血液、饮食方能实现。

《素问·皮部论》说："风者，百病之始也，是故百病之始生，必先于皮毛。"风者乃空气也，表部接触空气，故表部诸病皆从风来。风作用于人体，一是作用在体表，二是作用于肺部。这一病因，中医属于"六淫"的范畴。风、寒、暑、湿、燥、火谓之六淫。西医学把细菌、病毒、立克次体、原虫等作为致病原因来研究。中西医的病因谁对谁谬，还是两都正确呢？中医倡导的六淫病因学说有无道理呢？讨论这个问题有一点必须明白，我们的目的是为患者服务。过去讲六淫，现在讲病原微生物。六淫大部是从体表受病，这样就给我们提出了一个问题，在古代无显微镜，是无法知道细菌、病毒等病原微生物的形体的，但有一个概念性的认识，任何细菌、病毒、原虫都有其适应的生活环境和条件，这些病原微生物都是通过风、寒、暑、湿、燥、火这六种不同的环境条件而致病。古人从这个感性认识出发，治疗时就从改变病原微生物这个生活条件入手，消除其孳生地，自然就治愈了疾病。如同鱼在水中生活，将水排干，也就必然结束其繁殖。所谓的"三因论"就是指病邪、病体及适应病邪繁殖而不适合人的生活环境，这三种基本致病因素。病邪就是指细菌、病毒等，病体就是指"邪之所凑，其气必虚"的机体，适应病邪繁殖就是具备一定的条件和环境。

美·培登考夫斯基认为，光细菌则不能致病。他曾做过试验，在身体健康时，服用500单位的霍乱弧菌而不致病。再如伤寒痊愈后，肠道内仍有伤寒杆菌存在而不发病。所以说，一个人得病并不单纯是细菌所为。西医学在治疗上也不是"唯菌论"者。青霉素有抑制转肽酶的药理作用，使转肽酶不能产生，起到灭菌的作用，同样是改变环境。古人利用改变条件，消灭细菌，效力大，又安全。针对六淫致病的原理，改变细菌的生活环境，使其有利于人体，不利于菌体，这就是治疗表部病邪的大法。所以说运用"六淫"的病因学说改变病原生存条件，以达到治病的目的，从这一点讲是符合科学的外因论的。

（二）里部

在人体，上自口腔，下至肛门，由平滑肌组织构成一条粗细不均、弯曲不等的空腔器官，而形成里部一个有机的整体。其特点是适应饮食。食物经口腔、食道、胃、小肠、大肠，由肛门排出，形成饮食的摄取、消化、吸收、排泄的里部系统。在本系统中，胃是中心，起主导作用。其他器官起辅助作用，处在次要和服从的地位。故《素问·五脏别论》中说："胃者，水谷之海，六腑之源也。"《灵枢·师传》篇中说："六腑者，胃之为海。"《灵枢·玉版》篇中也说："胃者，水谷气血之海。"胃肠道在脏腑中是一个最绵长的器官，其总的作用如《灵枢·本脏》篇中所说："六腑者，所以化水谷而行津液者也。"它为气血之源泉，精神之根本，故有"纳谷者昌，失谷者亡"之说。而在脉诊上也有"脉弱以滑是有胃气，命曰易治"的垂训。

六腑的功能，从目前报道来看，已有四十多种胃肠激素的分泌，而且许多是有生物活性的多肽物质，这些物质通过彼此促进、彼此制约而构成功能上的合胞体。胃所产生的胃泌素分泌胃酸、蛋白酶、胰酶、胆汁、胰岛素等，起到明显增强消化功能的作用。松弛幽门、胆道、回盲部的括约肌，从而有助于胃内容物的排空过程。食物经幽门入肠，水10分钟排空，糖类2小时排空，蛋白3～4小时排空。平常食用的混合食物，一般须3～4小时排空，但反馈可使排空暂停和排空时间缩短，这一有规律的排空下降，符合"胃主降"的说法。从营养物质的消化吸收过程来看，符合"脾主运化"之说。

里部与其他脏器的关系也很密切。里部又称中焦，《内经》中有

"中焦受气，变化而赤，是为血"之说。《素问·玉机真脏论》中说："五脏者，皆禀气于胃，胃者，五脏之本也。"《素问·六节藏象论》也说："脾胃、大肠、小肠、三焦、膀胱、仓廪之本……能化糟粕，转味出入者也……五味入口，藏于肠胃，味有所藏，以养五气，气和而生，津液相成，神乃自主。"在分工方面，《素问·灵兰秘典论》上曾说："脾胃者，仓廪之官，五味出焉。大肠者，传导之官，变化出焉。小肠者，受盛之官，化物出焉。"对于水谷输布情况，在《素问·经脉别论》上有关于次序的叙述："食入于胃，散精于肝，淫气于筋，饮入于胃，游溢精气，上输于脾，脾气散精，上归于肺，通调水道，下输膀胱，水津四布，五精并行。"《素问·奇病论》也说："夫五味入口，藏于胃，脾为之行其精气。"统观以上诸说，通过以胃为主导，从食道至肛门，形成了一个完整的里部体系。

饮食在里部的腐熟消化过程是由食道入胃，经过胃的初步受纳腐熟。胃气主降，将食糜送入小肠，吸收在小肠的中段，经过一系列的催化作用，淀粉经麦芽糖转化为葡萄糖，贮存于肝而供给机体能量。故有"食之于胃，散精于肝"之说。脂肪转变为甘油和脂肪酸，贮于体内，一部分则异化为葡萄糖以供应能量，蛋白质则转化成多种氨基酸，以供应机体各组织的再生作用，机体的酶类、激素、抗体等都需要蛋白质的参与才能合成。

脾主运化。西医从直观的角度，认为脾与消化无关，这具有一定的片面性。所指不同，求之亦异。实际上小肠中段的吸收作用，就是脾的运化作用，"饮入于胃，游溢精气，上输于脾，脾气散精，上归于肺，通调水道，下输膀胱，水精四布，五精并行"。从这段精辟的论述看，中医把吸收功能归于脾，而不是解剖学上的脾脏。我们认为这种吸收功能与脾的运化作用不无关系。如同作战的指挥员，运筹于帷幄之中，决胜于千里之外，指挥地点与战场虽分两地，实则相连，指挥的正确与否，决定着战争的胜负。脾的运化功能表现在小肠中段同样是一个作用的两个方面。中医学运用"游溢"二字在此形容吸收作用甚为恰当。"游溢"一词比弥散形象，游指小肠的动态，慢慢而有节奏的蠕动，似

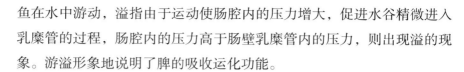

鱼在水中游动，溢指由于运动使肠腔内的压力增大，促进水谷精微进入乳糜管的过程，肠腔内的压力高于肠壁乳糜管内的压力，则出现溢的现象。游溢形象地说明了脾的吸收运化功能。

中药苍术、白术具有健脾燥湿的作用。之所以有此药理功效，主要是苍、白二术性温。从物理的角度看，热胀冷缩，热可以提高肠道压力，促进食物水分吸收，提高运化功能。从药理学角度来讲，热性药可以提高胃肠道酶的活性，促进食物的腐熟而易于吸收，故有健脾燥湿之效。这样看来，健脾燥湿就是使肠腔内产生一定的压力，建立起脾脏的游溢功能，所以健脾药多具有温热之性。所谓湿的概念，就是指停留在机体某一部位而不能被支配的水分，机体内有湿，轻则感觉体重乏力，重则出现水肿。在临床上，身重与水肿是一个本质，两种现象。脾的吸收功能不足以支配这些水分的运化，就叫脾被湿困。湿在里部积聚，上逆则呕，下利则泻，运用苍、白二术，促进水分吸收的作用就叫作健脾燥温。在中药两千六百余种药中，苍术、白术健脾燥湿的功能较好。

谈完里部的生理功能，再谈一点里部的外在表现，那就是胃脉。里部以胃为主导。古人有"有胃气则生，无胃气则死"之说，在临证治疗危重病人，诊脉评其胃气是一个重要的手段，也是一个决生死的重要依据。脉弱以滑是有胃气，为易治。反之则难。人的先天之本为肾，后天之本为脾胃。病之后期，能否向愈，胃脉有无是一个关键。

胃脉，脉弱以滑，评脉时脉细小软弱带滑象，滑脉是一个复合脉。首先评出弱脉的柔软度，加上中心搏动有力，才是胃脉的真象。不仅脉柔软，而且中心按之有力，故曰脉弱以滑。如果脉硬，加之脉管中心有力，叫紧脉，又称弦脉，标志里部病程长。所以临床诊治危证，评脉辨有胃气与否是一项过硬的本领。临床诊脉时，必须弄清脉象的长短度、深浅度、宽窄度、软硬度、数率、节律、充盈度这七个方面的内容，才能辨明胃脉及其他各种脉象。这需要在实践中认真地摸索，始能得到真知，掌握里部病变的转归。

（三）半表半里部

半表半里部是以气血为中心，以心脏为主导，经过心脏的动力作用，使血液循环全身，灌注四肢百骸、五脏六腑。人体中没有一个关节、一块肌肉、一个细胞不受气血的灌注，不然就会发生缺血、坏死，失去其特有的功能。《素问·五脏生成》篇说："肝受血而能视，足受血而能步，掌受血而能握，指受血而能摄。"说明血液无处不到，是各种机能活动的物质基础。维生素 A 缺乏时则造成夜盲，服用动物肝脏就可使夜盲康复，就是这个道理。

在半表半里部，血液的作用固然很大，但起主导作用的还是心脏。《灵枢·师传》篇中说："五脏六腑为之主。"而在《灵枢·口问》篇也说："心者，五脏六腑之主也，心动者，五脏六腑皆摇。"而在《素问·灵兰秘典论》更突出在心脏的作用下，灌注全身。

在三部中有三个脏腑作主导，表部以肺为主，里部以胃为主，半表半里则以心脏作主导。学会抓主要矛盾，是治学的一个重要方法。治学，如果找不到中心和主导，结果就会概念糊涂，是非不清，纲目混淆。将整体根据客观实际，列出三部，找出三个主导脏腑，设立三部的中心，解决了从理论到医疗的一系列问题。

一种学术，如果立论正确，则辨证的方法越简练越好。这其中的关键是解决辨证的准确性。我们在临床上根据血液在脉管中流动和机体之间发生的变化情况，以脉定证，以脉处方就是一例。如，涩脉处以调心汤，上鱼际脉处以调神汤，聚关脉处以调胃汤，弦脉处以调肠汤。有其脉必有其证。通过数千例患者统计，不论证候多么纷繁、复杂，只要抓住脉象这一本质，舍证从脉，择方用药，就能做到准确无误。有一个下肢瘫痪病人，久治无效，评脉时为上鱼际脉，处以调神汤，2 剂后即能下床站立，6 剂后来门诊治疗，计 30 剂而愈，至今随访仍很健康。以脉定证是辨证上一种执简驭繁的方法，是一个由繁而约的提炼过程。

在半表半里里，首推心脏的主导作用，其次是血液中的营卫问题。血中有两种精华，一个叫营，一个叫卫，均出中焦。对其来源、动态、性质应做一个解释。《灵枢·营卫生会》篇中说："人受气于五谷,谷入于胃,传之于肺,五脏六腑皆以受气,其清者为营,浊者为卫,营在脉中,卫在肺外,营周不休。"在《灵枢·营气》篇中也说："营气之道,内谷为宝,谷入于胃,气传之肺,流溢于中,布散于外,精专者行于经髓,常营不已,终而复始。"又在《灵枢·痹证》篇中说:"营者,水谷之精气也,和调于五脏,洒陈于六腑,其气剽疾滑利,不能入于脉,故循皮肤之中,分肉之间,熏于肓膜,散于胸腹。"

营卫的来源,为什么提到传之于肺呢?水谷精微由中焦入血,到肺与天阳之气相合,即与氧气结合,不经氧化而营不得成。经肺与氧结合的营气从里达表,表里相关,相互作用而生成营卫。据古人论述,营卫的体积不同。营的体积大,卫的体积小,营只能行于脉中,卫因体积小而可行于脉外,不受脉道的限制。从清者为营,浊者为卫来看,卫虽小而浊,营虽大而清。卫起保卫作用,对侵入体内的细菌、病毒和代谢物质具有吞噬作用,在完成其保卫功能中而变浊,营则具有营养滋润之意,是通过血液供给机体各组织器官的营养物质。营者营养,卫者保卫,这两种精华物质共同组成机体正常活动的基础。

《灵枢·痹证》篇对营的功能做论述,营的功能在于"和调于五脏,洒陈于六腑"。祖先对营卫的功能从其概念出发,所做的定论与西医学基本相符。和调五脏犹如做菜,厨师的技艺在于将辛、甘、酸、苦、咸等各种味道根据每道菜的不同,分别配以不同的比例,达到食之可口,别具风味,是很不容易的。各味多少,比重大小,如何调剂才能达到适中,这是一个复杂的有机和调过程。机体各组织器官产生出各种有机物质,如酶、激素等,有机物和无机物交织在一起,光体内的化学元素就有六十余种。虽证明了十九种元素的作用和效果,但要把这些维持生命必不可少的物质和调一致被机体利用,谈何容易?虽然体内产生胰岛素、胰高血糖素、甲状腺素、肾上腺素等多种激素,却只能产生而不能和调。据研究,体内各种酶类就有两千余种,甚至有人提出气化就是酶化,我认为这种提法不准确。酶化是气化中的一部分,是气化的一种表现形式,把二者等同看待是不对的。体内这么多复杂的物质没有一和调功能掌握，是达不到动态平衡的。如肾脏产生肾素作用于肺腑加压素，前列腺素又控制肾素，这其中的相互制约、相互促进，必须有一个和调发生的过程。和调就是不多不少，恰到好处。和调就是为了生长生存。在和调五脏，使人体正常发育过程中，体内会有代谢产物不断地排出。洒陈六腑，洒就是均匀一致地向外喷洒，具有一定的密度，陈就是体内无用的代谢产物，通过洒陈的功能由六腑排出体外。这就是和调五脏，洒陈六腑的本意，充分体现了营的正常功用。

二是卫。卫是悍气。用现代的话讲就是"勇敢战斗"之意。在表态上是慓急滑利，"慓"就是勇猛无畏，"急"就是迅速果断，"滑"就是不固定、善动，"利"就是擅长战斗，各处都能到，循于皮肤，肌肉之间，熏于肓膜。肓膜是人体不易到达之处，通过熏蒸而产生布散。卫的总功能就是保卫，保卫是一个事物的两个方面，如同军队，平时有防御之功，战时有攻坚之效，只有能攻能防才是善战的军队。同理，病邪侵及机体，卫则慓急滑利而善战，无邪则防卫机体而保安康，有病则治以达无虞。西医学提倡提高机体免疫力，就是这个本意。我们的祖先在2000年前就根据其功能给"卫"做了命名。因此在机体内，必须有这样的保卫者，才能保护身体不受影响，这种保卫功能无论在皮肤之中，分肉之间，或是肓膜胸腹之间，因卫的体积小，所以能无处不入而达到护卫的目的。通过"营行脉中，卫行脉外，营周不息，终而复始"的运行，形成半表半里的有机循环，联系内外，沟通表里，使差距能在中间阶段融合，使对立通过中间环节而互相过渡，使表里部连成一体。

恩格斯说："我们所面对着的整个自然界形成一个体系，即各种物体相互联系的总体。"系统是一个标志，在时间和空间中，永恒运动着的物质的基本属性和存在方式的哲学范畴，系统属性是物质存在所具的整体性、结构性和层次性的表现。系统是由特定的、相互作用的方式联结着的若干要素所构成的，具有新质类型，并与周围脏器发生联系的有机统一体。一方面是由组成整体的部分所构成，另一方面，不等于各要素的简单相加和各组成部分的总和。系就是联系，统就是统一。也就是说，通过联系构成统一的有机体，它的功能必须通过各要素间组成一个相对稳定的结构后，系统性才会出现，系统才能成为一个统一的整体，才能发挥出整体的功能。结构越合理，结构信息量就愈大，系统的组织化、有序化程度就越高，各要素间相互联系、相互作用就越强，系统在整体上才能达到最优。因此，结构是构成系统的矛盾特殊性的重要依据。

二、整体的具体辨证论治

事物的矛盾法则，即对立统一的法则，是唯物辩证法的最根本的法则。整体的辨证就是研究人体的本身的矛盾，这是辨证的本质和核心。《素问·阴阳应象大论》说："阴阳者，天地之道也，万物之纲纪，变化之父母，生杀之本始，神明之府也，治病必求于本。"治病之本是什么呢？就是本于阴阳，故《素问·阴阳应象大论》接着说："善诊者，察色按脉，先别阴阳。"阴阳就是指自身中的矛盾，指事物的对立统一性，是辨证论治中的总纲，没有阴阳的对立，一切事物就失去其存在的前提。那么在医学方面，具体以病邪作用人身所表现的阴阳是什么呢？《伤寒论》第7条说："病有发热恶寒者，发于阳也，无热恶寒者，发于阴也。"这就明确而具体地告诉我们：发热恶寒者属阳，无热恶寒者属阴。整体的阴阳是以寒热为其主要表现形式，这也是我们整体辨证的根本出发点。

前已述及，机体由骨骼、肌肉、神经、经络、气血等构成，其中骨骼、肌肉经过神经、经络和结缔组织联络编织在一起，构成机体的框架，经过气血的周流，为各组织脏器提供生理活动的基础，发挥各自的功能，组成了在大脑统一指挥下的有机整体，根据机体各组织器官的功能不同，列分为三部，形成表部、里部、半表半里部三个自然子系统。表部通过肺的呼吸，吸取天阳之气（氧气），和里部通过胃肠道消化吸收的水谷精微都进入半表半里部化为气血。表、里二部是为机体提供气血的基本营养的场所，其功能仍然需要气血的充养，所以说三部以半表半里部为中心。半表半里以心脏为主导，推动气血周流，使各个组织器官都处在气血濡养的内环境中，各自发挥着它们的作用，气血在半表半里这个实质体中，无处不到，无处不包，故有"人有多大，心有多大"的说法。

气血循行周身，供应能量，体现出各种生理功能，从这个角度讲，整体的功能是以气血的循行状况为主要表现的，气血与各组织脏器的生理效应息息相关。脑也在血的供应下方能发挥其指挥、协调的作用。病邪侵及机体，在未定位之前，整体是以气血的反应为主要表现形式。通过实践观察，机体表现出三方面的反应：一种是阳性反应，机体主要表现出亢奋性的、良性的、进行性的证候；一种是阴性反应，机体主要表现出抑制性的、恶性的、衰退性的证候；一种是中性反应，机体主要表现出阴阳互见、寒热错杂、症状纷繁的紊乱现象，呈现出过渡性证候。

无论整体的病变属何种反应，都是以来势较急、变化迅速、症状明显为其特征。现将三种反应的具体表现分述于下，简述其辨证施治的依据。

（一）热证

【主证】发热，脉滑，自汗出，口渴。

【治则】清三阳之热。

【主方】白虎汤。

石膏 60g，知母 30g，粳米 1 把，甘草 10g。

煎服法：上四味，以水 500mL，煮米熟，汤成，去滓。1 日分 3 次温服下。忌食油腻。

【按语】阳证的主证，根据《伤寒论》176 条："伤寒脉浮滑，此以表有热，里有寒（热）也，白虎汤主之。"219 条："三阳合病，腹满，身重，难以转侧，口不仁，面垢，谵语，遗尿。发汗则谵语，下之则额上生汗，手足逆冷，若自汗出者，白虎汤主之。"350 条："伤寒脉滑而厥者，里有热，白虎汤主之。"

上述三条文分别列叙了阳证的症候和证候。值得指出的是，176 条的"表有热，里有寒"一证，根据 168 条的"热结在里，表里俱热"和 350 条的"里有热"来看，176 条当为"表有热，里有热"证，"寒"似

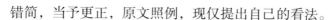

错简，当予更正，原文照例，现仅提出自己的看法。

条文中"里有热"和"热结在里"的"里"，实指半表半里的纯里，因病邪从表部或里部入侵，都是进入半表半里的气血之中。病邪在体内尚未定位之前，正邪相争，在阳证则表现阳性反应，呈一派热象。原文 219 条所述的"三阳合病，腹满，身重，难以转侧，口不仁，面垢谵语，遗尿"均属阳证的典型症状。病邪在体内的斗争，主要表现在气血上。热蕴于内，正邪分争，机体动员大量的血液参与对抗病邪，一时血流量增加，血流增速，脉管呈现充盈饮满状态，故在脉象上见滑脉。脉滑是机体气血旺盛，抵抗病邪有力的一种外在表现。发热则是机体抗邪的一种反应。机体抗邪，有欲祛邪外出之势，故可见自汗出的证候，同时表明，表证已解。内热炽盛，热于内而伤耗津液，津伤则口渴。更有甚者，热极转阴而呈现手足逆冷，厥深热亦深的真阳假阴证。根据阳证这些实质性的反应，我们把发热、脉滑、自汗出、口渴或手足逆冷五证列为阳证的主要证候，以利辨证施治，其他则列为类证的范围，不再赘述。

阳证的实质乃白虎汤证，对于机体的阳证，既不能用汗法，也不能用下法。正如《伤寒论》219 条所说："发汗则谵语，下之则额上生汗，手足逆冷。"为什么呢？因汗为心之液，汗液未出表之前，与血液同源，故而发汗则使阴液损伤。正气损则使病邪益盛，热极伤脑则神昏谵语，热极生风则抽搐昏厥。若下之则使胃气损伤，阴液被伐，使热积于里，阳气不得外达以温煦肌表，则同现额上生汗，手足逆冷，使病情逆转，这是一个值得注意的危险证候。

阳证发热，三阳虽俱热，但实以半表半里的气血为本，欲治之法，选用白虎汤清热凉血，以治阳证之本。石膏、知母、粳米、甘草四药为伍，组成清热重剂，具有清热凉血、降温散热、生津止渴、镇静安神之功。使热邪去而胃气不伤，病邪清而阴液不损，利用白虎威慑肃杀之势，建清热滋阴之功，使邪热得除，正气得复。白虎汤堪称清热主方，临床沿用千余年而经久不衰，在众清热方中无与伦比，可见仲景组方之妙。

刘绍武三部六病
辨证亲授记

（二）寒证

【主证】恶寒，手足逆冷，下利清谷，脉沉微。

【治则】温三阴之寒。

【主方】四逆汤。

附子10g，干姜15g，甘草10g。

煎服法：上三味，以水500mL，煮取200mL，去滓，分温再服。强人可大附子1枚，干姜30g。

【按语】寒证的主证，根据《伤寒论》原文91条："伤寒，医下之，续得下利清欲不止，身疼痛者，急当救里……救里宜四逆汤。"

92条："病发热，头痛，脉反沉，若不差，身体疼痛，当救其里，宜四逆汤。"

225条："脉浮而迟，表热里寒，下利清谷者，四逆汤主之。"

324："少阴病，饮食入口则吐，心中愠愠欲吐，复不能吐。始得之，手足寒，脉弦迟者，此胸中实，不可下也，当吐之。若膈上有寒饮，干呕者，不可吐也，当温之，宜四逆汤。"

352条："大汗出，热不去，内拘急，四肢疼，又下利厥逆而恶寒者，四逆汤主之。"

353条："大汗，若大下利而厥冷者，四逆汤主之。"

371条："下利腹胀满，身体疼痛者，先温其里，乃攻其表，温里宜四逆汤，攻表宜桂枝汤。"

376条："呕而脉弱，小便复利，身有微热，见厥者难治，四逆汤主之。"

387条："吐利汗出，发热恶寒，四肢拘急手足厥冷者，四逆汤主之。"

388条："既吐且利，小便复利而大汗出，下利清谷，内寒外热，脉微欲绝者，四逆汤主之。"

317条："少阴病，下利清谷，里寒外热，手足厥逆，脉微欲绝，身反不恶寒，其人面色赤，或腹痛，或干呕，或咽痛，或利止脉不出者，

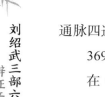

通脉四逆汤主之。"

369 条："下利清谷，里寒外热，汗出而厥者，通脉四逆汤主之。"

在《伤寒论》一书中，连同通脉四逆汤二条在内，一共有十五条分别论述了四逆汤证的病状及证候。机体阴证的出现，标志着正气被夺，精血被损而出现的一系列虚寒证候。体内各组织器官，心为五脏六腑之主。无论外袭之寒，还是内生之寒，整体的阴寒方证，仍以心脏的功能变化为其决定因素，所以整体的阴证仍以半表半里部的变化为其主要表现。

病邪与正气相争，正气低下，精气被夺，机体呈现出阴寒的病态和证候。我们必须知道，表部为表中之表，直接和外界接触；里部为里中之表，间接和外界接触；表、里二部病邪产生的结果都会影响到半表半里部，使病邪进入气血之中，表现出整体的功能低下。首先表现出心脏这个主导脏器的功能低下，才会出现涉及三部的一系统阴寒证候。在表部，由于心功能的下降，加之外来病邪侵袭，气血在体表周流不利，肌肤和四末得不到气血的温通，营养供给障碍，而出现以手足厥逆为主的一系列证候。在里部，心功能低下后，或加之内生之寒的共同作用，使胃肠道平滑肌血供减少。血管收缩，体内温度下降，脾胃得不到气血的温煦，而形成脾胃虚寒。胃气不降，脾气不升，运化失职，水谷不得腐熟运化，而出现以下利清谷为主的一派脾胃虚寒的证候。半表半里实乃人身的实质体，以心脏为主导，气血循行机体上下内外，五脏六腑，四肢百骸。其背恶寒是心阳衰弱的预兆，心功能下降则整体出现恶寒，脉微欲绝是气血供应不足的一个明证。伴随而来的就是机体抵抗力下降，诸证蜂起的一派少阴虚寒证候。在临床上，脉管炎和慢性胃肠炎患者，多见涩脉，这就是标志心阳衰弱、气血周流不利的一个证明。以此理论治，涩脉消则病证愈，说明机体气血的运行与身体健康状况息息相关。

体内阴寒过盛，格阳于外，使阳气向外浮越，而如225条所述："脉浮而迟，表热里寒。"出现发热，其人不恶寒，面反见赤色者，实为阴极似阳，是阴证的一个危险证候，必须认真辨别，方不致误，所以在《伤寒论》317条中说："少阴病，下利清谷，里寒外热，手足厥逆，脉微欲绝，身反不恶寒，其人面色赤。"对阴寒证做了概括性的表述，并告诫我们：既要注意到阴证的正常表现，又要注意到阴证的反常状态，知常知变，方能为良医。

恶寒，是心阳虚的外在表现，也是寒证的普遍现象。手足逆冷是表部虚寒的集中表现，原文中有五条述及。下利清谷是里部虚寒的代表见证，原文中也有五条记述。脉沉细微欲绝，是半表半里部虚寒的核心证候。根据 92 条"脉反沉，" 323 条"脉沉"，389 条"脉微欲绝"，317 条"脉微欲绝"四条原文的记载，将脉沉微列为寒证主证之一。关于阴盛格阳，真寒假热的证候，根据《伤寒论》原文 92 条"病发热"，225 条"表热里寒"，353 条"热不去"，377 条"身有微热"，388 条"发热"，389 两条"内寒外热"和 317 条"里寒外热" 370 条"里寒外热"的记载，所述这些热证，都不是真正的热证，而是阴寒内盛，真阳浮越的危候表现。所以我们将其不恶寒，面反有赤色一证，不加入寒证之中。综上所述，就将恶寒、手足厥逆、下利清谷、脉沉微定为寒证的主证。

"正气存内，邪不可干，邪之所凑，其气必虚。"整体的虚寒主要表现为半表半里的虚寒，心脏是其中的关键，心功能的盛衰是机体盛衰的重要标志。所以说，在治疗上，要扶助正气，首先要温补心阳，欲治之法，首选四逆，微脉得消，阴寒得除。所以说寒证乃四逆汤证。四逆汤由附子、干姜、甘草组成，方中附子、甘草相合以强心壮阳，使少阴之寒得治，心阳旺盛，心搏有力，血循环通畅，脉道充盈，五脏得充，正气得扶，脉微欲绝自消，恶寒自解。表部血脉得以温通，肌肤得到气血的充养，而手足厥得自除。干姜、甘草相合以温运脾阳，祛太阴之寒，太阴之寒消融，脾胃之阳得复，而腐熟运化功能健旺，水谷精微得以吸收入血，以补充营养，使气血有得以健旺的基础。三药相互为用，疗效快而收效大，此方沿用千余年，不失为治阴寒证的良方。

（三）虚证

【主证】心中悸而烦，腹满急痛，手足冷，脉涩弦微而恶寒。

【治则】补三阴之虚。

【主方】新定建中汤。

当归 15g，人参 10g，苍术 30g，桂枝 10g，甘草 10g，芍药 30g，生姜 10g，大枣 10 枚，饴糖 30g。

煎服法：上药九味，加水 1000mL，煎取 300mL；再加水 500mL，煎取 200mL，去滓，将两次药汁相合，内饴糖煮沸，分温三服，空腹为宜。

【按语】本主治根据《伤寒论》原文 100 条："伤寒，阳脉涩，阴脉弦，法当腹中急痛，先与小建中汤，不差者，小柴胡汤主之。"102 条："伤寒二三日，心中悸而烦者，小建中汤主之。"以临床实践看，诸证之虚，莫过于心虚，心居胸中，是气血的主帅，气血的周流直接关乎正气的强弱盛衰。心虚，诸脏皆虚，故《伤寒论》23 条指出："脉微而恶寒者，此阴阳俱虚，不可更发汗，更下，更吐也……"心气虚而见心中动悸，心虚气血周流减少而见脉涩、微弱而恶寒，是其常证也。气血衰微而不能充养诸脏，百证丛生，里部脾胃得不到气血充分供养，则运化失司而见腹满时痛，水谷不能运化输布，则气血之源益乏，更进一步加重虚象，逐渐波及整体，表部亦现手足逆冷，肢体沉重，疲乏等证。

欲治之法，治整体之虚。首先补心阴，以人参止惊悸定魂魄、清心明目而补益心脏，使心动悸可解。气血充，五脏得其血而发挥固有的功能。苍术健脾燥温，使湿滞得去，运化转复，水谷精微得化，气血之源益丰。脾胃乃后天之本，脾胃健、正气就有恢复的可靠基础，故选用小建中汤作基础方，芍药倍量以治里，通过桂枝、甘草，辛甘以化阳，芍药、甘草酸甘以化阴，使阴阳虚衰双双调理，周身诸证可消，阴阳俱虚可去，加用当归活血补血，桂枝温通血脉，心脏得以血充，表部之虚亦治。所以，以小建中汤补益脾胃为本，配以三阴主药以助，以治心为主，健脾活血补血为辅。三阴之虚运用新定小建中汤方，方与理合，临床证治多效，终因本方确立较晚，有待于进一步观察。

（四）实证

【主证】发热无汗，热结在里，胸满痞硬，呕不止，心下急。

【治则】泻三阳之实。

【主方】新定大柴胡汤。

麻黄 10g，柴胡 15g，大黄 10g，枳实 15g，芍药 30g，黄芩 15g，苏子 30g，川椒 10g，大枣 10 枚。

煎服法：上药九味，加水 1000mL，煮取 300mL，倒出药汁，再加水 500mL，煮取 200mL，去滓，将两次药汁相合，煮沸，分温三服，宜空腹服。

【按语】本方主治根据《伤寒论》原文 103 条："太阳病，过经十余日，反二三下之，后四五日，柴胡证仍在者，先与小柴胡汤，呕不止，心下急，郁郁微烦者，为未解也，与大柴胡汤下之则愈。"136 条："伤寒十余日，热结在里，复往来寒热者，与大柴胡汤……"165 条："伤寒发热，汗出不解，心中痞硬，呕吐而下利者，大柴胡汤主之。"从而结合实践择出。证之实，有整体之实，在整体中以里部为甚，感受外邪，正邪相争，机体各种代谢产物积于体内，阻碍气机而出现病理性变化，呈现整体实的证候。痰、水、血、食等代谢产物多积于里部，使脾胃运化阻滞，形成热源物质，刺激整体，进一步加重实热的病理变化，热亦高，实亦盛。在机体之中，热莫若少阳为高，实莫若阳明为甚，故而呈现胸脘痞，发热无汗，热结在里，而呕不止，心下急等实热证候，实为其本，热为其标，不泻实不足以清其热。欲治之法，先以麻黄解其表，使表热得散而不致内隐，以免病情逆转，再以大柴胡汤为其基础。方中选用大黄苦寒以泄热，荡涤胃腑，加用枳实芍药散以调理平滑肌痉挛，使大黄得以发挥其效；枳实有冲墙倒壁之功，助大黄将里部之痰、水、血、食等阻滞运化气机之物一并排出体外。阳明热极，必须采取内部突破之法，使致热之源得以消除。柴胡、黄芩乃少阳主药，清疏结合，半表半里之实得以疏导，胸中烦满之少阳之实可消，方中苏子降气化痰以助清消肺脾之痰，甘草以和调诸药，川椒、大枣以助整体协调之功，共有九味药，发、疏、泻、清、散、通六路并举，整体之实何愁不消。本方组成时间较短，临床应用多例取效，但有一个完善的过程，有待探索。

（五）体证

【主证】微恶寒，心下满，口不欲食，大便硬，手足冷，脉细，头汗出。

【治则】协调整体。

【主方】小柴胡汤。

柴胡 24g，黄芩 10g，人参 10g，半夏 15g，生姜 15g，甘草 10g，大枣 12 枚。

煎服法：上七味，以水 1000mL，煮取 500mL，去滓，再煎取 300mL，温服 100mL，日三服。

【按语】体证的主证根据《伤寒论》148 条："伤寒五六日，头汗出，微恶寒，手足冷，心下满，口不欲食，大便硬，脉细者，此为阳微结，必有表，复有里也。脉沉，亦在里也。汗出，为阳微。假令纯阴结，不得复有外证，悉入在里，此为半在里半在外也。脉虽沉紧，不得为少阴病，所以然者，阴不得有汗，今头汗出，故知非少阴也，可与小柴胡汤。"从而择出主证。

整体证有其特殊性和复杂性。其病性是以机体的正邪斗争即统一性的特征存在。正如恩格斯在《自然辩证法》一书中指出："一切差异，都在中间阶段融合；一切对立，都经过中间环节过渡。辩证法不知道什么是绝对分明的和固定不变的界限。"体证就是病邪侵及机体，在体内出现虚实并见、寒热错杂的的证候，证候遍及表部、里部、半表半里部，有寒，有热，有虚，有实。错综复杂的证候遍于全身，形成阴阳证俱见的综合，难以具体说明病位、病性、构成机体疾病的同一性，体现着病邪在中间阶段上的融合和过渡过程，体现着病邪与机体之间斗争的相互转化。

我们知道，一切事物都是由渐变到突变，由量变到质变。在向自己的对方转化的过程中，有一个中间阶段。在这个中间过渡阶段，事物的矛盾性并不突出，而表现出它的同一性。疾病也是这样，病邪侵及机体，正邪分争，出现了病邪既不足以压制机体的正气而呈现阴性反应，正气又不能立即祛除病邪而呈现阳性反应，而出现模糊性。由于机体的不协调，而在三部，出现阳性反应和阴性反应，这就是病体在未定性之前，机体与病邪斗争的中间环节，出现寒、热、虚、实错杂的机体统一性病态。它们依一定条件处于一个统一体中，从148条可以看出，头汗出，证属少阳；微恶寒，证属太阳；心下满，口不欲食，证属太阴；大便硬，证属阳明；手足冷，证属厥阴；脉细，证属少阴。病证在机体分于三部，遍及六病。从整体的观念看，难以确定病性。其病体是以整体的不协调为其主要表现的。那么，整体不协调的病因是什么呢？根据中医学的病因学说，是内伤七情、外感六淫。由于人体生存在自然界，自然界的各种变化无不对机体产生影响，以致机体经常接受来自内外不同的刺激，这其中主要的是内在因素。毛主席曾说："外因是变化的条件，内因是变化的根据，外因通过内因而起作用。"人体的内在因素，主要指人体的素质状况和精神状况，这是人体能否发挥主观能动性，抵抗外邪战胜疾病的决定因素。

气血在人体的正常循行，是保证生命活动的基础，思维功能是气血作用于脑的具体体现。"脑得血能思"，但大脑皮层的功能活动可以支配一切脏器的功能活动达到协调一致，在整体中同样起着决定作用。大脑皮层以下有许多生命活动中枢，通过运动神经和自主神经直接或间接地对人体的各种活动，如语言、心跳、呼吸、消化、运动等产生着重要的影响，自主神经主要支配着内脏的机能活动，自主神经又分交感神经和迷走神经，分别担负着兴奋和抑制的不同机能，维持调节着整个机体的动态平衡。如果机体经常受到过度的悲、哀、乐的精神刺激，就会导致大脑皮层的思维机能和支配功能障碍，出现偏盛偏衰的表现，这样所支配下的神经系统就会发生紊乱，出现运动功能和内脏活动的不协调，规律性被打破。加之外界条件的作用，使整个机体呈现混乱状态，诸证蜂起，身体没有舒适之处。病者自感百病加身。由于是一种功能上的紊乱现象，到医院检查，没有器质性改变，又难以做出明确诊断，病人仅感到很痛苦。这是我们在门诊中经常遇到的情况。医者对此证有时则显得束手无策，不知从何处着手。经过临证多年，我摸索出聚关脉和上鱼际

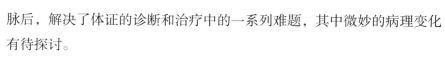

脉后，解决了体证的诊断和治疗中的一系列难题，其中微妙的病理变化有待探讨。

聚关脉是我经过数千例病者的脉象变化，结合多年临床实践总结出的一种脉象。脉象聚关者，患者多数性格内向，心中有隐曲之事，不愿言之于口，告之于人，而隐藏于心中。长期的忧愁思虑，导致大脑皮层的功能紊乱，引起迷走神经张力增高，平滑肌收缩，腺体分泌增加等一系列连锁反应。这些变化首先压制心脏，使窦房结的兴奋性、心肌传导系统的传导性减低，使心律紊乱，心率变慢，气血周流不畅，血流灌注量减少，导致以大脑为主的重要脏器缺血，进一步出现恶性循环，加重病情。同时，平滑肌收缩，腺体分泌增加，胃肠道平滑肌收缩，蠕动变慢，加之胃酸分泌增加，运化不利，积聚胃中，而继发胃、十二指肠溃疡等病变。长期的迷走神经兴奋，血管平滑肌处于收缩痉挛状态，长此下去，滴水穿石，使寸口脉聚于关部，关部评之独大，更有甚者，如豆状，我们称此脉象为"聚关脉"。可以根据关脉聚结的程度，推断病程。聚关脉多提示胸膈部的病变、肝和胆的病变、心血管病变和胃肠道病变，症现头晕、记忆减退、心烦胸闷、腹满、周身乏力等一系列抑制性反应。

经过多年实践认定，上鱼际脉的出现，一般提示患者性格外向，脾气急躁，争强好胜。但具备这些并不足以形成上鱼际脉，关键是自己对自己固有的秉性有认识，有自知之明，处理问题，善于用理智克制冲动；或者见于客观的实际情况不允许本人按着自己的性格和意志行事，违心地同意别人，天长日久，事与愿违，在思虑与克制并存的条件下，导致大脑皮层的功能紊乱，引起交感神经的机能亢奋，出现心跳加快，血管扩张，血流加快，平滑肌松弛，脉管充盈度增加。由于处在兴奋状态，加之主观意志压抑两个方面的复杂病理变化，使寸口脉经过长时间的作用向上移位，脉管搏动突向腕横纹以上，有时肉眼直观就可见到脉管的搏动。我们称此脉象为"上鱼际"脉。临床上高血压、动脉硬化、脑血管意外等病变多见此脉象，病证主要表现失眠、多梦、易怒、心慌、多食善饥等一派兴奋性反应。

"聚关脉"和"上鱼际脉"在古籍无或不明确，但它又客观存在。有时患者聚关脉与上鱼际脉并见，标志着患者整体的机能紊乱，必然出现寒热错杂、上下内外不协调的证候。西医称之为"神经官能症"，中医则为肝阳上亢、肝气郁滞的范畴。我们根据脉象的特征，提纲挈领，辨证施治，对体证的治疗均能收到令人满意的效果。

根据多年临床实践得出结论，整体的不协调主要是大脑皮层的功能紊乱，出现神经系统的功能改变，使机体各组织器官不能各司其职，而是各行其是所致。治疗之法，我们采取了协调疗法，因体证的性质是疾病的统一性，即疾病以一定的条件共处于机体这个统一体中，单纯采取攻补温清的方法，都不能达到治疗目的，必须选用整体的协调疗法，将紊乱的机能变化——低于正常水平的，扶到正常水平；高于正常水平的，压到正常水平。使整体趋于一个平衡稳定的状态，促进机体恢复正常的功能活动。对立是矛盾的一种形式，而不是一切形式，疾病的治疗同样是这个道理。对于大寒、大热、大虚、大实的证候，必须采取寒则热之，热则寒之，虚则补之，实则泻之，针锋相对的原则。但对于非寒、非热、非虚、非实的错杂证候，病的性质并不显著的病体，必须采取协调方法，否则会顾此失彼，取不到理想的效果。

体证的选方，先后试用过越鞠丸、逍遥散、小柴胡汤，通过实践，前后筛选，还是《伤寒论》的小柴胡汤为佳。因为在整体，半表半里部代表着整体的本质，心与脑同居半表半里部，这两个重要器官是人体物质与精神的具体表象，二者之间发生变化，首先在半表半里部出现反应，然后影响到全身，在三部发生不同的反应。要把整体调整好，心与脑是调治的根本，一切治疗都在围绕着心脑进行。

机体功能的紊乱，阴阳证候互见，这阴阳证的协调，从何处着手呢？这需要找出整体的主要矛盾和矛盾的主要方面。在整体中，少阳至阳，太阴至阴，体内热不过胸中少阳，寒不过腹中太阴，这二病是整体阴阳的代表。整体阴阳的协调，也就是少阴与太阴的协调，"治中央以令四旁"，抓住病证代表的核心，以小柴胡汤作为协调体证的代表方。首先协调好少阳与太阴，其他伴随病证就会迎刃而解，使机体"阳平

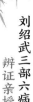

阴秘"。

方中黄芩清少阳之热，柴胡散少阳之实，以建清热除满、疏肝解郁之功，生姜、半夏以温燥太阴之寒，人参、甘草、大枣又治太阴少阴，共奏温中健脾、强心补气之效。七药为用，寒热同方，升降并举，补散齐发，使紊乱的整体中热得清，实得泻，寒得温而虚得补，后天之本得固，气血之源得充，脑髓得补，正气得健，气血通畅，精力充沛，而诸证消失。古人有谓"小柴胡汤证有诊断之误，无治疗之误"，正此谓也。小柴胡汤虽七味，却胜于众方，可见仲景以取少阳、太阴之治，调整整体的组方之法，胜人一筹。小柴胡汤的临床应用，经久不衰，妙在方义之中。

第二节　三部六病辨证论治

三部是整体的三个子系统，按每部病的不同属性，分表部的太阳病、厥阴病；里部的阳明病、太阴病；半表半里部的少阳病、少阴病；同时它还有并病。为了明确三部六病的辨证论治起见，本章内容分六病的产生机理、六病不同于六经、六病的建立三部分一一叙述。

一、六病产生的机理

论及六病，首先要明白，六病的机理是什么，是如何产生的。人体受病，致病的因素很多，医者亦感到很复杂，必须对这些致病的内外因素做归纳。斯普伦斯基根据他的学说，将致病因素概括为四个方面：①机械性的；②理化性的；③生物性的；④第二信号。通过这样的归纳，疾病无论有多千变万化，病因的来源也逃不出这四个范畴。四类致病因素对机体产生刺激，作用于神经系统，引起机体不同组织细胞发生一系列的反应，组织细胞对四种病因发生程度不同的生理效应作为机体的内在刺激，又反作用于神经系统，在体内形成周而复始的恶性循环。

导致机体产生各种各样的病变的因素，一般不超过机械因素、理化因素、生物因素和第二信号四个范畴。各种致病因素进入体内而刺激机体，出现不同的病理变化，呈现出各种各样的证候群。同一刺激为什么会出现许许多多不同的证候呢？这其中的变化过程、反应规律是需要认真考虑的。吴又可的一段论述加深了我们的认识。他说，同一致病因素要产生无数的现象，因为既然要产生无数的现象，你就必须按着这无数的现象来论治，叫"同病异治"。病邪到达人体，如同喝酒，喝醉有气高身热、面目俱赤者；有醉后面白而反寡言者；有应萎靡而胆壮者；有应发热而寒战者；有醉后妄言妄为、醒后全然不知者，有沉醉而神不乱者；有易醉易醒者；有难醉难醒者；有哈欠喷嚏者；有头晕头痛者；有狂言乱语不识人者；有流泪哭泣者。凡此种种，因气血虚实不同，脏腑禀赋各异，故出现各种变化。吴氏以醉酒为例，论述了一种致病因素作用于机体而出现的各种反应，举例确实，论说精当，提示了在辨证论治中"同病异治、异病同治"的原则，加深了对病邪与机体之间相互作用、相互变化机理的认识。

吴又可著《温疫论》一书，通过大量客观事实观察，论证了传染病的致病因素，提出空气中有另外的东西使人感受瘟疫，称之为"杂气"。某些杂气具有侵犯某些脏腑器官组织引起疾患的特性，感染杂气不同，病各有异。虽然当时不可能认识致病的杂气是细菌、原虫或病毒，但事实上把许多致病微生物方面的若干发生规律及微生物的某些特性做了揭示，这使我们认识到，同一致病因子可以出现若干不同的证，同一证又可源于许多致病因素，这就是同病异治、异病同治的理论基础。病邪与组织之间的变化机理，取决于机体正气的盛衰，以及机体对病邪的反应敏感程度。在临证辨证论治时，只有知常知变，才能把握病因与病证的认识和治疗，不致泥于常法，耽误病情。我们的六病分类论治就是根据机体各部不同的反应而区别病性的。

同一致病因素，作用于机体三部，可以产生六病，广而论之，无论多少致病因素致病，都是产生六病，也只能产生六病。大家知道各种致病因素作用于机体，形成刺激，其反应只有两种，即阳性反应和阴性反应，别无其他。故善诊者，察色按脉，先别阴阳。治学要讲方法论，学术忌繁琐，要善于抓住要点，知其要者一言而终，不知其要，流散无穷。中医学是哲学的概念，哲学具有高度的概括性，阴阳二性就是高度概括的主导。张景岳说："凡诊病施治，必须先审阴阳，乃为医道之纲领，阴阳无谬，治焉有差，医道虽敏，然阴阳一言以蔽之，阴阳者，一分为二也。"阴阳二性的产生机理是什么？巴甫洛夫的老师维金斯基说："同一组织所施加同一刺激，一方面由于强度不同，频率不同，另一方面由于效应器灵活性不同，有时呈兴奋作用，有时呈抑制作用。"从两个方面叙出了阴阳二性产生的机理。致病因素的强度和频率是机体产生阴阳二性反应的外在条件，机体的灵活性则是产生阴阳二性反应的内在因素。无论是机械的、理化的、生物的，还是第二信号的致病因子作用于机体，只要刺激的强度和频率不超过机体的灵活性，就会出现兴奋性证候，呈现阳性反应；反之，刺激的强度、频率超过机体的灵活性，表现一系列抑制性证候，则呈现阴性反应。刺激有强弱，频率有快慢，有机体三部，只要不压制机体的正常反应，则表现为三阳证，超过其正常反应则出现三阴证，这就是病邪与机体之间的变化规律。

三阳证和三阴证的反应都有其物质基础，阳性反应可使血管扩张，机能兴奋，体温升高；阴性反应则使血管收缩，机能抑制，体温降低，二者的表现形式相反。我们讲阴阳，不是空洞无物，是用实际的物质基础形成高度的抽象，阴阳二性的表现就是从抽象中得来，是实实在在的。维金斯基认为的阴阳的不同反应是以刺激是否超出机体的灵活性为基础，张公让在中医界曾介绍过。谈到双相反应，其第一相、第二相的反应在血液中就可以测出。第一相反应表现血压升高，白细胞数目增加，骨髓细胞增生活跃，细胞核左移，酸度升高，新陈代谢旺盛，血糖升高，血红蛋白反应亢进，血中胆汁量减少；第二相的反应则与此相反。机体以气血周流来反映各种病理变化，所以通过观察血液的变化，可以明显地看到阴性、阳性不同质的变化，亦可作为探讨阴阳的依据。说明阴阳二性是客观现实的反映。

机体所分三部，组成表部、里部、半表半里部三个子系统，每个系统都具有它的特殊性和独立性，在每个系统与致病因素的相互反应中都有阴阳二性，表现出两组性质不同的证候群。尽管证候多变，但终不超出阴阳二性这个范畴，这样三个系统必然出现六个不同的证候群，按照《伤寒论》的原义，分别命名。在表部分别称为太阳病、厥阴病；里部分别称为阳明病、太阴病；半表半里部分别称为少阳病及少阴病。无论同病异治还是异病同治，都是以三部六病为根据，任何疾病，病位不超越三部，病性不离六病。所以说，三部六病对疾病的高度概括，是八纲辨证的具体体现，知道了六病产生的机理，就认识掌握了三部辨证的根本。

二、六病不同于六经

"三部六病"学说是根据《伤寒论》的具体内容，将人体划分三部，根据阴阳不同属性，每部分别列出代表阳性证候群和阴性证候群的病名，由三部辨出六病，以此辨证施治，体现《伤寒论》的学术观点，它和经络学说有着本质的区别。我们知道，在《内经》的记载中，对三部的内容有清楚的记载，那么为什么《内经》中不突出三部六病的论据进行辨证论治呢？这与当时的医疗条件有直接关系。针灸和汤方治病是两种不同的医疗手段，一种治疗方法的兴起和发扬，必然要围绕着其不同的治法而立论。春秋时代的医疗方法，主要是针灸方法，所以《内经》一书阐发最明确的是针灸法和经络学说，书中虽有汤药十三方，但对当时的临床治疗起的作用不大，尚疑为后人所加，无从考究。但经络学说对当时的针灸治疗起了可靠的指导作用，至今仍指导着中医学的治疗实践。

经络学说将人身划分出手三阳经、手三阴经、足三阳经、足三阴经，以及任脉、督脉、冲脉、带脉、阴维、阳维、阴跷、阳跷共计二十条经络，作为一个独立的学说，指导着针灸疗法的实践，这是众所周知的。

自宋代朱肱注解《伤寒论》，倡导六经辨证，就开始出现混乱，致使后世许多医家沿袭六经辨证，把病当经解，众说纷纭，无一定论。把病证当经络去注解，这是中医界一个不容忽视的问题，必须澄清。《内经》中明确记载，人体的正气盛衰不同，病邪强弱有异，作用于机体各个经络上，则表现寒、热、虚、实四大证候，而绝非是在机体三部上所表现的六病。经络是构成机体的一个重要部分，在每条经络线上所表现出来的寒、热、虚、实四大证，岂能与六病混淆？在《内经》中，将经络的功能、循行部位论述详尽。如果以六经辨证，那么，手三阴经、手三阳经和任脉、督脉、冲脉、带脉、阴维、阳维、阴跷、阳跷是不是就不存在了呢？在这些经络上表现的病变反应是否就不可见，难道就不需治疗吗？所以说运用六经辨证实系断章取义，牵强附会而已。

六病不同于六经，对有些医者是很难理解的。这就要求我们必须熟读《伤寒论》和《内经》，必须认清"经"指的是经络。经络在人体有二十条，六经从何而来？病有寒、热、虚、实，仲景针对其证候，运用阴阳二性及三部而产生六病，而不是六经。病是病理变化反映出的证候群，病邪去则六病就不复存在。经指经络，是生理性，病邪去则经络仍存在。经在体内，可供正气、邪气随经进，随经出。在经络上可以体现病变的变化和传变，顺经可以出表，沿经可以入里。故治法上，三阴经用下法，三阳经用汗法，循经而治。经指二十条经络，不独指六经。

从《伤寒论》的记载，也可以看到热邪接触经络后，则循经而传。《伤寒论》第4条："伤寒一日，太阳受之，脉若静者，为不传，颇欲吐，若烦躁，脉数急者，为传出。"第8条亦说："太阳病，头痛至七日以上自愈者，以行其经尽故也，若欲作再经者，针足阳经，使经不传则愈。"上述两条原文论述了病邪循着一定的经络而传变，沿着太阳经、阳明经、少阳经、厥阴经、少阴经而逐次传变。在病邪循行过程中，仲景则用"病"字来概述机体中不同部位、不同性质的证候群，以示区别"经"与"病"两个不同的概念。经络是组成人体不可缺少的部分，具有特定的组织结构和功能，经络可以受病，但感受病邪之后，病性有寒、热、虚、实之分。病是一种病性的一组证候群，如果把经说成病的概念，那就错了。另外，经络在针灸时有感传现象，循着感传的方向可以循经取穴。经络分布周身，贯穿上下，沟通表里，使机体形成一个有机的信息联系。它有特定的循行路线和对机体的特殊功用，这是中医学中独特的地方。所以说"经"与"病"的含义是不相同的。以太阳病和太阳经为例，太阳经是一条经络线，各条经络在体表都有分布，不独太阳经一经。太阳经不能包括体表，同样也不能代表体表。太阳病是表部的阳性病，可以作为表部阳性病的代表。再者在太阳经循行部位上的证候有寒、热、虚、实之别，并有循行路线上的差异和变化，由此而知，经与病无论如何不能相提并论。

宋本《伤寒论》有文字作依据，我们要尊重历史文献的真实性。初步统计，全书中言太阳病者53条，言阳明病者38条，言少阳病者1条，言太阴病者2条，言厥阴病者2条，言少阴病者41条，共计139条，而单太阳、厥阴、阳明、太阴、少阳、少阴者计有67条，谈及太阳证、阳明证2条，无一条言太阳经、少阳经、阳明经、厥阴经、太阴经和少阴经。言"伤寒"者97条，与经字有关的条文共占14条。其中143、144、145三条的经为"经水"之经，与六经无关。第30条："附子温经、亡阳故也。"此处温经是描写附子的功用。第67条："发汗则动经，身为振振摇者。"是谓误用发汗剂而伤动经脉，其证即"身为振振摇"，此处谈误汗的病理变化，此经指经络之经，非指病属何经。第124条："太阳病，六七日，表证仍在，脉微而沉，反不结胸，其人发狂者，以热在下焦，少腹当硬满，小便自利者，下之乃愈，所以然者，以太阳随经瘀热在里故也。"此条之经，指经络而言，是指太阳病的病理变化，即循经传入里部而出现"少腹当硬满，下之乃愈"的病理变化，根本不是什么太阳膀胱经。第160条："经脉动惕者，久而成痿。"此指经脉的症状，全身经脉跳动，惕惕不安，而不是谈病在何经。上述4条经文或谈药理，或讲病理，或叙症状，都不能作辨证之"经"的根据。

第103条和123条的"太阳病，过经十余日"；第105条"伤寒十三日，过经谵语者，以有热也，当以汤下之"；第217条"汗出谵语者，以有燥屎在胃中，此为风也须下者，过经乃可下之"。此4条原文之"过经"均指太阳病已罢，然不称太阳经已过。仲景在《伤寒论》中对于辨证只称太阳病或仅称太阳而不言经，217 条虽为阳明病，其过经仍指太阳病已罢，所以说"过经"是指太阳病经过经络传向他部，根本不能作"六经"的立论依据。

第 8 条："太阳病，头痛至七日以上自愈者，以行其经尽故也。"第 114 条："太阳病以火熏之，不得汗，其人必躁，到经不解，必清血。"第 384 条："伤寒，其脉微涩者，本是霍乱，今是伤寒，却四五日至阴经上，转入阴必利，本呕下利者，不可治也，欲似大便，而反矢气，仍下利者，此属阳明也，便必硬，十三日愈，所以然者，经尽故也。下利后当便硬，硬则能食者愈，今反不能，到后经中，颇能食，复过一经能食，过之一日当愈，不愈者，不属阳明也。"上 3 条所述之"经"，仍为经络之经，指病邪沿经络循行过程中所出现的各种变化。通过经络可以达到机体各部，出现各种病理变化。通过正邪交争，在不同部位上可以自愈，可以再传变。所述"必清血""不能食"等表现，都是指经络上的病邪传变而在不同病位上的反映。不应以日数为据，而应以证候为准。病邪按日相传，一日传一经者，临证多年从未见。按"六经"周而复始的传变情况，这种学说经不起实践的检验。仲景《伤寒论》中第 5 条："伤寒二三日，阳明、少阳证不见者，为不传也。"第 4 条亦说："脉若静者为不传。"由此可见，仲景是以证的出现与否，定证候是否传变，从而批判了日传一经之说。仲景的辨证原则是："观其脉证，知犯何逆，随证治之。"言脉言证，随证而治，不知后人设立六经辨证其理由何在。《伤寒论》原文谈及"六病"之处比比皆是，而六经之词在书中无处可觅，六经之说在《伤寒论》中根本就不存在。学说岂容无中生有，张冠而李戴？

更有甚者，既以经络解伤寒，由经络而及于脏腑，遂有"经证"与"腑证"之称。在太阳病中，根本就没有"经证""腑证"。太阳病是表部的阳性病，是以表部的实和热表现其具体病性，太阳病在各篇中从来就无"太阳经"三字，太阳经证从何而来，医学要尊重现实，不能凭空捏造。《伤寒论》第 2 条："太阳病，发热、汗出、恶风，脉缓者，名为中风。"第 3 条："太阳病，或已发热，或未发热，必恶寒，体痛呕逆，脉阴阳俱紧者，名为伤寒。"此两条一直被当作太阳经证的条文。请看，条文开头就冠以太阳病，根本就没有太阳经。从证候看，发热、汗出、恶风、脉缓、体痛、呕逆和足太阳膀胱经的辨证——冲头痛，目似脱，项如拔，脊痛，腰似折，髀不可以屈，胸如结，喘如裂，毫无共同之处。足太阳膀胱经的证候是循着膀胱经的部位而出现的证候，将伤寒证、中风证归结到太阳经上去，实在令人费解。

太阳经证不存在，太阳腑证就更无从谈起，把五苓散证说成"膀胱蓄水证"，不知其理由何在。《伤寒论》中 71 条："太阳病，发汗后，大汗出，胃中干，烦躁不得眠，欲得饮水者，少少与饮之，令胃气和则愈，若脉浮，小便不利，微热消渴者，五苓散主之。"条文是说发热与发汗损伤津液，又损伤脾气，遂见"消渴烦躁，故欲得饮水者，少少与饮之"，令胃气和，脾运健，津液四布则病自愈。如饮不如法，则使虚弱的脾胃被水湿所困，运化失职，故停心下。津不输布而为消渴，小便不利，故处以五苓散健脾胃而运水湿。水津四布而诸证自解。由此而知，病理变化在里部脾胃而不在膀胱。五苓散主要用于寒湿困脾之溏泄，说得具体一点，主要作用于小肠，提高其吸收能力，切不可用于湿热下注之淋痛证。可知五苓散之治不在膀胱。所以把五苓散证列为"膀胱蓄水证"就无从谈起。

许多注解家把桃仁承气汤证解为"膀胱蓄血证"。《伤寒论》原文106 条："太阳病不解，热结膀胱，其人如狂，血自下，下者愈，其外不解者尚未可攻，当先解其外，外解已，但少腹急结者，乃可攻之，宜桃核承气汤。"我们知道，血自下，都认为是大便下血。237 条的"屎虽硬，大便反易，其色必黑"可以证实，条文中的膀胱是指病位而言。与少腹急证为互文，膀胱指少腹部位可知。再者，血蓄膀胱是不会从肠道而出的。从原文 124 条"小便自利者，下血乃愈"和 125 条："小便不利者，为无血也，小便自利，其人如狂者，血证谛也"可以看出，膀胱蓄血，小便不会自利，说明血不在膀胱，仲景叙及的脏腑未必直指其脏。"热结膀胱"与 215 条的"胃中必有燥屎五六枚"一个道理。大家都知道，燥屎在大肠而不在胃中，而胃中常代之以心下，所以说膀胱是指少腹而言。桃核承气汤是调胃承气汤加桃仁、桂枝而成，是活血化瘀、清理肠胃的阳明方剂，实与膀胱蓄血证风马牛不相及。"蓄水证"之水与"蓄血证"之血均不在膀胱，以太阳经之腑证去解是没有根据的，也是不符合客观事实的。

经与病在《伤寒论》一书中为本质不同的两种概念，需要辨别清楚。首先应该肯定经络学说是中医学的重要组成部分，经络无论在生理功能上、病理变化上还是诊断治疗方面都有重要意义。一切疾病不论在病理改变还是在转化过程中都有经络的参与，不容置辩。因为经络具有运行气血、联络脏腑、沟通表里上下的作用，是病邪出入的道路。但是决不容许把病邪传变的途径与证候类型的划分混为一谈，经络辨证自有其独立的内容，与《伤寒论》的三部六病的辨证方法很不相同。头项强痛属太阳病，是因为头为诸阳之会，这一证就为表部所常有，是表部阳性反应的代表，绝非由于膀胱经行于体表的缘故。不然的话，属于督脉不是更确切吗？所以方中行说："若以六经之经断然作经络者，则不尽道，惑误不可胜言。"六病是不能按经络的循行去划分的。

六病的传变是错综复杂的，将传于何病取决于邪正双方与治疗之正误，并非一定要循着经络传于其腑或传入其所属表里关系的经络或脏腑。如太阳病误治后可转为葛根芩连汤证、桂枝人参汤证、大陷胸丸证、三泻心汤证、栀子豉汤证、白虎加人参汤证等。所以说，证候在传变过程中，应当想到经络是病邪传变的途径，不追究其传变途径并不影响对证候的认识。再者，经络的病理变化只是机体病理改变的一部分，而气血、津液、皮毛、筋骨、肌肉都会有程度不同的表现，怎能只重经络而不及其余呢？何况经络非指六经。张景岳曾说："伤寒传变，止言足经，不言手经。"其义本出自《素问·热论》篇中："夫人之血气营运周身，流注不息，岂传遇手经，而邪有不入者哉？"依照其理，奇经八脉焉有不入者哉，二十经均受邪怎么能只谈六经呢？所以我们认为六病的传变与经络的表里关系是性质不同的两种概念。

在六病的概念中，概括了病性（阴阳）、病势（寒热）、病位（表、里、半表半里）、病体（虚实）的内容，在经络的概念上则无此种意义。

以病位为例来说，三阳病中，病邪在表的，因势利导，可汗之而解；病邪在里的，亦因其热可下之而解；病在半表半里的，则非汗下所宜，可清之而解，体现出辨证的目的全在于施治，若以经络辨证论治则没有这样的区别，因为每条经络都内属于脏腑，外络于肢节，每一经既可出现内部脏腑的疾患，又可见到外表肢节的疾患。这种辨证就不能说明何经可汗、何经可下、何经可清的论治目的，这与六病辨证中太阳主表、阳明主里、少阳主半表半里的辨证法则有根本区别，所以六病与经络在辨证上毫无服从关系。

总之，经与病的概念有着本质的不同。六经是生理的，其循行有固定的路线，无病时其存在依然如故；六病是病理的，是三部中不同阴阳属性的六组证候群，无病则六病不复存在。经络无论外在体表或内在脏腑均为线段的，致其病象只出现于其循行部位及其所属经之脏腑；而六病的表现为全身性的。经络的阴阳是用于说明人体组织的结构属性，由脏腑的不同及经络体表部位的区别来划分阴阳，而六病的阴阳是用以说明疾病的属性，由病势、病体所决定，包括了寒、热、虚、实的内容。经与病本质绝不相同，《伤寒论》的六病不同于六经。

学习理论的目的是指导实践，理论知识要用实践来检验、来修正，一个传统的错误要想修正很困难，习惯势力的阻力是相当大的，但我们相信，通过医疗实践，医界有识之士一定会对《伤寒论》学说有一个正确的认识。

三、六病的建立

张仲景在《内经》理论的指导下，集实践之经验，创造性地提出辨证论治的体系，根据疾病的征象、深浅、性质等把人体划分为表、里、半表半里三个部位，根据阴阳属性的原则，把疾病归纳为两种类型的六组证候群，概括于《伤寒论》之中。

机体三部的划分是按着人体的深浅位置和独特的功能而划分的。

表部，概括地讲，就是与空气相接触的部位，根据《内经》"肺与皮毛相表里"的理论，把体表和肺列为表部的范畴。表部是人体卫外防

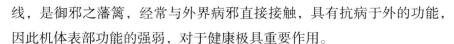

线，是御邪之藩篱，经常与外界病邪直接接触，具有抗病于外的功能，因此机体表部功能的强弱，对于健康极具重要作用。

里部指机体的内层，是由平滑肌组成的消化系统，主要和饮食接触，间接地和外界相通，担负着食物的消化、营养的吸收、糟粕的排泄等任务，保证机体生存的物质来源，具有以通为顺、以寒为逆、以滑为病的特点。里部的机能状态对人体各种生理活动有着密切的关系，有"后天之本"之称。

半表半里部介于表里之间，实为纯里，和气血直接接触，以心脏为主导，通过心血管系统将气血周流全身。半表半里部接受表部天阳之气，吸收里部水谷精微，构成气血的基本来源，气血营养各个组织器官以维持其生理功能。同理，外来之邪通过表部和里部，都可进入半表半里部，通过气血的周流波及整体。半表半里部的病邪亦可通过肌表，利用汗法抗邪外出，通过里部，利用下法和吐法使邪排出，它是一个枢纽机关，在人体占有极其重要的位置。

机体感受病邪，病证的性质取决于邪正双方力量的对比，正邪相争。在各部定位后，正胜于邪，则出现发热的、亢奋的、进行性的反应，这种反应统属阳性病。邪盛正衰，则呈现虚寒的、抑制的、衰退性的反应，这种反应统属于阴性病。由于发生的部位不同，临床上则出现六种不同类型的证候群，按其部位与病性的不同，表部出现太阳病、厥阴病，里部出现阳明病、太阴病，半表半里部出现少阳病、少阴病，统称为"六病"。

根据临床实践，六病辨证的原则，一是采取"三突出"的原则，即突出核心证，突出纲领证，突出一般证。临证看病，证候纷繁，首先要注意采集证候，治病要重证据，无证而不信，将与各病有关的证候做一划分归类，称之突出一般证候。然后在一般证的基础上选出几个典型证候，具有独特的代表意义或代表某一方面，作为本病的主导证，称之为纲领证。在突出纲领证的前提下，从纲领证中选出具有统帅意义的证候，具有病位与病性的概括性，一见此证，就可确认此病，称之为核心证。在重视一般证的基础上，突出纲领证、核心证，具有纲举目张之效，辨证分明，治而不乱，便于认识，便于掌握，便于应用。对于每一病，核心证是主导病证，是一病的重点，无此证则诊断不能成立；纲领证是伴随核心证而存在的，是病的重要代表证。在临床辨证时，见核心证就可确认何病，如果纲领证俱在，则诊断就更为全面。

临床辨证的另一原则，就是对立统一的原则。三部是整体的三个子系统，各有独特的结构与功能，在辨证论治过程中，既要想到它的对立性，又要想到它的统一性。在每部既有其对立的证候，又有统一的证候，此两种情况往往交替出现，由对立向统一过渡，由统一向对立发展，这样在每部的阴阳两病之间，有一个过渡性的融合阶段。两个对立病的证候，似是而非，出现统一性（同一性）的病理变化，我们称之为并病。每部都有一个并病存在，所以在施治过程中，每部的阳性病，病性实热，治予清泄；阴性病，病性虚寒，治予温补，这是阵线分明，对抗性的治疗。并病则采取协同治疗，只要一调整，每部的各种并证都能得到全面的治疗，这就是施治中的"三部六病九治法"。从病的两个方面去辨证施治，这是一个具有哲理的认识。

在施治过程中，采取"多方重选主方，多药重用主药"的原则，一病当前，根据病情，可以列举许多方剂，要选用最佳方剂为主方，组方时，针对病性的众多治疗药物，要选出代表性的药物以重用，以便突出治疗的重点。方药的筛选原则根据"疗效好，治疗全面，使用稳妥"三个方面配方选药。首先要求方剂与药物要疗效高。当然这需要经过多年临床实践才能得知。再是治疗全面，每个主要方药的选出最起码对病位、病性、病势都要有一个全面的治疗才能胜任，治疗不全则无代表性。三是治疗稳妥，无副作用。无论用量大，还是疗程长，久服多服均无不良反应。以上三点是选主方、主药所慎记的，因为每个病是一组证候群，有其代表性，选方用药必须突出重点，在治疗上才有代表意义。我们根据这些辨证论治的要点，对三部六病九治法的证、方、药做了系统的归结，构成一个辨证的体系，其中有些内容有待完善、修改、补充，但基本理论和内容已经具备，下面将各部分别叙出。

（一）表部

1. 太阳病

主证：头项强痛，发热恶寒，无汗，脉服，或咳喘。

治则：发汗解表。

主方：葛根麻黄汤。

葛根 60g，麻黄 10g，石膏 30g，杏仁 15g，甘草 10g。

主药：葛根；副主药：麻黄。

煎服法：上药五味，加水 500mL，煎取 150mL，温顿服，取微似有汗为佳。小儿酌减。忌辛、温之品。

诊断部位：头部。

按语：太阳病的主证根据《伤寒论》第 1 条 "太阳之为病，脉浮，头项强痛而恶寒"，第 7 条 "病有发热恶寒者，发于阳也，无热恶寒者，发于阴也"，第 1 条 "太阳病，项背强几几，无汗，恶风，葛根汤主之" 而择出。我们知道，太阳病是表部的阳性病，其病的本质有实有热。历代医家注解《伤寒论》多以第 1 条作为太阳病的提纲，但从太阳病的病性来看，本条提纲概述不全，应当予以补充为妥。阳病必发热，由于病位的不同，热型亦各有异，第 7 条做了提纲条文的补充："病有发热恶寒，发于阳也，无热恶寒，发于阴也。" 表部太阳病的病性特点之一应是发热恶寒，单纯讲恶寒，不能说明是太阳病，发热恶寒是太阳病特有的发热类型。再者，第 1 条中缺乏太阳实证的表现，太阳病在表，自汗为表虚，无汗为表实，故选用 31 条的 "无汗" 一证列入，其项背强几几是头项强痛在程度上增重的表现，证同而量别。另外，在表部，肺与皮毛相表里，肺接触空气的面积比体表大 20 ～ 30 倍，同属一个系统，根据 "温邪上受，首先犯肺" 的论点，将肺部的主要证候——咳喘列入主证当中更为妥当。从临床看，患太阳病者并非人人皆见咳喘，故而在咳喘之前加 "或" 字以示说明。

在临床实践中，以头项强痛为太阳病的必见证候。头为诸阳之会，各种阳邪多向上波及头部，以致太阳表部阳邪侵及肌表，首先表现在头面，故有"太阳诊头"之说。从病的好发部位和病证的表现特点，将头项强痛列为太阳病的核心证，作为本病的代表性证候，以利临床诊断。但见头项强痛一证，即可以太阳论治。脉浮提示病发于表，发热恶寒，这样把脉浮、发热、恶寒、无汗或咳喘列为纲领证。

病邪从体内驱除有三条途径，一是发汗，二是利小便，三是通大便。太阳病，病邪在表，正邪相争，实热并见，欲攻之法，必须发汗以解表，通过发汗将病邪排出体外，热随汗解，实随汗泄，实热双清，病证自愈。故太阳治则发汗解表，误用他法，则使病邪内陷，反为误治，切记勿误。

太阳病的主方用葛根麻黄汤，是在实践中逐步确定的。过去，一般认为桂枝汤和麻黄汤是太阳病的治疗方剂，从实际临床应用的结果看是不适宜的，为什么呢？因为太阳病是表部的阳性病，病性属热，病势属实，热病的治则应该是"热则寒之""实则泻之"，宜发汗解表以祛表部实热，而不应该用热性方剂，麻黄汤、桂枝汤均属辛温之剂，不宜治热性病。王叔和曾说："桂枝阳盛，下咽则毙。"桂枝汤实乃厥阴表虚之治方，而非太阳病所能用，热证以热治，乃"火上浇油，抱薪救火"。反使其热益盛，病更加剧。《伤寒论》第12条："太阳中风，阳浮而阴弱，阳浮者热自发，阴弱者汗自出，啬啬恶寒，淅淅恶风，翕翕发热，鼻鸣干呕者，桂枝汤主之。"本条是表虚寒证，其热非太阳之热，乃阳虚之热。桂枝汤中，桂枝、甘草辛甘以化阳，芍药、甘草酸甘以化阴，阴阳共调，表虚治而诸证皆消。桂枝汤乃温经散寒之剂，用于发汗解表，显然相差悬殊，不宜为用。再者，第35条："太阳病，头痛发热，身痛腰痛，骨节疼痛，恶风、无汗而喘者，麻黄汤主之。"其条文是治表实与表寒的合证方，其身痛腰痛、骨节疼痛、恶风为表寒的表现，用桂枝甘草汤温经散寒而止痛，乃是以热胜寒之治，岂能以热治热？方中麻黄、甘草可治表实，在太阳病中可取，但治疗不全面，不足以担任主方。我们通过实践，根据原文31条"太阳病，项背强几几，无汗，恶风者，葛根汤主之"作提示，曾用葛根汤作主方，认为项背强几几与头项强痛都是项部肌肉紧张拘挛的表现，本质上没有区别，只是在程度上有轻重之分，依 31 条之意选定葛根汤中葛根作主药，麻黄作副主药，开始应用，但是终因其葛根汤是以桂枝汤为基础方，疗效仍不理想。根据"热则寒之"的原则，将其内桂枝汤更为麻杏石甘汤，1973 年用于临床，结果一试成功，大大扩大了治疗面，提高了疗效，故取名葛根麻黄汤作方，并和原方以示区别。

葛根麻黄汤中，以葛根作主药，以麻黄作副主药是有条件的。主药的选择不是任意抽签，是根据疗效高、治疗全面、使用稳妥三原则确立的。太阳病代表着表邪的实热，需以辛凉药解表，辛以发散，凉以治热，治疗是针锋相对。辛凉药类很多，依三原则筛选，葛根比较理想，因葛根性凉，又有发汗作用，可以解表。解表药都有发汗作用，治太阳病可收到一定的效果，但是由于一些药发汗力大，易致大量出汗而耗损津液，一些药发汗力小，又不能达到发汗祛邪的目的。葛根这味药则不然，它既可发汗解表，又清热生津，久服无副作用（有以葛粉代藕粉食者）。根据这一特点，故选用葛根作太阳病主药。但葛根亦有其不足，发汗之力不及麻黄，对于无汗之实证，则嫌其力逊，选用麻黄作副主药以治太阳之实，取其发汗，祛邪外出，二药伍用，共同完成治疗太阳病的实热之证。

方中五药，葛根辛凉以散太阳之热，麻黄辛温以祛太阳之实，麻、杏、石、甘四药合用，宣通肺气以清泄肺中之热，肺与皮毛相表里，葛根麻黄汤五药并用，体表与肺内之热可俱解，有病可治，无病可防，共同担负着表部太阳病的防治，十余年来应用千余例，无一不见其功。曾有一患者，头项强痛 9 年不愈，多方求医，治疗无效，来自门诊，诉说其苦不休。头项强痛乃太阳病之核心证，证不移而方不变，遂处以葛根汤，4 剂而愈。由此说明，在治疗中掌握主要矛盾，只要头项强痛证俱，即可用主方治之，应用葛根麻黄汤，治疗外感高热不退者，亦每每收到奇功。实践说明，葛根麻黄汤是目前防治太阳病的代表性方剂。

2. 厥阴病

主证：手足逆冷、脉细、恶寒、肢节痹痛。

治则：温通血脉。

主方：当归桂枝汤。

当归 15g，桂枝 10g，赤芍 10g，细辛 10g，木通 10g，甘草 10g，大枣 10 枚。

主药：当归；副主药：桂枝。

煎服法：上七味，以水 800mL，煮取 300mL，去滓，温服 100mL，日三服，忌食肉类，戒房事。

诊断部位：手足。

按语：本病主证，根据《伤寒论》原文 351 条"手足厥寒，脉细欲绝者，当归四逆汤主之"和 337 条"凡厥者，阴阳气不相顺接，便为厥，厥者，手足逆冷者是也"择出。一般认为，《伤寒论》原文 326 条，是厥阴病的提纲条文。从文义上看，显然有误。326 条说："厥阴之为病，消渴，气上撞心，心中疼热，饥而不欲食，食则吐蛔，下之利不止。"从本条文所述诸证来论，均属里部病候，里部所表现的证候只有阴阳之分，阴证有太阴，阳证有阳明，而不能出现一阳二阴。在里部实热则阳明，虚寒则太阴，同一里部不会出现太阴与厥阴。通过辨证可以看出，326 条所列诸证都是太阴病的证候，运用一分为二的辨证方法就会看清楚。里部吸收功能亢奋，则出现胃家实，发潮热，大便硬，为阳明病的表现；吸收功能低下，则病在太阴，有腹满，或吐或利，时腹自痛等证候。所以说，就是将《伤寒论》统篇背诵，亦不能辨别分清 326 条就是厥阴病的提纲，道理就在于此。近代医学家陆渊雷在《伤寒论今释》中说："假定本篇首条，为仲景原文，为厥阴提纲，则厥阴无厥证，下文厥热诸条，虽若连类相及，实是照文生义耳，因病名厥阴，遂连类论厥，因证有心中疼热，食则吐蛔，下之利不止，遂连类论热吐利，复因吐而论哕，此等凑合，不知是仲景原文，拟后人所补缀。《玉函》从不称厥阴病诸条，别为一篇。"他还说："且篇中明称厥阴病者仅四条，除首条提纲有证候外，余三条，文略而理不清，无可研索。蛔厥则是消化器之寄生虫病，脏厥是少阴病之剧者，二者迥殊，而经旨似皆以为厥阴，吾提少阴、太阴之外，更无厥阴也。"从上看出，陆氏根据书中原文辨析，不承认厥阴病存在，对厥阴病的提纲提出的辩驳，具有一定的道理，但是人体三部，按照对立统一的法则，不要厥阴，只有三阳二阴是不符合客观现实的。如果把厥阴划归里部，在里部具有阳明、太阴、厥阴三病，半表半里具有少阳、少阴二病，表部仅有太阳一病，这样划分，同样不符合阴阳对立统一的规律，需要全面看待厥阴篇原文以研究解决。326 条不能作为厥阴病的提纲条文，那么还有没有呢？我们说，厥阴病是客观存在的，条文的论述也是有的，请看《伤寒论》原文 337 条："凡厥者，阴阳气不相顺接，便为厥，厥者，手足逆冷是也。"351 条："手足厥寒，脉细欲绝者，当归四逆汤主之。"此条文论述了厥阴不相顺接的情况。阴阳气者，末梢动静脉也，动为阳，静为阴，末梢微循环障碍，以致手足逆冷，这是其病理过程，但是厥证中有热厥、寒厥、痰厥、蛔厥之分，必须予以区别。351 条之厥显系阴证，它不同于太阴、少阴之阳微之厥，也不同于少阳的阳盛格阴之厥，它是因表部虚寒，血行不畅，气血不能荣于四末所致，病变主要位于表部，是真正的厥阴之厥。厥阴病应是表部的阴性病，其伴随手足逆冷而来的恶寒、脉细、肢节痹痛等证候表现，与其他厥有本质的区别，其表现形式亦别具一格，表部虚寒，其平素表现多恶寒而无热，表部气血周流不畅而脉细欲绝，气血循行不畅则现瘀闭，瘀塞不通则痛，闭而不通则痹，故肢节多见痹痛，这是厥阴病的常见证候，也是区别于其他厥证的标志。这样把厥阴病列为表部的阴性病，使三部各有阴阳相对，符合对立统一法则，从实践和原文记载的角度看，厥阴证病现于表，有其病理反应，有其证候相随，是一个病位、病性、病势俱在的证候群，既不是没有，也不属里部，而是表部阴性病的现实存在，无可非议。临床常见的脉管炎、雷诺病，就属于厥阴病的范畴，据理处以当归四逆汤，收到了可观的疗效，就是有力的证据。

足为至阴，距离心最远，循环阻力大，表部虚寒时，手足逆冷首先出现。大家知道机体任何部位，血多则热，血少则寒，寒证过腕踝为厥，超肘膝为逆，厥证末寒，故将手足逆冷列为厥阴病的核心证，故有"厥阴诊四末"之说。手足逆冷一证标志着厥阴病的病位和病理，恶寒是阴证的属性，脉细欲绝是厥阴的本质反映，肢节痹痛是厥阴的虚寒证候，三者有别于其他厥证，故列为厥阴病的纲领证。

阴阳二性的划分，必须在同一部位才能具体地辨出。头为诸阳之会，足为至阴之所，表部的辨证先从这两个部位辨，上为阳，下为阴，就比较清楚，太阳发热，厥阴恶寒。学习《伤寒论》要学以致用，用就要准确应用，不能有误差，推陈以出新，提纲以挈领，辨证时心中自明。

厥阴病的基本病理是阴阳气不相顺接，造成四肢末梢和肌肤的气血循行障碍，体表得不到气血的濡养，而出现表部的虚寒征象，治疗之法必须温通血脉，表部血脉得以温通，气血周流通畅，肌肤得以气血温养，关节通利，则脉自现，寒自消，肢节痹痛自解。

治疗主方根据原文 351 条的当归四逆汤，通过实践而确定，当归四逆汤是以桂枝汤作基础，去生姜加当归、细辛、通草而组成。桂枝汤是协调阴阳、治疗表虚的方剂，桂枝汤中桂枝、甘草相合辛甘以化阳补气，芍药、甘草相合酸甘以化阴补血，当归活血补血，细辛作为沟通上下联络表里的中枢药，通草以通经活络，七药共用，使脉络得通，气血得充，表部虚寒去而厥阴诸证尽消。

当归是补血活血药，它既能流通血脉，温煦四肢，又具有补血之功；桂枝性温，协助当归温通血脉，使气血通畅，故二药为厥阴病的主药、副主药。阴病虚寒，治以温补，部位不同，治各有异，厥阴病的治疗中选用当归之补，桂枝之温，共建治疗表部虚寒之功，方中为突出主药的作用，故而将当归四逆汤更名为当归桂枝汤。

驻军某部有一男性患者，薛某，40 岁，自 1947 年始感食欲不振，时有胃脘不适，后渐周身畏寒，四肢尤甚，当时投医治胃，月余无效，遂四肢自感酸痛，凉如冰，上由腕至肘，下由踝至膝，肢冷日趋加重，直至睡眠不能脱衣，甚而身着绒衣，合被而卧，并用绳索捆住足端被头，如此仍然四肢冷极不得眠。患者多处求医均未确诊，治亦不验。1977 年 4 月观其脉证，诊为厥阴病，投以此汤，服四剂手足渐温，可入睡，再四剂，四肢转温如常，随访数月，未再发作。类似此证，治验多例，不一一详述。

手足逆冷一证是厥阴病的核心证，又是一切厥证的共同证，而非属厥阴病的特异证。正如陈平件在对 337 条厥阴病提纲分析时指出的那样："看用'凡'字冠首，即知不独言三阴之厥，并赅寒热之厥在内矣。"由于引起手足逆冷的原因很多，这就给辨证增加了困难，对于这些有着本质区别的证候，除发病的本部呈现一定证候之外，在其他部也表现反常证候的病证叫"越部证"。其他部位寒热虚实的变化，反映在表部的手足逆冷，都属越部证的范畴。因此，在论述厥阴病的同时，应把其他病证引起的厥证加以鉴别，以利辨证论治。

热厥：由于邪热炽盛，遏伏于内，阳不外达，肌肤不得阳气温煦而致手足逆冷，其冷是假象，热是本质，实为少阳病的热极似阴。《伤寒论》中 350 条："伤寒，脉滑而厥者，里有热，白虎汤主之。"219 条："三阳合病，腹满身重，难于转侧，口不仁，面垢，谵语，遗尿，发汗则谵语，下之则额上生汗，手足逆冷，若自汗出者，白虎汤主之。"上述两条叙出白虎汤证的证候，实乃阳病实热之象，热极转阴，使阳气被遏，而不能外达，误治使病情发生逆转，导致表部阴阳气不相顺接，四肢出现逆冷。手足逆冷虽然证同厥阴，但脉滑、自汗出、谵语、口渴诸证和厥阴病相鉴别，此乃热厥也，方用白虎汤，取其威慑肃杀之势，直清阳热，使其热清而厥愈，诸证自愈。方中石膏辛寒，辛能解肌热，寒能胜胃火，寒能沉内，辛能走外，此药两擅内外之能，故为主；知母苦润，苦以泻火，润以滋燥；甘草、粳米调和于胃，且能泻火，寒剂得之保其寒，苦剂行之护其苦，虽大寒大苦之品，无伤损脾胃之虑。四药相合，大渴大热可除。

蛔厥：蛔厥是蛔虫寄生人体，加之素体寒湿较重，致使胃肠道寒热失调。从西医学角度看，蛔虫寄生肠道，扰乱了消化系统的正常功能，致使消化系统功能紊乱，引起支配消化系统的迷走神经亢奋，出现平滑肌的痉挛现象，胃肠平滑肌痉挛而出现腹痛、血管平滑肌痉挛收缩则出现脉微而厥、肢冷，加之素体湿重，寒湿黏滞积于肠中，更有益于蛔虫繁殖，二者相互为患，致脾胃被困，脾气不升，阳气不能温煦，水谷精微不能濡养四末，进而出现手足厥冷，此常见证也。但蛔厥者，其人常吐蛔，今病者静，复时烦，得食而呕等证可与厥阴病相鉴别。《伤寒论》原文338条："伤寒，脉微而厥，至七八日肤冷，其人躁无暂安时者，此为脏厥，非蛔厥也。蛔厥者，其人当吐蛔，今病者静而复时烦者，此为脏寒，蛔上入其膈，故烦，须臾复止，得食而呕又烦者，蛔闻食臭出，其人常吐蛔，蛔厥者，乌梅丸主之，又主久利。"叙述蛔厥证的病状和脏厥的联系，并列出乌梅丸以治蛔厥。

乌梅丸证是一个寒热错杂之证，使用乌梅丸后，蛔安则厥愈，乌梅丸乃寒热并用、攻补兼施之剂，能益胃安蛔，健脾除湿，兼治久利。古有"蛔得甘则动，闻酸则静，见辛则伏，遇苦则降"，依此之说，方中以乌梅之酸，蜀椒、细辛之辛，黄连、黄柏之苦，安蛔杀虫，附子、干姜、桂枝以温中散寒，党参、当归健脾补气，共奏温中散寒、燥湿健脾、杀虫平厥之功。故用乌梅丸之方兼治慢性腹泻久利不止，胃肠道湿热之故也，湿能生虫，湿去则虫灭，二证皆出一理矣。

痰厥：痰厥乃痰饮为病，郁结胃中，使气机不得畅通，血不得以运行，气血不能温于肌肤而见于手足厥冷。《伤寒论》原文166条："病如桂枝汤，头不痛，项不强，寸脉微浮，胸中痞硬，气上冲咽喉不得息者，此为胸有寒也，当吐之，宜瓜蒂散。"第354条："病人手足厥冷，脉乍紧者，邪结在胸中，心下满而烦，以不能食者，病在胸中，当须吐之，宜瓜蒂散。"文中"胸中有寒"之"寒"，应作"痰"字解，汉以前书中无痰字，以寒读痰，并以剑突下是谓"心下"，两肺之间是谓"胸中"，实际上其部位皆在胃。如若不然，胸中之邪岂有能吐出之理。故本证手足厥冷，是痰饮积于胃中所致，病属阳明，痰除则厥自愈。瓜蒂散证的痰厥，多见脉紧，邪结胸中，心下满而烦，饥不能食等证候，是与厥阴病相鉴别的要点。

瓜蒂散中，瓜蒂味苦性涌吐，为主药，赤小豆泄湿为佐，配以淡豆豉宽解胸中气滞，共成涌吐痰涎宿食的方剂。曹颖甫曾说："用瓜蒂散之苦泄，以涌其寒痰，香豉以散寒，赤小豆以泄湿，一吐而冲逆止矣。"并说："唯亡血家及体虚之人则为禁例，盖恐亡血家一吐之后，引为咯血，旧病复发。虚羸者不胜震荡，正气将益不支也。"仲景运用瓜蒂散涌吐之剂，意在将胃中痰饮以吐除之，在上者因而越之。此方奏功之捷胜于汗下之法，但用之却应慎重。吐法用之，以脉象滑者最适宜，迟脉亦可用，但最忌数脉，失血、吐血证，此不可疏忽，以防不测。

实厥：多由于阳明实热而出现手足逆冷症状者，阳明实热，热灼伤津，使实热邪结于里，遏阻阳气不得伸，阳气不得四布，故出现四肢逆冷之厥证。《伤寒论》335条："伤寒一二日至四五日，厥者必发热，前热者，后必厥，厥深者热亦深，厥微者热亦微。厥应下之，而发反汗者，必口伤烂赤。"从条文可以看出是阳明实热发生逆转的证候，故热深厥亦深，热微厥亦微，厥随热变，遇此证不下不足以泄实热，故说厥应下之。此与厥阴病之厥有质的区别，此证是先热后厥，热深厥亦深，而无其他寒象。认真观察，诊断不难，欲治之法，方选用调胃承气汤，以泄阳明实热。所谓调胃者，有调理承顺胃气之意，是一个引热出里的缓攻方剂，方中大黄苦寒，泄热通便，荡涤胃腑；芒硝咸寒，软坚润燥，以助大黄泄热通便、增液，佐甘草缓急和中，祛邪而不伤正，除病而不伐气，调胃承气汤三味为用，实厥之证尽消。

（二）里部

1. 阳明病

主证：胃家实，发潮热，自汗出，大便难。

治则：泄热除实。

主方：大黄芒硝汤。

大黄15g，芒硝10g，枳实30g，厚朴20g，白芍30g。

主药：大黄；副主药：芒硝。

煎服法：上五味，以水1000mL，先煎厚朴、枳实芍药三药，取500mL，去滓，纳大黄，再煎取300mL，去滓，纳芒硝，更上微火一两沸，分温再服，得下，余勿服，以病愈为期。

诊断部位：胃肠。

按语：阳胆病主证根据《伤寒论》原文180条："阳明之为病，胃家实是也。"208条："阳明病，脉迟，虽汗出不恶寒者，其身必重，短气，腹满而喘，有潮热者，此外欲解，可攻里也，手足濈然汗出者，此大便已硬也，在承气汤主之。"212 条："伤寒，若吐若下后不解，不大便五六日，上至十余日，日晡所发潮热，不恶寒，独语如见鬼状，若剧者，发则不识人，循衣摸床，惕而不安，微喘直视，脉弦者生，涩者死。微者，但发谵语者，大承气汤主之。"215 条："阳明病谵语，有潮热，反不能食者，胃中必有燥屎五六枚也，若能食者，但硬耳，宜大承汤下之。"在《伤寒论》书中所列条文中，阳明病的条文较多，不一一列出，从条文看，阳明内容很符合里部实热的真相，涉猎条文较多，阳明病为里部实热证，里部比较好理解，上自食道，下至肛门，由平滑肌组成，从组织结构上看，可以自成一个系统，适应饮食，担负着食物的腐熟、消化、吸收，整体消化系统以胃为主，故称"胃家"。阳明实热，其首先表现为消化系统的热邪壅盛，饮食积滞，故以胃家实为其核心证，以说明病位与病势，热实盛于内，协热外出，而发潮热，津液随热而散故自汗出，有别于表实无汗，津液随热外泄，加之内里热炽盛必大便秘结，这是阳明实热的必然见证和本质性的病理反映，因而将发潮热、汗自出、大便硬列为纲领证，以说明阳明病的病位、病性、病热，便于临床辨证施治。

胃家实作为阳明病的核心证，有两点需要弄明白，首先是张仲景说的胃在什么地方。《伤寒论》215 条："阳明病，谵语，有潮热，反不能食者，胃中必有燥屎五六枚也……"胃中怎么会有燥屎呢？燥屎一般都在降结肠，阳明热盛如逐渐加重，则燥屎延及横结肠，到达肚脐部则表现为腹痛。横结肠在解剖位置上和胃相邻近，一前一后，故古人在触及燥屎在横结肠时，触及在胃中，燥屎如结至升结肠时，则腹痛剧烈而痛不欲生。胃家实多在降结肠，"实"指实有其物，一是讲实证，二是讲充实，内有有形之物。中医讲腹诊，是顺着结肠的升、横、降不同部位而触，大肠如有燥屎，从乙状结肠开始沿着降结肠、横结肠顺序而触，大便燥结的部位越高，腹痛则愈明显。《灵枢·本输》篇说："小肠大肠皆属胃。"胃家系统指肠胃而言，实指实有其物等一系列实热证候，痰、水、血、食积而不去，其中热源物质，从肠黏膜吸收入血，引起刺激性发热，而见日晡所发潮热，内部郁结，热蒸皮肤，腠理开泄，津液外发而自汗出，汗出伤津致使大便郁结，出现大便硬，这些症状均导源于胃家实，是胃家实的必然结果。

再就是阳明病的"自利清水，色纯青"的证候问题。原文 321 条："少阴病，自利清水，色纯青，心下痛，口干燥者可下之，宜大承气汤。"此证在现在由于医疗条件的改善，难以再见到，在过去，传染病流行，患伤寒病后，持续高热，神志蒙眬，不欲食，口中黏腻，如原文 212 条所述病状，实热内结，先欲饮水，水饮入胃，流经十二指肠和胆汁混合，此时肠道吸收功能减低，沿干结粪间隙顺流而下，出现热结旁流，便出清水，色纯青，如洗菠菜水样。这种情况多在瘟疫流行，发热十余日后出现，虽便出清水，体内燥屎仍不除，故仍须用大承气汤治之。阳明病胃家实的重点在大肠，大便干结日久，摸着清楚如棋子，故而腹胀排气不利。在此须将痞与胀做一区别。单纯胃部充气，气积在胃底贲门处，称痞，指局部积气而致；大肠、小肠同时积气遍及全腹，叫胀，指整个腹部而言。阳明病的治疗重点是选用三承气汤，因升结肠内有黏液和粪便贮积，形成热源，吸收入血而表现腹胀、高热。腹部触之柔软者用小承气汤，以发热为主者用调胃承气汤，腹胀、发热、大便秘结同时存在，则选用大承气汤。大承气汤的功能是小承气汤和调胃承气汤的综合。诊治阳明病时，根据不同的表现，合理应用三承气汤，会收到立竿见影的效果。阳明病是三阳病中的最后一个阶段，热由表入里，实热达到了最高峰。自然界中一切事物都是发展变化的，但发展到最后，都要采取外部突破的形式去解决行将激化的矛盾。实热达到了最高阶段，将对机体起破坏作用，使机体功能发生障碍，形成痰、水、血、食四种有形物质的蓄留，有形物质滞而不去，是一种刺激，反过来又加重了机体功能障碍，造成恶性循环，影响新陈代谢的正常运行。在这种情况下，靠机体自身的力量是不容易解决的，必须来采取外部冲突的形式，通过泻法的强烈作用，泄热存阴，使蓄留物质得以排除，正气的运行得以恢复，这是治疗阳明病的大法。

阳明病是内热致实，实则气机不畅，故有热，有食，有气相互掺杂，治疗必须针锋相对，一要凉药清热，二要排出蓄积之物，三要照顾机体的功能恢复。方选大承气汤，通过大黄、芒硝、枳实、厚朴等药的共同作用，达到荡涤肠胃、推陈出新、泄热泄食、急下而存阴的治疗目的，故选用大承气汤为基方，以建泄热除积、消胀除满、软坚通便之功。有时，肠处痉挛状态故加入白芍，缓解之，而促进泻下，主方名为大黄芒硝汤。

方中大黄性寒、味苦，苦寒可以泄热，具有较强的攻下作用，大黄内含蒽醌和鞣质，既有泻下通便，又有收敛止泻的作用，泻敛同存，攻补同施，具备先泻后敛、先攻后补的特性，可使阳明实热得排得泻，又不致大损正气。此外，大黄苦寒，除排泄阳明实热外，还有较强的抑菌作用，对于因肠道感染而引起的里部实热证，用之更妥，由于大黄性极猛烈，故有将军之称，治阳明者，以其为主，故将大承气汤更名。但大黄泻下之力虽大，然对于阳明病来说，泻下不仅需要肠道收缩之力，而且又需要大量的液体稀释蓄积物，故此大黄就嫌不足，必须用芒硝以助。芒硝含有硫酸镁、硫酸钠、硫酸钙等成分，不易被肠壁吸收，在肠中形成高渗溶液，使肠道保持大量水分，以软坚排便，助大黄泄热，故为副主药。芍药、枳实、厚朴增强肠胃节律性蠕动，平痉挛，健脾胃，消胀排气，共同组成泄实热之重剂。同院有一患者，外感后十余日不愈，持续高热，下午尤甚，自汗出，脉滑，七八日不大便，腹胀满，不欲食，诊为阳明病，处以该汤，一剂，服药后三小时开始下泻，十五分钟显效，体温由 39.5℃下降至 37.5℃，至黎明而愈。此例说明，阳明之热必须用下法才能解决，体内有热源物质刺激，不排不足以降温。

毛主席说："科学研究的区分，就是根据对象所具有的特殊的矛盾性。"阳明病为里部实热证，它是由于消化道四种异源同性的有形质障碍，而发热致实的。其实热是本病的共性，而不同源的痰、水、血、食则是个性，构成实证，因此在临床治疗上，必须在共性治疗的前提下，着重研究各有形物质致病的特殊性。只有这样才能有针对性地进行治疗，方可收到良好效果。痰、水、血、食四种实证的泻下，各有其独特的条件和泻下的方法，从证候表现到选方用药都有其特异性，现分述之。

泻痰：痰证指痰饮在里部积聚。在体内有两个地方有痰，一在肠胃，一在肺部，故有"脾为生痰之源，肺为贮痰之器"之说。水饮积滞，久而化痰，哪里有黏液，哪里就生痰，无黏液则无痰，痰多见于消化道和肺部，此外妇女之白带亦属痰的范围。在里部黏液的潴留处多有升结肠，有时潴留达十年之久，表现腹中雷鸣、辘辘有声等证候，体内痰饮结聚，在上则表现为舌苔黏腻，在下则表现时下利带黏液，由此可确定肠道内有黏液蓄积。在辨证上观察舌苔是关键，如果诊断准确无误，就可选用大陷胸汤或大陷胸丸治疗。根据痰饮积蓄部位不同，丸和汤的运用有区别，大陷胸汤直接清除脾胃之痰饮，大陷胸丸则含有葶苈子、杏仁宣肺利水，连同肺中痰饮并治，如肺中无痰则用大陷胸汤治疗为宜。

《伤寒论》135："伤寒六七日，结胸热实，脉沉而紧，心下痛，按之石硬者，大陷胸汤主之。"论述了大陷胸汤的应用，本条指出的"伤寒"二字应改为"阳明病"为妥。结胸证的形成有两个原因：一是表证未解，热邪内陷，水津不得四布，导致水积胸胁，痰饮结于胃中所致，此即由表证衍变而成。二是由某些疾病引起机体内气血津液运化失职，导致胸腔积水，逐步形成结胸证，如张令韶所说："内因之水，结于胸胁，为大陷胸汤之所主也。"大陷胸汤由大黄、芒硝、甘遂组成。甘遂"泻十二种水痰，治心腹坚满，下水，去痰水，去皮肤浮肿"（《药性赋》），用以逐积水，大黄、芒硝攻阳明之实热，使结于胸胁之水邪可去，积于肠胃之热邪可扫，结胸热实之证尽消。

《伤寒论》131条："结胸者，项亦强，如柔痉状，下之则和，宜大陷胸丸。"论述了大陷胸丸的应用，以方测证，本条文应修订为："阳明病，结胸热实，脉沉而紧，项亦强，如柔痉状，喘鸣迫塞，心下痛，按之石硬者，宜大陷胸丸。"大陷胸丸证热邪已伤津液，使运化中的津液被劫而滞留于上，水饮化为痰，结于胸中而出现项亦强，如柔痉状，喘鸣迫塞，心下痛诸证。欲治之法，正如余无言在《伤寒论新义》中所说："前条（137）云，心下至少腹，硬满而痛，此条云项亦强，如柔痉状，此程知先生所谓，一为胸上结硬，热连甚于下者，一为胸上结硬，热连甚于上者，盖邪热内陷，与痰滞相持于胸中，因之腹胀拒按，甚则颈项仰而不俯，有似柔痉之状，此乃邪盛，上越之所致，似柔痉而实非柔痉也，致陷胸汤为丸者，丸之力缓，求其缓导以下行，不致邪之甚于下者，可以一荡而肃清也。"由此而知丸、汤方药有异，治法有别。对于大陷胸丸的用法，左季云曾说："水结因于气结，气结因于热结，故用杏仁以开胸之气，气降则痰自降矣，气结因于热邪，用葶苈子以清气分之温热，源清而流自洁矣，水结必成巢臼，佐甘遂之苦辛以直达之，太阳之气化不利，则阳明之胃府亦实，必假硝黄，小其剂为丸，和白蜜以留恋胸中，过宿乃下，即解肠中之结滞矣。其捣丸而又纳密，盖又取药下行，亦饮毒药不伤脾胃也。"治上治以慢，对于痰饮滞于胸中者，宜缓攻，峻中有缓，根据痰饮滞聚位置高低，或汤或丸，以分快、慢、缓、急。

泻水：但凡里部蓄水，不但胃肠道内有水，大部分人腹腔亦有，其表现有二，一是必须有小便不利，二是胸胁满痛，里部腹腔积水，通过腹部叩诊、触诊，均可做出诊断。蓄水证的出现，多因阳明热实，阻碍脾胃的气化运行，气机不畅，气滞则水滞而不去，不得四布而存于肠胃之间，渗至腹腔之内，其实不去，则气机不通，故须选用十枣汤以泻阳明腹腔之积水，诸证可消。《伤寒论》152 条："太阳中风，下利呕逆，表解者，乃可攻之，其人漐漐汗出，发作有时，头痛，心下痞硬满，引胁下痛，干呕短气，汗出不恶寒者，此表解里未和也，十枣汤主之。"从条文看，阳明实热，水饮运化不利，而积聚腹中，故见心下痞硬满，引胁下痛，干呕短气，汗出不恶寒，一派水饮积聚腹腔的表现。欲治阳明之蓄水，方选十枣汤。本汤为逐水之峻剂，重点治胸腔积水，且效果甚好，方中芫花、大戟、甘遂均为逐水之峻药，三味合用，药力尤强，辅以大枣健脾、和胃，使邪去而正不伤。方中云"平旦服"，即空腹服，使药力速行。"下利后，糜粥自养"，是借谷气以养正气之意。如恐药力之峻，亦可以热粥送服，以减其药力之猛。本方虽效力显著，用之宜慎，须在脉不数而滑或平脉，无心功能不全者可用，肝硬化腹水亦可

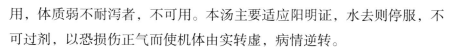

用，体质弱不耐泻者，不可用。本汤主要适应阳明证，水去则停服，不可过剂，以恐损伤正气而使机体由实转虚，病情逆转。

泻血：血指里部有瘀血停留，较少见，大部分见于发烧月余后出现。辨证血证时，必须和水证鉴别，其特点有二：一是小便利，二是大便黑，便时容易。体内瘀血者，多选用桃核承气汤治疗，原文见《伤寒论》106条："太阳病不解，热结膀胱，其人如狂，血自下，下者愈，其外不解者，尚未可攻，当先解其外，外解已，但少腹急结者，乃可攻之，宜桃核承气汤。"桃核承气汤证乃阳明实热，灼伤津液，热盛血枯，使气血滞而不畅，瘀积里部，而出现少腹急结。本条文以"热结膀胱"指明热结在下腹部，内热郁结下腹部，先解表，表不解不可攻，以防外邪内陷，用葛根麻黄汤发表，表解已少腹仍急结者，说明里证仍在，可攻之。"其人如狂"是热盛血瘀所致，故宜桃仁承气汤攻之。本方是一泄热逐瘀之剂，方中桃仁活血化瘀为主，辅以桂枝温通血脉，以散瘀积，更合调胃承气汤引热出里，五药相合，共奏泄热祛瘀之功。运用阳明泻血之理，在临床上治疗腰痛、胃下垂、脱发、脱肛、牙痛、头痛、妇科之月经不调，应用多例，用之得当，多获奇功。欲用本方多以脉弦细、舌质紫暗为辨证指征，以示阳明久瘀而实。

抵当汤的应用，以舌见紫斑、小便自利、其人喜忘为辨证要点，提示内有瘀血较桃仁承气汤者更深更久，须用抵当汤化瘀祛实。《伤寒论》第125条："太阳病，身黄，脉沉结，少腹硬，小便不利者，为无血也；小便自利，其人如狂者，血证谛也，抵当汤主之。"237条："阳明证其人喜忘者，必有蓄血，所以然者，本有久瘀血，故令喜忘，屎虽硬大便反易，其色必黑者，宜抵当汤下之。"从条文看，125条首云"太阳病"，是说病由太阳而来，身黄可以是湿热，也可以是蓄血，均属瘀热，故脉应之沉结；"少腹硬，小便不利者"，是内有蓄水，属湿热之黄，若"少腹硬，小便自利，其人如狂者"是蓄血之黄，以此辨别蓄血蓄水证。抵当汤是行瘀逐血的峻剂，药力猛于桃仁承气汤，吴又可在《温疫论》中说："蓄血结甚者，在桃仁力所不及。宜抵当汤，盖非大毒猛厉之剂，不足以抵当，故名之。"方中水蛭咸苦微寒，以泻血为主，虻虫味苦微寒，以破血为辅，桃仁散血缓急，大黄苦泄，荡血逐热，共建破血逐瘀之功。抵当汤和桃仁承气汤在临床上有所区别，桃仁承气汤主新瘀，治瘀用在血将结之时，抵当汤治久瘀，治瘀用在血已结之后。

临床实践初步认识到，里部消化系统与气血有着密切的联系。每日饮 2500mL 水，肠道却会有 8100mL 水的循环量，说明肠道与血液循行有着密切联系。肠道实可直接导致气血瘀滞，反之，调理肠道亦有利于气血的运行和代谢。热性病发展到阳明，在高热的情况下引起统一物的分解，使气、血、粪、黏液等物形成瘀结，影响正常人体的血液循环与新陈代谢，这些病理变化反过来又克制各部的机能，形成恶性循环。在这种情况下，如能准确辨证，恰当地运用桃仁承气汤或抵当汤活血化瘀，借胃肠之道，排除有形之物，则可达到治愈的目的。

泻食：本证多因阳明热实，使饮食、黏液等物混结肠内，热灼津液而使大便干结于里。欲治之法，由于食结形成的时间、程度有异，在治疗上有大承气汤、小承气汤、调胃承气汤三承气之别。在临床治疗上，调胃承气汤以泄热为主，《伤寒论》70 条："发汗后，恶寒者，虚故也，不恶寒，但热者，实也，当和胃气，与调胃承气汤。"248 条："太阳病三日，发汗不解，蒸蒸发热者，属胃也，调胃承气汤主之。"小承气汤以除胀满为主，见《伤寒论》原文 208 条："若腹大满不通者，可与小承气汤微和胃气，勿令致大泄下。"大承气汤既能泄热，又能除胀满，见原文 252 条："伤寒六七日，目中不了了，睛不和，无表里证，大便难，身微热者，此为实也，急下之，宜大承气汤。"320 条："少阴病，得之二三日，口燥咽干者，急下之，宜大承气汤。"三承气汤均为泻食之方，貌虽相似，实则有异，临床必须详加分辨，方不致误用。对于三承气汤的用法，吴又可在《温疫论》中曾说："三承气汤功用仿佛，热邪结里，但上结痞满者，宜小承气汤。中有坚结者，加芒硝软坚以润燥，痞久失下，虽不结粪，然多黏腻具恶物，得芒硝，则大黄有荡涤之能，设无痞满，惟存宿结，而有瘀血者，调胃承气汤主之，三承气汤效具在大黄，余皆治标之品也。"陆渊雷亦云："吴氏三承气汤之论，精核可法，益调胃承气，结实而腹不满，小承气腹满而不结实，大承气结实而且满，此腹诊比较也。"据临床体会，调胃承气以泄热为主，方中甘草协芒硝能增津液，平痉挛，其大黄苦寒以泄热，咸寒以软坚，三药为用，引热以出里，小承气汤以消胀除满为主，同时兼排燥屎，其力逊于大承气汤。大承气汤则为泄热除满，兼具二者之能。

治疗阳明病包括以上四个方面，阳明病有实、有热，必须通过消化道，将痰、水、血、食四种有形物质，通过不同方法，从肠道排出。在治阳明病时有三点值得注意：一是在太阳病和少阳病未解时，决不可用下法，以防热邪内陷；二是遇不大便时，不可轻易与大承气汤，可先以小承气汤做试验，不转矢气者，慎不可攻；三是阳明病，脉迟可攻，一旦出现疾脉是险证，若出现微脉，当四逆辈温之，若见微涩脉，不可下之，必须先补后泻，这是必须记取之处。临证如见"脉滑而疾"是最忌讳的脉象，如不能很好掌握，往往治疗就会出问题，引起虚脱。泻痰、泻水、泻血、泻食和催吐之法皆不可用，仲景见此脉亦很慎重，最平和的办法是用小承气汤测证，方为上策。滑脉是阳明病的真脉，疾脉则是阳明病的危脉，一息八数为疾，提示危候，阳明欲治最好见迟脉。《伤寒论》208 条："阳明病，脉迟，虽汗出不恶寒者，其身必重，短气，腹满而喘，有潮热者，此外欲解，可攻里也。"此条文明示脉迟可攻里，从西医学的角度看，胃肠道由自主神经支配，其中又以迷走神经作主导，身体健康时，脉缓而迟，表明迷走神经的功能正常，病情逆转，迷走神经衰败，使交感神经占优势，失去平衡则表现疾脉，患胃肠道疾病的人临终前都现数脉，就是明证。所以阳明病出现疾脉，必须认真观察，用药慎重，方不致误。

2. 太阴病

主证：腹满，或吐，或利，时腹自痛。

治则：温胃健脾。

主方：苍术干姜汤。

苍术 30g，干姜 10g，茯苓 30g，甘草 10g。

主药：苍术；副主药：干姜。

煎服法：上四味，加水 800mL，煮取 300mL 分三服，忌食生冷。

诊断部位：腹。

按语：太阴病主证是根据《伤寒论》第273条"太阴之为病，腹满而吐，食不下，自利益甚，时腹自痛，若下之，必胸下结硬"择出。这是一条太阴病的原有提纲。在里部实则阳明，虚则太阴，阳明的实热主要表现在大肠，太阴的虚证主要表现在小肠。小肠的吸收功能降低，中医称之为"脾虚"，其表现病者自述腹满，而医者按之柔软，病者自觉满闷，是脾胃虚寒的集中表现。太阴本质是寒，其主要病理变化是胃肠吸收功能降低，脾不运化，水饮滞于肠胃，故出现腹满，这是一个病位、病性具备的代表性证候，所以选作太阴病的核心证。胃肠道水液潴留，称之为"湿"，湿重则困脾，脾失健运则黏液、水分化之不能，留之不去，就会产生两大证候，即上吐与下泻。在太阴病中，胃幽门以上逆蠕动，排空不利，泛溢于上则呕吐，胃幽门以下，小肠吸收功能降低则濡滑于下，而出现下利。太阴本质虚寒，寒湿阻碍气机，脾胃运化不通不通则痛，故出现时腹自痛，以致将原文273条的吐、利、时腹自痛列为纲领证。由于吐、利不一定同时并见，故在每字前加一"或"字，以示说明。这样四个证候从不同的角度叙出太阴病的病位、病性、病势组成主证。临床辨证，太阴虚寒，寒湿阻滞，脾郁湿困，健运失司，而脾又主腹，太阴证候多以腹部为最，故有"太阴诊腹"之说。由于太阴病系里部虚寒性的证候群，其病变表现在里部这个系统中的不同环节，病位不同，证候有异，施治有别。

阳病清泻，阴病温补，里部太阴虚寒，病在脾胃，治疗原则由于病位不同，立法有异，故将温胃健脾列为太阴病的治疗大法。

治太阴病主方，因《伤寒论》叙述太阴病者共八条，除第277条"自利不渴者，属太阴，以其脏有寒故也，当温之，宜服四逆辈"之外，没有提出治疗太阴病的方剂。本主方是由《金匮要略》选来，《金匮要略·五脏风寒积聚病脉证并治》云："肾着之病，其人身体重，腰中冷，如坐水中，形如水状，反不渴，小便自利，饮食如故，病属下焦。身劳汗出，衣里冷湿，久久得之，腰以下冷痛，腹重如带五千钱，甘姜苓术汤主之。"太阴病的主要病理变化就是小肠吸收功能降低，中医称为

"脾虚证"。在中药二千六百味中，只有苍术、白术促进小肠吸收，苍术比白术的功效大三倍。在古方中，苍、白二术不分，以"术"为名，苍术生长在安徽黄山居多，白术生长在浙江一带。张仲景居住南阳，据考证，书中之术，当是苍术，而不是白术，故在太阴病的主方中更为苍术，以苍术的健脾燥湿之功，促进小肠吸收，通过"脾气散精，上归于肺"。吸收功能实乃脾上升作用，用苍术解决了吸收功能之后，水进入组织增多，需用茯苓，一吸一排，共同完成燥湿利水之功，故临床多苓、术同用。如果水分在体内只吸收不排泄，就会出现身重、水肿，故在太阴虚寒应用苍术健脾燥湿，茯苓健脾利水，用干姜、甘草以温补脾胃，提高里部温度，增加吸收能力，四药共用，担负着太阴病的主治。

苍术芳香燥湿，长于健脾温中，亦温亦补，故为太阴主药，苍术虽温，但由于太阴虚寒且常有吐利，使阳更虚，仅靠苍术之温是不足的，必须配干姜加强温热力量，干姜温中之功是强，故用之为副主药，二药相互为用，在里部既有物理的提高温度，增强吸收作用，又有药理的增强酶的活性，提高吸收力的作用。组方后，为突出术、姜的作用，将甘姜苓术汤更名为苍术干姜汤，通过苍术健脾燥湿，茯苓利水渗湿、干姜、甘草的温中散寒，使消化减退的虚寒证候向正常运转。

太阴病本质虚寒，呈现一系列消化吸收功能减退的现象，但是太阴病在不同的发展阶段上，以及不同的发病部位，所表现的证候还是有差别的。所以在肯定它的共性和治疗原则的基础上，临床要根据具体病位、病证，辨证治之，以达到具体病变具体治疗的目的，以下分叙。

旋覆代赭汤证：病位在食道。主证：太阴证兼见噫气不除者。

《伤寒论》161条："伤寒发汗，若吐若下，解后，心下痞硬，噫气不除者，旋覆代赭汤主之。"从条文看，伤寒至汗、吐、下及表解之后，由于中阳之虚，痰饮内阻，胃脘充气而心下痞硬，胃气上逆而有噫气不除，本汤证的发病部位在食道、膈肌，多由贲门蠕动上排不利，形成逆蠕动，而表现噫气不除。这是太阴病初始阶段的特征性反应，方用旋覆代赭汤，通过旋覆花散结以治痞，代赭石重镇以降逆，党参、甘草健脾补气，生姜大枣温胃散寒，是一个温补太阴虚寒、消痞和中、涤饮降逆的有效方剂。

吴茱萸汤证：病位在胃。主证：太阳证兼见呕吐或干呕吐涎沫。

《伤寒论》243条："食谷欲呕，属阳明也，吴茱萸汤主之，得汤反剧者，属上焦也。"309条："少阴病，吐利，手足逆冷，烦躁欲死者，吴茱萸汤主之。"377条："干呕，吐涎沫，头痛者，吴茱萸汤主之。"从条文看，吴茱萸汤是温中方，主治在胃脘虚寒，证属太阴，若列为阳明病、少阳病则辨证有误，食谷欲呕虽有上中之别，但其实为太阴中寒之证，心烦欲呕则病在上焦，得汤反剧者是上焦邪热未去，宜施他方。378条的干呕、吐涎沫是太阴寒邪上逆所致，故见头痛，见太阴中寒者，应以吴茱萸汤温中散寒，降逆止呕。本汤证病位在胃，由于胃幽门蠕动下排不利。食物通过幽门下排困难，故见食谷欲呕，应用吴茱萸汤的功能就是温胃、平痉挛。方中吴茱萸、生姜温中散寒，以降上逆之气，党参、大枣健脾补气，以壮脾胃，脾胃和则胃纳正常。四药相合，温补太阴之虚寒，和胃平痉，止痛止吐，是一良方。曾治一老妇，食谷欲呕，心下痛，滴水不能入，处以吴茱萸汤，胃幽门痉挛立解，自诉汤到何处，就舒服到何处，直抵肛门，排气而愈。

五苓散证：病位在升结肠。主证：太阴证兼见小便不利，消渴者。

《伤寒论》71条："太阳病，发汗后，大汗出，胃中干，烦躁不得眠，欲得饮水者，少少与欲之，令胃气和则愈，若脉浮，小便不利，微热消渴者，五苓散主之。"156条："本以下之，故心下痞，与泻心汤，痞不解，其人渴而口燥烦，小便不利者，五苓散主之。"五苓散证以方测证，实为太阴病，病位在升结肠，前已述及苍术汤作为主方解决小肠的吸收功能，升结肠的吸收功能降低，水吸收减少，水分得不到吸收，组织间津液缺乏，故出现微热消渴，渴而躁烦，小便不利，水饮不被吸收则时时腹泻，方选用五苓散。其作用是用白术以提高肠道吸收功能，辅以桂枝活血行气，然其中更重要的是把水分排出去，故选用了茯苓、猪苓、泽泻三味共同利湿，以加强其吸水功能。我们知道，因太阴虚寒，水湿在里部停聚而不吸收，组织细胞缺水，通过条件反射，表现极度口渴，此时下丘脑支配的利尿中枢被高度抑制而不使小便外排，水分在肾小管内 99% 被重吸收，故具五苓散证者，口渴而不欲饮，必须在提高吸收功能的前提下，用茯苓、猪苓、泽泻三药合力外排，才能达到利小便的作用。五苓散功在健脾利水，方中猪苓、茯苓、泽泻淡渗利湿，白术健脾燥温，桂枝温阳化气，使津液四布，下输膀胱，五药共奏健脾燥温、化气行水之功。太阴虚寒，治以温热，有斯证者均宜用五苓散。

桃花汤证：病位在降结肠。主证：太阴证兼见下利，便脓血者。

《伤寒论》306 条："少阴病，下利便脓血者，桃花汤主之。"太阴证性虚寒，直肠功能低下，则表现下利、便脓血，证在里部，条之首列"少阴病"当为"太阴病"，因结肠末段，寒湿郁滞。功能低下，结肠不吸收水分反见其分泌增加，致使下利便脓血，方选桃花汤，作用在于止下利。方中赤石脂"疗腹痛肠澼，下利赤白"，制止分泌，是为久利，肠道滑脱而设；干姜温中散寒，治肠澼下利，是为肠道虚寒下利而设；粳米和胃气，是为肠中雷鸣、疼痛下利而设。三药相合，共建温补太阴、涩肠固脱之功。

太阴病，上自食道，下至肛门，按里部系统不同的病位，有规律地顺序进行辨证施治，具体病情，具体分析，根据不同表现用不同方剂，有合有分，完成了整体太阴病的治疗。

（三）半表半里部

1. 少阳病

主证：胸中热烦，胸满，身热或寒热往来，咽干口苦，小便黄赤。

治则：清热除满。

主方：黄芩柴胡汤。

黄芩 30g，柴胡 15g，白芍 15g，石膏 30g，竹叶 10g，知母 30g，甘草 10g，大枣 10 枚。

主药：黄芩；副主药：柴胡。

煎服法：上八味，以水 1000mL，煮取 500mL，去渣，温服 150mL，日三服。

诊断部位：胸。

按语：少阳病篇幅在《伤寒论》中占的最少，实际发病率最多，最常见，是六病中的重点病。从少阳病的属性看，凡可清之证，皆属少阳，由于半表半里以气血为主，以气血在周身循行的角度，其所清之热不外两种类型，一是波及全身的亢盛之热，一是蕴积局部的火毒，白虎汤证和栀子豉汤证的表现可作为此两种类型的代表。少阳病的主证就是根据《伤寒论》原文 263 条："少阳之为病，口苦、咽干、目眩也。"264条："少阳中风，耳无所闻，目赤，胸中满而烦者，不可吐下，吐下则悸而惊。"栀子豉汤证的条文 76 条："……发汗吐下后，虚烦不得眠，若剧者，必反复颠倒，心中懊𢙸，栀子豉汤主之。"77 条："发汗，若下之，而烦热胸中窒者，栀子豉汤主之。"78 条："伤寒五六日，大下之后，身热不去，心中结痛者，未欲解也，栀子豉汤主之。"221 条："……若下之，则胃中空虚，客气动膈，心中懊𢙸，舌上胎者，栀子豉汤主之。"228 条：阳明病下之，其外有热，手足温，不结胸，心中懊𢙸，饥不能食，但头汗出者，栀子豉汤主之。"374 条："下利后，更烦，按之心下濡者，为虚烦也，宜栀子豉汤。"白虎汤证条文 176 条："伤寒脉浮滑，此以表有热，里有热也，白虎汤主之。"350 条："伤寒脉滑而厥者，里有热，白虎汤主之。"

综上各条可以看出，少阳病是半表半里的实热证。264 条的"胸中满而烦"，道出少阳病的病位、病性和病势。烦是少阳热的重要见证，从各条叙述的"虚烦""心烦""烦热""烦渴""更烦""胸中窒""心中结痛""心中懊𢙸"等证候看，烦热是常见症状，而"心与胸"是病证的共同病位，故将胸中热烦列为少阳病的核心证。烦者，闷也，其解释有二。一说，烦由热所致，有热闷之义。成无己曰："烦者，热也。"《三因方》曰："外热曰燥，内热曰烦。"柯琴曰："热郁于心胸者，谓之烦，发于皮肉者，谓之热，以上诸证，可见阳病之烦，由热所致，即热烦是也。"一说，烦是由神经所致，多系杂病之候，有苦恼难忍之意，如烦痛、疼烦、虚烦、烦渴、烦躁，这后类诸烦，三阴病亦可有之，不可单以热烦视之。

少阳病为半表半里之实热证，其烦以热为因，即属热烦，是少阳之热的外在反映；热郁胸中，阻碍气机，气血滞涩不畅而见胸满是少阳之实的表现；少阳之热顺血运波及周身，故见身热；热邪有出表走里之势而见寒热往来，热邪煎灼津液，在上则出现口苦咽干，在下则表现小便黄赤，皆少阳特征性表现。故结合原条文，将胸中热烦、胸满、身热或寒热往来、口苦咽干、小便黄赤，列为少阳病纲领证，以利辨证施治。

半表半里部的病候重点主要在胸腔，胸部的中心是心脏，胸腔内的肺循环，均属于中心地带，在这个部位上出现的阳性表现为少阳病，阴性反映为少阴病。少阳病在《伤寒论·辨少阳病脉证并治》中只有十条，无一个少阳方，小柴胡汤不是少阳病的主方，而是一个合方。方中半夏、生姜属小半夏汤，人参、大枣、甘草均属太阴病方药，黄芩、柴胡才是治少阳之药，从本质上讲，小柴胡汤是一个少阳、太阴的合方。少阳欲治之法，必须明确，少阳病位在胸中，人体最热，热不过胸，因胸中血多，气血旺而体温高，胸是血的集中点，也是热的集合部。同理，体内任何部位血流增多，则产热增加，体温升高而发热，血流和温度呈正比。中医通常把全身体温升高，称之为热，局部发炎称之为火，热宜清，火宜泄，满宜疏，这是总的原则，故少阳病的大法是清法。在《伤寒论》少阳篇中无一方，究竟有无治少阳病的方呢？方剂还是有的，只是散乱在其他篇中，栀子豉汤和白虎汤就是治少阳病方。因少阳病用汗、吐、下三法都不能治疗，说明体内有这样一个地带，用汗、吐、下三法都不能直达病所，汗法只解表部之邪，吐法只治胃中其火，胸中热烦要首选白虎汤。直清其热，机体方得其要。少阳病的主方，开始选用栀子豉汤。实践证明，治疗不全面，不能充当主方，后改用黄芩汤，亦未能解决其清热、扶阴，又对胸满一证无效。少阳病中的胸满是实的表现，疏导胸中，经过临床探索，柴胡为首先药物，是解决胸满的唯一良药，故把黄芩汤中补入柴胡，共建清疏之功。另外，无论全身之热，还是局部之火，同为热证，热就要灼伤津液，因此清热疏满的同时要注意扶阴，以确立清、降、散、滋的原则。

少阳病是一个实热证，治疗原则必须是清热除满，其方剂的组成和药物的选择，应该具备清热、降温、除满、扶阴四个条件，选用黄芩汤作基础方。方中黄芩清热泻火以治热，柴胡枢转疏满以治实，石膏、竹叶、知母清心火以降温，芍药配甘草酸甘化阴，大枣健脾和中，调和诸药，八味相配，担少阳主方之使命，共建清、降、散、滋之功。清热药中首选黄芩，李时珍少年时曾患咳嗽，胸中烦热数年，其父久治不愈，后用黄芩二两，连服数剂而愈。目前研究，黄芩可对十余种细菌有杀菌、抑菌的作用，并有解毒、利尿的功效，这些对于治疗热性病都是有利的，故列为少阳主药。柴胡转枢为少阳要药，有疏满解郁之功，可治少阳之实，方中补入柴胡，使邪可速去，故列为副主药。

少阳实热，清泄是治疗的总则，具体论治要根据实热证的不同反映，区别对待。少阳之热，在体内产生高温，要降温，最有效的降温方是白虎汤。石膏的作用重点是抑制体内的产热中枢的兴奋作用，其有效成分硫氧氢钙（水硫钙）通过作用下丘脑而抑制产热中枢而发挥降温作用，故有"一钱石膏，三桶凉水"之称，其作用不是消炎，而是降温。治少阳之热必须借用白虎汤中的知母、石膏之力。此外，热久要伤阴，津液缺乏，要注意滋阴，张仲景为少阳病的治疗制定了一套治疗方法。温热派攻击少阳不能治温热，请看是不是这样，温热派用方，上焦热闭用麻杏石甘汤治疗，下焦热用黄连阿胶汤治疗，都是《伤寒论》所载之方，温热派以治温病擅长，而形成一派，其缺陷都是认为有温病而无伤寒。病邪都是互相转化的，温病难道就一直是温病？我们运用三部六病施治，三阳病中，太阳病用汗法，阳明病用下法，少阳病用清法，皆能方到病除，但是温热病用银翘散则不易退热。过去本人曾治许多温热病患者，因银翘散药量小，很难奏效，最后用麻杏石甘汤治愈。可以说，古往今来，用清法治温热病，谁也超不过张仲景。少阳病火亢阴虚，用黄连阿胶汤救治，热盛伤阴用竹叶石膏汤救治，方剂简单，大法俱备，治少阳，清为主，散为辅，掌握好清、降、散、滋四大法，根据病情转归，随证治之，少阳之病尽可治愈。现将具体治疗分述于后，以资辨证。关键是把握好各个阶段上的特点，灵活运用清类诸法，不可胶柱鼓瑟，掌握好"清""引""转"三个环节。

清：

清热：方用白虎汤

《伤寒论》176 条："伤寒，脉浮滑，自汗出者，里有寒，白虎汤主之。"350 条："伤寒，脉滑而厥者，里有热，白虎汤主之。"219 条："三阳合病，腹满身重，难以转侧，口不仁，面垢、谵语、遗尿、发汗则谵语，下之则额上生汗，手足逆冷，若自汗出者，白虎汤主之。"从条文看，176 条里有寒，350 条的里有热，当以后条为正，三条叙出少阳热证的证候和热极似阴的表现，凡少阳病，见脉浮而滑、口渴、自汗出者，是少阳之热本质的表现，宜用白虎汤清热。

白虎证为纯热证，脉现浮滑，浮为热盛于外，滑是气血旺于里，热炽于半表半里，呈现表里俱热的脉象。少阳之热，治之以寒，白虎汤中，石膏清热除烦，知母清热养阴，佐以粳米、甘草和中，以助胃气，甘寒并用，共奏清热除烦、凉血止渴之功，为清热之良剂。

清热滋阴：方用竹叶石膏汤

《伤寒论》396 条："伤寒解后，虚羸少气，气逆欲吐，竹叶石膏汤主之。"本条叙出少阳热邪伤阴，气血俱耗，而表现出虚羸少气、气逆逆吐的证候。见此少阳热伤阴液者，宜清热滋阴，方选竹叶石膏汤。

竹叶石膏汤证，治以清热滋阴，方中竹叶、石膏疗心火，清胸热；人参、麦冬、甘草、粳米、大枣缓脾而益阴，健胃以和中，补心阴不足；半夏、生姜制逆气。此方即易白虎汤大寒之剂为清补之剂，具有清热滋阴的功用，但本方滋阴作用逊于黄连阿胶汤，临床多用于阴虚有热之证，如肺结核、支气管扩张症反复咯血者。

清火：方用栀子豉汤

《伤寒论》中，有关栀子豉汤的条文有六条，前已叙述，不累述。少阳病机有发热而烦，胸中窒，虚烦不得眠，反复颠倒，心中懊恼者，皆是胸膈郁热生火所致。欲清少阳火热，方用栀子豉汤以清其火。

方中栀子味苦性寒，苦能泄热，寒能胜热，上可清热除烦，下泄在里之郁热，栀子效能类似黄芩，是清胸腔火热最理想的一味药。豆豉味苦，性甘平，有类似柴胡之散郁作用，可轻浮上行，化浊为清，能清解在表之余热，佐栀子以宣透胸中之火，故治心中懊侬诸火证，两药配伍，一清一导，甚是得当。

清火救阴：方用黄连阿胶汤

《伤寒论》原文303条："少阴病，得之二三日以上，心中烦，不得卧，黄连阿胶汤主之。"从条文看，黄连阿胶汤证绝非寒证，而是热证，是由于胸膈郁热之火，燔灼津液，心火独亢而出现心中烦、不得卧等证，所治之方亦一派凉药，热则寒之，绝非少阴方而是少阳方，故文首"少阴病"。本证中"心中烦，不得卧"之证，与栀子豉汤中的"虚烦不得眠"证都属热，本质相同，但在程度上是有差别的，栀子豉汤证是郁热扰于胸膈，舌上有黄白相兼之苔，故宜栀子豉汤清热泻火。本证为阴虚阳亢，火极阴伤，除"心中烦，不得卧"外，舌质必红绛干燥少津，脉细灵敏，为水涸火炎之象，故用黄连阿胶汤滋阴降火。

黄连阿胶汤证，是阴竭阳亢之证，病者多有战栗的证候，这种情况，既不可用参、甘以助阳，亦不能用大黄而伤胃，只能是清火救阴。方中黄连、黄芩清热降火，阿胶、鸡子黄滋阴以息风，补血以平阳，芍药以敛消烁之心气，使心中烦，不得卧得以除。由于本方具有增液和营、清热除烦、止痉平火的作用，临床多用于病后邪热未尽，而津液已损之证，心烦不得卧者，首用之尤当，《温病条辨》中的大小定风珠，亦是由此方启悟而成。

引：

引火出表：方用葛根芩连汤

《伤寒论》原文34条："太阳病，桂枝证，医反下之，利遂不止，脉促者，表未解也，喘而汗出者，葛根黄芩黄连汤主之。"以方测证，本条文应修订为："太阳病，桂枝证，喘而汗出，医反下之，脉促者，表未解也；利遂不止者，葛根黄芩黄连汤主之。"原太阳病亦见桂枝证有汗而喘，则为麻杏石甘汤证，误用下法，若见脉促，主表邪未陷，仍当解表；若邪热内陷，而成协热利，而表邪犹未退者，是少阳之热倾向于太阳，有出表之热，应抓住这一时机，因势利导，用葛根芩连汤导热外出。

葛根芩连汤为解肌清热之剂。葛根为太阳病主药，性味辛凉，解热于表，为少阳之热外散敞开了肌表之门，黄芩、黄连苦寒，清热于中，使热有所清，病有所出，甘草和中以护胃气，四药相合，其建引热出表之功。

引火出里：方用大黄黄连泻心汤

《伤寒论》154条："心下痞，按之濡，其脉关上浮者，大黄黄连泻心汤主之。"本条文"心下痞"之前，应冠以"少阳病"，以便健全条文。心下痞是邪热阻滞在胃脘部，按之濡即按之软，说明有无形热邪聚积所致，所以，当少阳病但见心下痞时，是少阳之热波及里部，倾向于阳明病发展，有热向里走之热，宜用清法的同时，借用阳明病主药大黄为导，用大黄黄连泻心汤导热走里，使少阳之热由里下夺。

大黄黄连泻心汤，原只有大黄、黄连二味，医家多认为缺黄芩，林亿在整理《伤寒论》时，在本条下曾说："臣亿等看详大黄黄连泻心汤，诸本皆二味，又后附子泻心汤，用大黄、黄连、黄芩、附子，想是前方中亦有黄芩，后但加附子也。"《千金翼方》亦注云："此方必有黄芩。"诸证有理，甚是当从，三药相合，本方之妙在于煎服法。大黄小量清热，大量泻下，而本方不取煎而用麻沸汤渍之，取其轻扬清淡之意，以泻心消痞，不使大下。所谓麻沸汤者，即滚汤。钱氏云："麻沸汤者言汤沸时，泛沫之多，其乱如麻也，盖即今日之真正沸腾水也。"方中黄连、黄芩直接清少阳之热，麻沸汤渍大黄以轻开阳明之门，使邪热走里，清下并用，病热可除。

引热出表：方用麻杏石甘汤

《伤寒论》63条："发汗后，不可更行桂枝汤，汗出而喘，无大热者，可与麻黄杏仁石膏甘草汤。"从条文看，本方证是太阳病转化而形成太阳、少阳合病，是误用桂枝汤所致，病本太阳热证，反与桂枝汤，以热治热，其热益甚，致发汗后而表邪未解，反增喘证，故不可更行桂枝汤。汗出而喘，无大热者，是热邪不在肌表而已入少阳，欲治之法，须在清热之中兼开泄汗腺，使由表入少阳之邪再由表解，故方选麻黄杏仁甘草石膏汤治之。

麻杏石甘汤解表清热而定喘。因热在胸中，用石膏以清热降温；麻黄为太阳副主药，发汗解表之功最捷，打开太阳之门，让胸中少阳之热能由表而散；麻黄、杏仁、甘草以清宣肺中郁热、降肺气以定喘。麻杏石甘汤四味共用，开太阳之门，对平肺家之喘，清胸腔之热，引热出表有很好的功效，临床多用，不愧为解表宣肺清热之良剂。

引热出里：方用调胃承气汤

《伤寒论》70条："发汗后，恶寒者，虚故也，不恶寒，但热者，实也，当和胃气，与调胃承气汤。"105条："伤寒十三日，过经谵语者，以有热者，当以汤下之。若小便利者，大便当硬，而反利，脉调和者，知医以丸药下之，非其治也，若自下利者，脉当微厥，今反和者，此为内实也，调胃承气汤主之。"以条文和临证观察，汗后，有虚实两种转变，若汗后恶寒，是由于汗后体较虚，阴也不足，似属芍药甘草附子汤证；若汗后不恶寒，但热，凡见心下痞者，乃少阳之邪将欲入里，可假道阳明与调胃承气汤以微和胃气，导热下出则愈。105条虽有下利，仍用调胃承气汤，并非燥屎硬结，仍是少阳之热，借道阳明之法。凡少阳病，而见心下痞，烦满者，是热欲走里之势，宜用调胃承气汤引热从里而除，方中大黄苦寒，苦以清热，寒以泄热，芒硝咸寒以增液，甘草清热解毒以和中，三药为用，使少阳之趋于里部之热清泄并举，实热尽除。

转：

热极欲转阴：方用白虎加人参汤

《伤寒论》26条："服桂枝汤，大汗出后，大烦渴不解，脉洪大者，白虎加人参汤主之。"168条："伤寒若吐下后，七八日不解，热结在里，表里俱热，时时恶风，大渴，舌上干燥而烦，欲饮水数升者，白虎加人参汤主之。"169条："伤寒无大热，口燥渴，心烦，背微恶寒者，白虎加人参汤主之。"170条："伤寒脉浮，发热无汗。其表不解，不可与白虎汤，渴欲饮水，无表证者，白虎加人参汤主之。"222条："若渴欲饮水，口干舌燥者，白虎加人参汤主之。"从条文看，第26条本是麻杏石甘汤证，由于有汗，最易误为桂枝证，因为没有注意到口渴一证，误用了桂枝汤，大汗之后，大烦渴不解，脉洪大，变成了白虎加人参汤证。168条的"若吐若下后，七八日不解，热结在里"说明经吐下后，阳明病当除，热结在里，实为少阳纯里。170条："脉浮，发热无汗，其表不解者，不可与白虎汤。"说明白虎汤不治表部太阳病，白虎汤实为表里俱热之证。白虎加人参汤证在体温方面是达到了最高峰，在热证中热度没有超过此证者，此时是热由量变到质变的关键时刻，而脉大、恶风、背微恶寒诸证都是热极似阴的先兆，尤其是"背微恶寒"一证更重要，这是提示心阴虚最早的证候。古今都谓白虎汤有四大证候，实际上有大汗、大热、大烦、大渴、脉洪大五证，这五大证并非白虎汤证，实际上应是白虎加人参汤证。

少阳病证见背微恶寒时，此为热极欲转阴，少阳病复有少阴证，宜用白虎加人参汤，借助人参之功，扭转向阴转化的病势。方中白虎汤清少阳之热，使热势得平，热极伤阴，致使心阴不足，导致心阳衰微，方中加用少阴病副主药人参，以补气益阴，五药为用，热得清，阴得补，而阳自复，背微恶寒可去，五大证候可解。

火极欲转阴：方用附子泻心汤

《伤寒论》155条："心下痞，而复恶寒，汗出者，附子泻心汤主之。"条文中"而复恶寒"不确切。宜更作"面背恶寒"，同时应在心下痞前冠以"少阳病"，以定病性，"背恶寒"是火极转阴的一个征兆，凡热性病出现此证，不管热象如何，都要加附子以复心阳，不然就会使火邪之热发生逆转。矛盾着的双方，总是依据一定的条件，各向着其相反的方向转化，正如冬至一阳生，夏至一阴长一样，是物极必反的一条规律。

附子泻心汤以三黄之苦寒，直清少阳之火，加附子以复其心阳；附子为少阴主药，有强心壮阳之功，四药为用，清热济阴，温补心阳，寒热并用，攻补兼施，共为少阳欲转阴的良剂，故李中梓说："此仲景之妙用之入神也。"附子泻心汤之功用在清热泻火，救逆复阳也。

2. 少阴病

主证：心动悸，背恶寒，短气，或脉微细。

治则：强心壮阳。

主方：人参附子汤。

人参 10g，附子 15g，茯苓 15g，五味子 15g，麦冬 30g。

主药：人参；副主药：附子。

煎服法：附子汤中四味，以水 800mL，煮取 300mL，去滓，温服 100mL，日三服。

诊断部位：心背。

按语： 少阴病的主证，根据《伤寒论》原文 281 条 "少阴之为病，脉微细，但欲寐也" 和 177 条 "伤寒，脉结代，主动悸，炙甘草汤主之" 择出。

原文 281 条叙证太简，不能包括少阴病之主要证候，因少阴病与少阳病是同位异性的两组病证，同居胸中，一寒一热，病证绝殊。少阴病的主要病变是心功能不全的一种表现。心功能不全，有效循环血量减少，表现出既虚又寒的一组证候群。陆渊雷曰："少阴病者，乃全身机能衰退之病也。"章太炎说："少阴心疾也。"对于少阴病的认识，各家评说略同，都认为本病是心脏机能衰退后呈现的一派虚寒象，其主要病状反映在附子汤、真武汤和复脉汤证中。

心脏是少阴病的主要发病部位，从 177 条看，"心动悸" 是少阴病的必见之证。正常心脏无心跳之感，有病变才有所觉。动者，心慌心跳也；悸者，惊悸、惕惕不安也，均为少阴虚寒的典型征象。故将 "心动悸" 列为核心证，以概括少阴之病位、病性。心衰后，背恶寒是心阳虚的预兆，也是诊断心衰的可靠指征，甚至在高热的情况下，出现背恶寒（背后发冷，范围局限在后心处必须用参附以温心阳）心衰后，肺部淤血，组织缺氧，故见 "短气无力"。"脉微细" 是少阴病的多见症状，但非必有之证，因单纯脉微细，三阴病皆可见，非少阴病所独有，亦有心衰而出现脉大而烦躁不眠者，故在 "脉微细" 前冠以 "或" 字，以示说明。这背恶寒、短气或脉微细，组成少阴病的纲领证，为少阴病的辨证施治提供了证候依据。由于少阴病位在胸中，表现在心脏，心动悸是其核心证，故有 "少阴诊心" 之说。

少阴病由心阳衰微而引起半表半里部的虚寒证，波及整体，心动悸、短气以观其虚，背恶寒，口中和以察其寒，虚寒治以温补，少阴之虚寒，皆由心功能低下所致，故治疗大法为强心壮阳。

少阴本质虚寒，治以温补，方选人参附子汤以胜其任。该汤由人参、附子、茯苓、五味子等药组成，温补齐备，以补济虚，以热治寒。少阴病中数方，以人参附子汤温补为最佳，故列为主方。方中人参补益心阴以济少阴之虚，附子强心温阳以驱少阴之寒，茯苓健脾利水，消除浮肿，以减轻心脏负担，麦冬、五味子不但酸敛固气，可以抑制附燥，而且有强壮中枢神经系统的作用，与人参配位，又取生脉散之义。

附子强心壮阳，可使心衰恢复，其效力显著。日本小营卓夫曾做过试验，使蛙心停跳，再将从附子中提取的苷元给予注射，蛙心可重新恢复跳动，足可见其效力。临床所治疾病特征就是背恶寒，见其证，用其药，准确无误，故列为少阴病副主药。人参兴奋心肌，使心肌收缩力增强，可以起死回生，有类似毛地黄之功，但无毛地黄之毒。《神农本草经》载人参"主补五脏，安精神，止惊悸，定魂魄，明目，清心益智"，故为少阴病副主药。人参经过一百三十年的研究，没有结果，研究认为人参含苷元，实际应用苷元则无效，说明人参的有效成分不是苷元，有效成分尚未研究出来。目前提神用人参，而不用苷元。但应用人参有一点要切记，心脏将停跳时，休用人参，因人参兴奋心肌，有类毛地黄类作用，抑制传导系统，加速病人死亡，用时须配用附子。

山西盂县籍，一陈姓女患者，早年曾有腰腿痛病史，后至中年，渐渐出现心悸、气短、乏力，动则尤甚，背部肩胛间总觉发凉，如洒冷水状，病情日趋严重，生活不能自理而四处求治，医院多诊为"风湿性心脏病"。在一个风雪天，突然气喘急促，口唇发绀，心跳加快，当地医院按"急性肺水肿"予以抢救，病情缓解，然心慌、气短、背冷诸证仍在，遂按少阴病处以该汤。四剂余证消失，十二剂后生活可以自理。

人参附子汤是少阴病的代表方剂，但临床上少阴病的证候并不齐备，而是以个别症状突出表现出来，如四肢酸痛、手足逆冷、小便不利、脉结代等。这些症状是组成少阴病的重要方面，体现着病情的特殊性。所以在谈到少阴病的证治时，既要掌握少阴病的一般治疗，又要掌握少阴病的特殊证候突出的治疗，只有这样才能对复杂的病情，具体对待，具体分析，有的放矢。

《伤寒论》的附子汤与本主方作用相近，不再另述。

真武汤证：少阴病兼见小便不利，四肢沉重显者。

《伤寒论》原文 316 条："少阴病二三日不已，至四五日，腹痛，小便不利，四肢沉重疼痛，自下利者，此为有水气，其人或咳，或小便利，或下利，或呕者，真武汤主之。"根据临床实践看，"少阴病二三日不已，至四五日，多有此证，而见腹痛，小便不利，四肢沉重疼痛，自下利者为阳气衰微"。"气行则水行，气虚则水虚"，致水气浸淫内外。腹痛是寒甚于内，寒凝气滞，不通则痛；小便不利是阳虚而水不化，滞而不下行；四肢沉重疼痛，是湿浸于外，聚于肌肤，重是肿的先兆，肿是重的发展，二者只是程度上轻重之区别；自下利是水溢于内，脾气不升而滑利下行。以上这些证候，均系少阴虚寒所致。真武汤由附子、生姜、苍术、茯苓、白芍五药组成，汤内与附子汤相比较，以生姜易去人参，是因为人参有补阴益液的作用，味甘性补，容易造成水分停留，加重肿的程度，真武汤的重点是治疗肢沉重疼痛，小便不利，自下利，有水气诸证。

真武汤中，附子辛热，壮阳散寒；以生姜易人参，取生姜健脾温中，温运中气，使水得以健运而利；苍术甘温燥湿；茯苓、甘草淡渗利湿；白芍酸平，和血敛阴以固气。五药配合，温阳化气，补虚利水，共建温通心阳、逐水利湿之功。

茯苓四逆汤证：少阴病兼见手足逆冷，烦躁明显者。

《伤寒论》69 条："发汗、若下之，病仍不解，烦躁者，茯苓四逆汤主之。"从条文实际意义看，以方测证，此条"发汗"前加上"少阴病，小便不利，手足逆冷"，以充实症状为妥，本条为汗、下后所致的阴阳两虚证。汗后，病不解，反而又增加了烦躁之证，说明病已转入少阴。发汗则造成外之亡阳，下之则造成内之阴液损耗，阴阳俱虚，虚而生烦，阳气不得输布四末，必有四肢逆冷，气虚水不运化，必有水液停

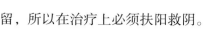

留，所以在治疗上必须扶阳救阴。

茯苓四逆汤，由茯苓、人参、附子、干姜、甘草组成，重点治疗手足逆冷，小便不利，烦躁者。方中附子、人参同用，以强心阴，壮心阳，重用茯苓以安神利尿。本方与附子汤相较，除去白芍之收敛，使四逆汤得以温煦四肢，使手足逆冷可愈。参附为用，烦躁可除，茯苓居首而小便自利，五药配用，使浮阳不得外越，阳气得扶，阴液得益，水聚得消，收以益阴固阳之效。

四逆加人参汤证：少阴病兼见手足逆冷，心动悸明显者。

《伤寒论》384条："恶寒，脉微而复利，利止亡血也，四逆加人参汤主之。"从方证的实际应用看，本条之应补入"少阴病，手足逆冷，心动悸"为妥，以充实其症状。四逆加人参汤必治四逆证，手足逆冷必见，手足逆冷乃心阳衰微所致，其心必见动悸，这是恶寒、脉微的具体表现。

四逆加人参汤由附子、干姜、甘草、人参组成，重点治疗手足逆冷、心动悸证。少阴病的四肢厥逆是心功能衰竭的一种表现，四逆汤温以祛寒，外走四肢，加人参以强壮心阴，阴阳俱补，而心悸自消，四肢得温，心力得补，循环改善，则厥逆自除。本方比茯苓四逆汤只少一味茯苓，因本汤证是亡阳又下利亡血的阴阳俱虚证，不必茯苓之淡渗利水，以免伤阴。四药为用，主要为回阳，兼生津养血。在临床上，凡少阴病兼见手足逆冷，心动悸明显者，用四逆加人参即可。

炙甘草汤证：少阴病兼见脉结代，心动悸明显者。

《伤寒论》177条："伤寒，脉结代，心动悸，炙甘草汤主之。"从条文看，少阴虚寒，寒凝气滞，心阳受阻，故脉见结代，虚则气衰，则心动悸，故治之之法，首选炙甘草汤，温通心阳，滋心阴，治虚治寒，以消其症。

炙甘草汤由甘草、生姜、桂枝、生地黄、麦冬、麻仁、大枣、人参、阿胶九药组成，本方又名"复脉汤"。本方主补心虚，而长于治脉结代，它能增强心力，以协调传导系统，使心律趋向正常。炙甘草汤是滋阴补血之剂，以炙甘草为主，养脾胃、补中气，以培补气血之本，以人参、生地黄、阿胶、麦冬、麻仁滋阴补血，麻仁润下，利于心动悸的治疗，大枣、生姜调和脾胃，甘寒之药，必得阳而始能化育，故以桂枝通心阳，则脉通利，动悸自止，结代自消，"复脉汤"由此而得名。

临床遇到结代脉，要慎重加以鉴别。例如，不过 10 岁小儿有蛔虫证者，常见脉结代。抵当汤证者，也有结代脉，但均无心动悸。有无心动悸，是鉴别施用复脉汤的要点。

四、三部的并病

疾病的表现形式和自然界的其他事物相同，不是那么简单，不是孤立不变的证候组合，而是具有独立性和混合性。机体的病状有的以独立的形式表现出来，有的则是以混合形式表现于临床。这是因为宇宙间一切事物都是对立统一的，疾病也不例外，同样具有单独性和复合性的证候表现。三部是整体成比例的缩小，是整体的子系统，在每个部构成特定的功能，所表现的病理反应同样有独立性的反应，也有统一性的反应。并病就是指同一部位（系统）感受同一病邪而表现的寒热虚实错综复杂的证候反映，这样的反映有一定的条件作前提，病邪和同一部位相作用，而表现出病证的复杂性。亢奋的表现和抑制的表现因一定的条件，一方面互相对立，另一方面又互相渗透。两种病性不同的证候相互作用，表现了混合性的局面，并存于同一部位，这就是各部的病理反应所呈现的部性（混合性）。部病的性质和阳性病、阴性病的性质都有所区别，呈现非寒非热、非虚非实的混合性，称之为"并病"。

在同一部位上，众证纷繁，寒热并存，虚实互见，难以辨清属性，可以不必强辨。在逻辑学上有模糊逻辑，天下许多事物有时只能用模糊逻辑去看待，去处理，想强行区分，往往不准确，达不到预期的目的。如鸡蛋中有血，有肉，有骨，经孵化可以变成鸡雏，此时，血、肉、骨可显而易见，在未经孵化之前，鸡蛋内是无法区分血、肉、骨的，只呈现近似胶状物。鸡蛋内确实有骨头，但又是无法挑出的，必须用模糊逻辑看待这一事实。疾病有时同样具有此理。疾病的发生和发展，具有两种状态，两种状态的变动都是由致病原作用于机体后，正邪相争所引起。疾病在相互静止状态中，在表现上只有量的变化，只是某些证候的表现，并没有发生激变，经过进一步的发展，就会达到显著的变动状态，出现了由量变到质变的转化，显现出病证的阴阳属性，或以阳的形式，或以阴的形式表现出来。前面讲的六病就是指疾病发展的变动状态，故同一部位上不能同时并见阴性病和阳性病。并病则是阳病与阴病处于相对静止阶段，就是病变发展的某一时期，而呈现的统一状态，如同日常生活中见的调和、均匀、相持、静止、凝聚、吸引等现象。机体感受病邪，病邪和机体之间产生的反应未表现出明显的阴阳属性，而不同质的证候依一定的条件，共存于机体之中，在某部上则表现出部病反应的统一性，如同水、土两种不同质的混合形成泥，泥中有水有土，但却不属水性，也不属土性，而是呈现泥性。临证多年，根据三部证候的统一性，列出并病，每部的并病代表着每部病证反应的部性，依据对立统一原则，构成三部的治法。在《伤寒论》中多无明确的并病原文，我们根据实际情况，在三部中列出三个并病，以标明三部的对立性与统一性，有益临床辨证施治。

（一）表部并病

主证：项背强几几，恶风，有汗或无汗，骨节疼痛。

治则：温经解表。

主方：葛根汤。

葛根 12g，桂枝 6g，麻黄 9g，芍药 6g，甘草 6g，生姜 9g，大枣4枚。

主药：葛根、桂枝。

煎服法：上七味，加水 1000mL，先煮麻黄、葛根，减 200mL，去白沫，纳诸药，煮取 300mL，去滓，温服 100mL，日三服，覆取微似汗，余如桂枝汤法，将息及禁忌。

按语：表部并病的主证，根据《伤寒论》14 条"太阳病，项背强几几，反汗出恶风者，桂枝加葛根汤主之"，31 条"太阳病，项背强几几，无汗，恶风，葛根汤主之"，以及 35 条"太阳病，头痛、发热、身痛、腰痛、骨节疼痛、恶风、无汗而喘者，麻黄汤主之"择出。从条文中可以看出，葛根汤是表部合并病的代表证候。从证候上看，项背强几几是头痛项强痛的类证，有程度之别，无病性之异，是太阳热证的表现。病邪侵及肌表，阻滞津液不得输布，经脉失去濡养，则现此证。几几，如缺翼之鸟，伸颈欲飞不能，项背强几几形容项背拘急，俯仰不能自如之状。无汗乃太阳实证之表现，有汗为厥阴表虚之见证，葛根汤证二者皆见，虚实并存可知也。恶风乃恶寒互文，风寒皆通恶，乃厥阴虚寒之标也，寒热所并而现身痛、腰痛、骨节疼痛，表为寒邪外束所致也。从三条之中分别叙出葛根汤所治的诸证，表部寒热虚寒俱在，故将项背强几几、恶风、有汗或无汗、骨节疼痛择出列为主证，以资辨证。

葛根汤中，桂枝汤、麻黄汤的汤性俱在，葛根、麻黄以治太阳，桂枝汤以治厥阴，显然是表部的并病方，不然，太阳为表部阳性病，其性为热，如以桂枝汤之温热治太阳之热，岂不火上浇油？反之，以葛根辛凉治厥阴之寒更是水上加冰，所以说葛根汤是表部的合治之方。在表部难以辨清太阳，厥阴病时，就用葛根汤以治，如有时类风湿性关节炎，即表现出头项强痛，发热，畏寒，手足冷，关节痛，是阳病还是阴病，难定病性，选用葛根汤治疗，就能收到较好的效果，这就是采取统一性治疗的例证。

葛根汤为桂枝汤加葛根、麻黄，具有解肌发汗、温通血脉、舒筋生津的功效。葛根能滋阴气，增津液，解肌散邪，发汗而不伤津，以治项背强痛，解表部之热；麻黄发汗解表，宣肺平喘以治表邪之实；桂枝、甘草辛甘以化阳，温表化气以治表部之寒；芍药、甘草酸甘化阴，敛阴止汗以治表部之虚。七药为用，阴阳得调，寒热虚实可治，正气可安，方中以葛根、桂枝突出其治疗重点，故为主药以作主导。

（二）里部并病

主证：胃中不和，心下痞硬，干噫食臭，胁下有水气，腹中雷鸣，下利。

治则：健脾和中。

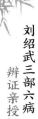

主方：生姜泻心汤。

生姜 15g，干姜 10g，甘草 10g，黄芩 15g，黄连 10g，半夏 5g，人参 10g，大枣 10 枚。

煎服法：上八味，以水 1000mL，煮取 600mL，去滓，再煎取 300mL，温服 100mL，日三服。

主药：生姜、黄连。

按语： 里部并病的主证，根据《伤寒论》175 条"伤寒汗出解之后，胃中不和，心下痞硬，干噫食臭"，似阳明病；"胁下有水气，腹中雷鸣，下利"似太阴病，但又似是而非，寒热虚实均不分明，难分阳明太阴，故为里部并病。里部的生姜泻心汤证实为一个寒热虚实错综的病证，阳明之热积于胃，留而不去，胃气上逆则现于干噫食臭，此为实热作祟。胃中瘀热不除，而使脾不运化，脾气不升，水饮不得四布而停于胁下，而见胁下有水气，水阻气道，气机不畅则腹中雷鸣；水湿下泄而见下利，皆太阴虚寒之候也。寒热分居，虚实相隔，使里部消化功能出现紊乱，必须健脾以和中，使脾气得健，水饮得行，气机畅达，脾气上升而水消利止，胃气得降则食积可去，积聚之食去，胃气下降则心下痞硬方解，干噫食臭得消，所选之方，非寒热并用、清补并举不得治愈。

方用生姜泻心汤作为主方。生姜、半夏以温胃散寒、燥湿降逆，使胃气得降，积聚之食可消；黄连、黄芩苦寒以治胃脘之势，使瘀积之热得泄；人参、大枣健脾补气，使脾气上升，下利可止，水气得输，以治太阳之虚；干姜、甘草温运胃阳，和调于中，使太阴之寒得温。八药并举，四面为用，寒热虚实混杂之证，尽得消、清、温、补，温清并用，消补相济，健脾和中之功。

（三）半表半里部并病

主证：胸胁苦满，寒热往来，心烦喜呕，心下悸，小便不利。

治则：和解阴阳。

主方：小柴胡汤。

柴胡 24g，黄芩 10g，人参 10g，半夏 15g，生姜 10g，甘草 10g，

大枣 12 枚。

主药：黄芩、人参、柴胡。

煎服法：上七味，以水 1200mL，煮取 600mL，去滓，再煎取 300mL，温服 100mL，日三服。

按语：半表半里部的主证根据《伤寒论》原文 96 条"伤寒五六日，中风，往来寒热，胸胁苦满，默默不欲饮食，心烦喜呕，或胸中烦而不呕，或渴，或腹中痛，或胁下痞硬，或心下悸，小便不利，或不渴，身有微热，或咳者，小柴胡汤主之"而择出。书中所列柴胡汤证条文七条，以条文看，叙述证候繁多，从胸胁苦满、心烦喜呕、寒热往来、心下悸、小便不利等众多证候看，半表半里部的阳性证候和阴性证候并见，虽证候繁杂，然各证并没有明显表现出少阳病、少阴病各自的特性。心烦喜呕状似少阳之热，胸胁苦满状似少阳之实，心下悸似属少阴之虚，不渴、小便不利似少阴之寒，故选用小柴胡汤同时作半表半里的并病方。方中黄芩、柴胡以调理少阳之实热，人参、甘草、大枣以温补少阴之虚寒，生姜、半夏降逆止呕，和调于脾胃，寒热共用，温补并施，以协同治疗半表半里之并证。

人体中，表在外，与空气接触，实为表中之表；里证在内，和饮食相接触，为里中之表；半表半里部居表里二部之间，实系纯里，以气血的循行，沟通表里，濡养内外，贯通上下。半表半里的变化外对表、内对里都有影响，故半表半里部实为整体的中心部分，可以决定全身的变化，整体的协调实际上主要是半表半里部的协调。胸为至阳，接纳外来天阳之气，腹为至阴，收纳水谷之气，天阳之气与水谷之气并充气血，以维持人体的生存。胸为少阳病所，腹为太阴之地，二者的变化，是整体变化的主要因素，能影响到全身各个部位。选用小柴胡汤不仅和调半表半里部，治中央以全四旁，更主要的是方中柴胡、黄芩以清疏少阳之实热，实有清泄三阳之热之功，人参、甘草、大枣、生姜、半夏温补太阴，更有温补三阴虚寒之效。所以《伤寒论》148 条："伤寒五六日，头汗出，微恶寒，手足冷，心下满，口不饮食，大便硬，脉细者，此为阳微结，必有表，复有里也，脉沉亦在里也，汗出为阳微，假令纯阴结，不得复有外证，悉入在里，此为半在表，半在里也……"从条文的症状上看，涉及三部，头汗出是少阳证，微恶寒，是太阳证，心下满是太阴证，手足冷是厥阴证，大便硬是阳明证，脉细是少阴证，六病的证候俱有，可见半表半里部影响及整体，故条文中说："必有表，复有里，此为半在表半在里也。"在一身众证俱在时，仲景告诉我们，采用协调疗法，抓住少阳与太阴以重点治疗，就能达到协调阴阳、和解整体的目的，以小柴胡汤为用，宣通上下，疗治内外，不愧为协调之第一良方。

第三节　十二单证辨证论治

　　单证的辨证论治是"三部六病"最基础的辨证方法。在三部的六病中，阳病实热、阴病虚寒是其各自的病性，但临床许多病证，往往是单一的证候表现，某些时候，三阳病中或表现其实，或表现其热，三阴病中或表现其虚，或表现其寒，在整体中就构成了寒、热、虚、实四种不同类型的证候群。我们根据《伤寒论》的原意，称此为"方证"。在整体治疗中，白虎汤清热降温以治三阳之热，新定大柴胡汤以治三阳之实，新定建中汤以疗三阴之虚，四逆汤温中回阳以解三阴之寒，这些均属治疗方证的代表方剂，标志着机体不同病理变化的特殊性。

　　整体化分三部，每部各具其独立性和特殊性，又是整体成比例的缩小。所以说，三部是整体的三个子系统。在每个系统中，皆有寒、热、虚、实四种病理反应，虚与寒合而为阴病，实与热合而为阳病。换言之，阴病中含有虚证、寒证，阳病中包含有实证、热证。综合三部就会有十二个方面的四类不同病质的反应，这些病证分而言之是单纯的，我们称这种单纯的一方面的病证为"单证"。在辨证论治中，如果说整体的六病是纲，那么十二单证就是目。体证、部证、病证都包涵着单证的具体内容。十二单证是与整体发生联系的十二条主干。病证在人体无论多么繁杂，都可用十二单证去分析，以此辨证论治，可以对复杂纷繁的证候有一个辨证的依据，对所施用的数以万计的方剂有一个衡量的标准，也是检验方与证是否正确的尺度。

病者所表现的证候无论如何庞杂，都是由单证组成的，根据每个单证的性质，就可以确定证属何部、何病，是合病、并病，还是兼证、合证，这样就会做到胸中有数，把握病情，观其脉证，随证治之。同理，在掌握每个单证性质后，对选方用药，就能做到有的放矢，不盲目用药，以此可以选用整体的方证方、六病的主病方，以及根据病情组出合病方、并病方、合证方、兼证方。如果单证独立存在，可以根据单证的不同病位、病情准确合理地选用主药，给予针锋相对的治疗。对于这种情况，我们称之为"药证方"。后文十二单证的选方原则，就是根据这个道理分别列出"药证方"的。

"三部六病"的主证与主方是根据《伤寒论》原文并结合临床实践分别择出的。单证的辨证论治，实际上就是从六病中分别产生和提取的。在六病辨证中，三阳皆热、皆实，三阴皆虚、皆寒。十二单证就是列出三部中阴性病与阳性病由于病位不同所表现出的寒、热、虚、实不同点的特殊性。如三阳之实，表部的无汗、里部的胃家实、半表半里部的胸满，由于部位不同，病势虽都属实，但其具体内容随其部位有其具体区别。三阴病各有虚有寒，三阳病各有实有热，在辨证中将分别论之。在施治中，六病各有主方、主药，对十二单证的治疗，根据三阳病的主方中主药治热，副主药治实的规律分别组成三阳病中各单证的"药证方"。三阴病的主方中，具有主药善补、副主药善温的特点，分别组成三阴病的六个单证方，其具体内容后文罗列，分别述之。

通过单证的辨证论治，可以把机体各部反映出的各种证候及数以千计的药物列为十二大类。每一类代表一种病理反应的性质，反映这个本质的现象并不是类同的，用药也不是千篇一律的。所以根据单证的性质，分别列出主证和类证，在治疗上分别列出主药和类药，以利按证归类、触类旁通，在辨证论治上既表现出原则性，又体现其灵活性，所以说单证的辨证论治在认证选药上是一面镜子，又是一把尺子，是鉴别衡量的标准。

一、表热证

主证：发热恶寒。

类证：身热寒战，鼻扇喘急，脉浮数，头项强痛。

治则：解表。

主药方：葛根甘草汤。

葛根 60g，甘草 10g。

类药：菊花、银花、连翘、薄荷、青蒿、苇根。

煎服法：上药二味，加水 800mL，煎至 300mL，去渣，每次服 100mL，分温三服，忌辛辣。

按语：主证的发热恶寒是表热证的特异性反映，既表现出热的本质，又具有表部热证的具体表现。恶寒而发热仅表部所独有，故为热证的主证，其余身热寒战是其表热的病状。肺与皮毛相表里，热袭于肺而出现鼻扇喘急、头项强痛、脉浮数的表现，归为类证范畴。

欲治之法，解表以散热，主药方葛根甘草汤中选用葛根为主药，辛凉解表以治表热。甘草可辅助葛根，增强其效，并有解毒之功。二药为用，以治表热。葛根为治表热代表性药物，葛根缺如时，可选用薄荷、菊花、银花以代之，皆此类也。

二、表实证

主证：无汗而喘。

类证：无汗恶风，项背强几几，骨节疼痛。

治则：发汗。

主药方：麻黄甘草汤。

麻黄 10g，甘草 10g。

类药：苏叶、荆芥、羌活、独活、山椿柳、葱白。

煎服法：上二味，加水 500mL，去上沫，煎至 300mL，去渣，每服 100mL，分温三服。

按语: 病邪袭表,肌肤被束,而表实无汗,无汗是表实之特征,邪无以发而见骨节疼痛,项背强几几而不得屈伸,皆表实之类证。热蕴于肺,肺与皮毛相表里,故见喘促,是肺之实证也,故与无汗皆列为表部实证,以利辨识证候。

表部实邪本从汗解,方选太阳病副主药麻黄以发其汗,使表实得解,此乃发汗峻药,以发汗平喘见长,故为治太阳实证的代表药,发汗除邪使无汗而喘尽解,如麻黄缺失或对麻黄药过敏者,可以苏叶、荆芥、羌活、葱白代之,此皆麻黄之类药也。

三、表寒证

主证:恶寒,肢节痹痛。

类证:四肢沉重,行动不便,肢冷畏寒。

治则:温阳通络。

主药方:桂枝甘草汤。

桂枝10g,甘草10g。

类药:桂皮、肉桂。

煎服法:上药二味,加水500mL,煎至300mL,去渣,每服100mL,分温三服,忌生冷、肉类。

表部阳虚而生外寒,气血被寒邪所遏,周流不畅,不通则痛,或肢节久失血养而见痹,故将恶寒与肢节痹痛作为表寒证的代表证候。此外,表阳衰微而见肢冷畏寒,肌表被寒所束,而行动不利、四肢沉重酸困,皆表寒证之类也。

选用厥阴病副主药桂枝作为治表寒代表药,以《伤寒论》64条的桂枝甘草汤作本证主药方。桂枝、甘草辛甘以化阳,温表阳、通脉络,使阳虚得补,外寒自去,气血周流畅通而肢节痹痛自止,其他各类证尽治也。若桂枝缺失时,可以桂皮代之,以充其类也。

四、表虚证

主证:手足冷,脉细。

类证：肢乏无力，懒动，脉沉微。

治则：补血活络。

主药方：当归甘草汤。

当归 15g，甘草 10g。

类药：川芎、丹参。

煎服法：上二味，加水 500mL，煎取 300mL，去渣，每服 100mL，分温三服，忌食油腻生冷。

按语：表部气血虚衰，肢末不得气血的濡养，而现肢冷脉细，故列为主证。表虚气血循行减少，机体功能改变，运动低下，时见肢体困乏，无力而懒动，更有甚者，可见脉微欲绝，直至气血周流不至而见肢体干枯坏死，为表虚之甚也，急需补血通脉以治，方挽表虚之危。

欲治之法：选用厥阴病主药当归作代表，根据当归四逆汤中原方有甘草，故将当归、甘草组成药证方，以当归活血补血、温补脉络，甘草补气和中，以使表虚之证可解，手足冷、脉细诸证可复。临床如当归缺乏时，可选用川芎、丹参以代之，皆活血补血以治表虚之类药也。

五、里热证

主证：日晡所潮热。

类证：谵语，面垢，手足濈然汗出。

治则：泄热。

主药方：大黄甘草汤。

大黄 15g，甘草 10g。

类药：番泻叶。

煎服法：上二味，以水 400mL，急火煎取 300mL，去渣，每温服 100mL，日三服，以利下热退为愈。

按语：病邪入里，从热化，里部蕴热，时时外发，如海水来潮之势，蒸蒸汗出。阳明里热乃热之极，日晡阳盛，两阳相合，天人相应，故日晡时发潮热，此为里部之特征，故为主证。热扰神明则谵语，热邪向外熏于肌肤则面垢，此皆里热之表现，同类证也。

里热欲治之法，须直泻里热。大黄苦寒泄热，效力之猛，素有将军之称，主药方取调胃承气汤，引热出里之意；因无实象，则选用大黄、甘草二味，武火急煎，取其泄热之功。二药合用，使里部之热尽泻，日晡潮热自止，余证可消。

六、里实证

主证：胃家实。

类证：腹满而胀，大便硬。

治则：软坚散结。

主药方：芒硝甘草汤。

芒硝 10g，甘草 10g。

类药：芦荟、麻仁、郁李仁。

煎服法：上二味，加水 400mL，先煎甘草片刻，再将芒硝纳入煎取 300mL，每服 100mL，分温三服，以下利为止，忌食油腻。

按语：里实证多由热致实，热灼津液，阴液内亏，痰、水、血、食有形之物聚集于里，消化道以胃为主，故称胃家实。实者，实有其物也。积滞之物留而不去，可见腹满，燥屎结于大肠，运化不通，传化不利，由于痰、水、血、食的积聚，使消化系统的各个不同阶段发生阻塞，故以"胃家实"为其主证。

三阳皆实，里实欲治之法，必须润燥软坚，急下存阴，方选阳明病副主药芒硝，泄热润燥软坚，使积于肠道的燥屎、停痰、瘀血尽去。配以甘草，有阻止水分吸收之功，与芒硝相配，有相得益彰之效，使燥屎可去，津液可生，故而将二药定为主药方。临床如芒硝缺如，或体弱者，可选用芦荟、郁李仁以代之，此皆软坚通便之类药也。

七、里寒证

主证：时腹自痛。

类证：腹中冷，下利清谷，自利不渴。

治则：温中。

主药方：干姜甘草汤。

干姜 10g，甘草 10g。

类药：砂仁、豆蔻、广木香、小茴香、荜茇、良姜。

煎服法：上二味，以水 300mL，煮取 200mL，去滓，分温再服。

按语：里寒者，脾胃寒也。脾胃寒而运化不利，寒凝气滞，气机不畅而出现时腹自痛，此里部太阴之寒之典型表现，为主证。寒湿或寒邪滞于里部，而使脾胃不能腐熟水谷，如同无火难煮饭一样，则见腹中冷而下利清谷。寒居于里，而口不渴，此皆里寒之类证，必须治之以温，使寒邪热化，寒证可去。

欲治之法，首当温中。方用干姜甘草汤。干姜温中散寒最烈，故为太阴病之副主药，和甘草相合，温中健胃以复胃阳之热，热复则水谷得以消，腐熟之功得以复。胃气得降，脾气可升，气机畅达，则时腹自痛可止，下利清谷得治，里寒去，吸收功能增强，诸证可解。方中温中之药甚多，临证若干姜缺失，可用砂仁、良姜以代之，皆温中之类药也。

八、里虚证

主证：腹满。

类证：食不下，胸下结硬。

治则：健脾。

主药方：苍术甘草汤。

苍术 30g，甘草 10g。

类药：白术。

煎服法：上二味，以水 500mL，煎取 300mL，去滓，每服 100mL，分温三服，忌食生冷。

按语：里虚之证腹满是因里部脾胃虚衰，功能低下，运化失职，水谷精微不得运化而形成的一种闷胀感觉。病者自诉腹胀痛，食而不化，心下有结气。医者细查，腹部柔软，无胀气之感，主观感觉和客观表现不相符合，此皆脾气虚所致。

里虚之治，首选太阴病主药苍术，健脾燥湿，脾气得健，脾胃运化正常，水精四布，身体健壮，虚证皆无，腹满一证自消，食欲增进，正体可安。太阴主方苍术汤中，甘草和胃调中，与苍术相合，能增强健脾补气之功，故将二药配伍，定为主药方。临床苍术缺如时，可以用白术代替，此皆健脾燥温之类药。

九、半表半里热证

主证：胸中烦热。

类证：身热烦，口苦咽干，小便黄赤，口渴，身热或寒热往来。

治则：清热。

主药方：黄芩甘草汤。

黄芩 15g，甘草 10g。

类药：黄连、黄柏、栀子、石膏、知母、玄参、竹叶。

煎服法：上二味，以水 500mL，煎取 400mL，去渣，再煎至 300mL，每服 100mL，分温再服，忌辛辣油腻。

按语：半表半里部介于表里二部之间，气血在机体实质部分的循行情况，决定着寒、热、虚、实的变化，其中心脏的功能起着决定性的作用。病邪进入半表半里从热化，呈现一派亢奋性的反应。因半表半里部实系纯里，病性为热，是为纯热，以高热持续不退为其主要表现形式，可波及全身，影响到表里二部，热邪有出表或入里时，热型才会出现寒热往来的现象。热蕴于半表半里，随着气血循行，在上，可见咽干口苦，口渴欲冷饮，在下则见小便黄赤，在表可见身热自汗出，入里可引起大便燥结，此皆一派热象证候。

欲治之法，首选少阳病主药黄芩，苦寒以清热，配合甘草以加强其清热解毒之功。只有热清血凉，身热方可退，诸症方可消。方药中清热降温药甚多，因半表半里热重在胸中，黄芩有清上焦热邪之长，故为主药方。临证缺失，可以黄连、石膏代之，此皆清热降温之类药，用之皆可取效。

十、半表半里实证

主证：胸中烦满。

类证：心烦烦呕，默默不欲饮食，躁急易怒，善太息。

治则：疏满散实。

主药方：柴胡甘草汤。

柴胡 15g，甘草 10g。

类药：香附、苏梗、乌药、郁金。

煎服法：上药二味，以水 500mL，煎取 400mL，去渣，再煎至 300mL，每服 100mL，分温再服。

按语：胸为至阳之所，半表半里实证多与热证同时并见，热邪积于胸中，热盛血涌，淋巴在胸导管受阻，致使气血与淋巴液壅滞胸中，故见胸满。胸中满闷、胸阳不通则心烦躁急、默默不欲饮食。拍动胸廓可使胸满证减轻，故见太息频频，此皆胸实不通之故也。因半表半里部病位在胸，气机不畅而满，故将胸满列为实证的主证，其余皆实证的表现。

半表半里实证病位在胸，实属纯里，欲治之法，必须疏导，少阳病副主药柴胡具有疏导转枢之功，故将柴胡列为主药。通过柴胡疏满导实，转枢表里。甘草和调于中，瘀滞于胸中之实皆可散去，胸满诸证可消，烦满躁急自解。柴胡乃疏肝解郁良药，较之他药更胜一筹。临证缺失，可用香附等药代之，皆疏导之类药，但其药效稍逊，用时可适当调配剂量，以全其效。

十一、半表半里寒证

主证：背恶寒。

类证：身寒倦怠。

治则：温心阳。

主药方：独附汤。

附子 15g。

类药：乌头、天雄。

煎服法：附子一味，劈开，加水 800mL，文火煎取 300mL，去滓，每服 100mL，分温三服。

按语：里部之寒，寒在太阴；半表半里部之寒，寒在少阴。半表半里部以心脏为主导，心脏功能下降，多虚与寒并存，多以心虚为其表现形式。心脏居胸倚背，阳虚生外寒，主阳虚而现背恶寒，换言之，背恶寒是心阳虚的先兆，无论何证，属阴或属阳，如见背恶寒，即可选用附子，以温心阳，挽救其急。除背恶寒外，口中和、倦怠乏力、面色㿠白皆为心阳虚寒之外现，寒证之类证也。

欲治半表半里之寒证，须选用少阴副主药附子以温心阳，散沉寒，附子一味有温心壮阳之功，心阳得温，外寒可解，心气充则血流畅，精力充沛则倦怠乏力可除，胸中寒消，口中和自退，犹如阳光普照，冰雪消融。治寒治以本，以附子壮心阳，此乃"热之不热，是无火也，益火之源，以消阴翳"，独附汤来源于《陈修园医书七十种》中之列方。

十二、半表半里部虚证

主证：心动悸。

类证：短气，虚烦不得眠，惕惕不安。

治则：补心阴。

主药方：独参汤。

人参 10g。

类药：党参、太子参、黄精、玉竹。

煎服法：以人参一味，加水 500mL，煮至 300mL，令病者分次频服，或每次服 100mL，温三服，煎后人参可食之。

按语：心阳衰微，面现虚寒。心阴虚，心阳独亢，可见动悸，心中惕惕不安，虚烦不得眠，心虚则力不支，故见短气，此皆心虚之类证。半表半里之虚，虚在心脏。心病者，多以动悸常见，故列为核心证。心虚者，多由劳神耗伤心血而所致，有表现心阴不足，心阳独亢者，有表现心阴阳俱虚者，临证细查，不难辨认，随证治之。

欲治之法，阴阳俱虚者，要补心阴，壮心阳；单纯心阴亏损致虚者，可补益心阴，兼益心气亦可。欲选方药，补虚仍以参，葛可久《十药神书》所载独参汤为主，此亦符合仲景《伤寒论》本义，故选用作主药方。通过人参强心补气，使心阴得补，心气得充，达其"止惊悸，定魂魄，清心明目"之功，心动悸可愈，诸类证可消。人参有起死回生之效，居补药之首。临证人参缺，可用党参、太子参以代之，皆属此类药也。

十二单证代表着三部的十二个方面，各自标志着本证的性质。在这里还有一点是需要提及的，就是临床辨证施治中，有许多证没有具体的病位和病性，在表部、里部和半表半里部各类证候群中均可见到。例如：小便不利、不能食、烦等证就属此类。在《伤寒论》原文中，小便不利 25 条，不能食 15 条，烦 38 条，涉及范围之广可想而知。我们将这类没有具体病位、具体病性的证候称为"多义证"。另外还有一类证候，就是超越本部的范畴，在其他的部或病中出现。这与多义证不同。超越本部的证候多由热极转阴、阴极似阳的病理改变或者是医者失治、误治之后出现，前者是自然因素而致，后者是人为因素而致，在本病出现不应的证候。如下利、利、吐、呕、发热、谵语、恶寒、厥等证。在《伤寒论》中有 82 条涉及利或下利，利本太阴病证，可由医者失治等原因在许多病中出现下利。发热涉及 51 条，发热本阳证，可是阴盛格阳，使真阳浮越，故在三阴病中亦可出现发热。厥本表寒，可在原文中有 27 处言及厥证，在热极时，可以转阴，出现阴极似阳的表现，故在辨证时应注意辨识真伪，以免贻误病情。我们将这些本在该部表现出而到其他部位出现的证候称为"越部证"，这些是临证中值得注意和区别的。

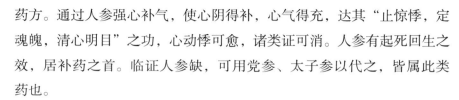

第四节　合病的证治

在机体每部中，凡具有实热或虚寒特性的证候群谓之病。阳病实热、阴病虚寒是其病性，病邪侵及机体，经过正邪相争，在三部定位后，有的部位呈现兴奋性反应，有的部位则出现抑制性反应，这样，由于部位的不同，就出现了阴性或阳性证候群，我们把这种各部不同的证候群并存的病理变化称为"合病"。在合病中，有阳病与阳病相合者，有阴病与阴病相合者，有阴病与阳病相合者，有三部相合者，在二部相合者这样五种情况。但是值得注意的是，在同一部位上，不能合病，只能是正邪相争，病证性质并不显著地各自表现其特性，而且依据一定的条件，共处于统一体中，这种情况在整体有，在三部也有。我们把每部的同一病变称为"并病"，在前面已经述及。同一时间、同一空间不能并存二理，一物不能并存二性。所以说在合病中，同一部位典型的阴阳二病是不存在的，也是不能相合的。根据这个情况，我们对合病做了归类。

合病是在异部中相合，每部的病变都具有独立的证候和特定的性质，证候的相合是按着六病中所列出的主证相合，以体现合病在各部的寒热虚实，在治疗上同样采取六病主方相加的原则，有其病则用其方，以治其病。总之，凡是在各部中构成独立病证时，在辨证中合其病，在治疗上合其方，这不是我们的创造，张仲景早在《伤寒论》中就为我们做出了榜样。合病类型，大多是一种推演式的。宛如门捷列夫创"元素周期表"。按照推断，必有这么多的类型，虽然临床表现可能不尽如此，但按此辨析，必然会体会到为"貌异神合"，即不是纲领证之相合，也必为类证相合也。列于此，教人以法矣。

主治方的命名，我们根据六病主方的组方原则，主方突出主药，就以主药的名称给主方命名。合病的主治方名，我们也采取主药相合而命名的原则。如三阳合病，则以葛根黄芩大黄汤名之。方名雷同化，缺乏艺术性，因属归类性方剂，暂以此命名方剂，待创方成熟后，再根据其药理作用、主治证候或取类比象的方法命名，以实现其科学性和艺术性的统一，故在此处暂不乱用方名，以主药的主导作用命方，从而有利于方剂学的归类。随着临床实践的继续，众多的方剂有一个逐步完善的过程，有待探索。

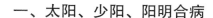

一、太阳、少阳、阳明合病

主证：头项强痛，胸中热烦满，胃家实，发热无汗，口渴，小便黄，脉滑数，大便硬或咳喘。

主方：葛根黄芩大黄汤。

葛根 60g，黄芩 30g，大黄 10g，麻黄 10g，柴胡 15g，芒硝 10g，石膏 30g，杏仁 10g，枳实 15g，厚朴 10g，芍药 30g，甘草 10g。

煎服法：上药十二味，加水 1000mL，煮取 300mL，将药汁倒出，再加水 500mL，煎取 200mL，去滓，将两次所煎药汁混为一体，分温三服，以空腹为佳，忌食油腻。

二、太阳、少阳、太阴合病

主证：头项强痛，胸中烦满，腹满，发热无汗，口渴，小便短赤，时腹自痛，或吐或利或咳喘。

主方：葛根黄芩苍术汤。

葛根 60g，黄芩 30g，苍术 30g，麻黄 10g，柴胡 15g，干姜 10g，茯苓 20g，石膏 30g，杏仁 10g，芍药 30g，甘草 10g，大枣 10 枚。

煎服法：上药十二味，先加水 1000mL，煮取 300mL，倒出药汁，再加水 500mL，煮取 200mL，去滓，将两次所煎药汁合在一起，煮沸后，分温三服，每次 150mL 左右。

三、太阳、少阴、阳明合病

主证：头项强痛，心动悸，胃家实，发热无汗，背恶寒，大便硬，口渴或咳喘。

主方：葛根附子大黄汤。

葛根 60g，附子 10g，大黄 10g，麻黄 10g，人参 5g，芒硝 10g，枳实 10g，厚朴 10g，杏仁 10g，石膏 30g，茯苓 20g，五味子 15g，甘草 10g。

煎服法：上药十三味，先加水 1000mL，煮 300mL，倒出药汁，再加水 500mL，煮取 200mL，去滓，将两次所煎药汁合在一起，煮沸，分温三服，忌油腻。

四、太阳、少阴、太阴合病

主证：头项强痛，心动悸，背恶寒，腹满，时腹自痛，发热恶寒，无汗口不渴，或吐或利或咳喘，脉细。

主方：葛根附子苍术汤。

葛根 60g，附子 10g，苍术 30g，人参 5g，麻黄 10g，杏仁 10g，石膏 30g，茯苓 20g，五味子 15g，干姜 10g，甘草 10g。

煎服法：上药十一味，以水 800mL，煮取 300mL，将药汁倒出，再加水 500mL，煮取 200mL，将两次所煎药汁合为一体，煮沸，分温三服，每服 150mL，以空腹服为宜，忌油腻生冷饮食。

五、厥阴、少阳、阳明合病

主证：手足逆冷，胸中烦满，脉细数，胃家实，发热汗出，大便硬，小便黄赤，咽干口苦，或肢节痹痛。

主方：当归黄芩大黄汤。

当归 15g，黄芩 30g，大黄 10g，桂枝 10g，柴胡 15g，芒硝 10g，芍药 30g，细辛 10g，通草 10g，枳实 10g，厚朴 10g，甘草 10g，大枣 10 枚。

煎服法：上药十三味，加水 1000mL，煮取 300mL，将药汁倒出，再加水 500mL，去滓，将两次所煎药汁合为一体，煮沸，分温三服，每服 150mL 左右，宜空腹，忌辛辣生冷。

六、厥阴、少阳、太阴合病

主证：手足逆冷，胸中烦满，腹满，脉沉细数，发热，口渴，时腹自痛，或吐或利或肢节痹痛。

主方：当归黄芩苍术汤。

当归 15g，黄芩 30g，苍术 30g，桂枝 10g，干姜 10g，柴胡 15g，

细辛 10g，通草 10g，茯苓 20g，芍药 30g，甘草 10g，大枣 10 枚。

煎服法：上药十二味，先加水 800mL，煮取 300mL，将药汁倒出，再加水 500mL，煮取 200mL 去滓，将两次所煎药汁合为一体，煮沸，分温三服，以空腹服为宜，忌生冷油腻。

七、厥阴、少阴、阳明合病

主证：手足逆冷，心动悸，背恶寒，胃家实，发潮热，自汗出，大便硬，或肢节痹痛，脉沉数、细涩。

主方：当归附子大黄汤。

当归 15g，附子 10g，大黄 15g，桂枝 10g，人参 5g，芒硝 10g，枳实 15g，厚朴 10g，细辛 10g，通草 10g，茯苓 20g，五味子 15g，芍药 30g，甘草 10g，大枣 10 枚。

煎服法：上药十五味，以水 1000mL，煮取 300mL，倒出药汁，再加水 500mL，煮取 200mL，去滓，将两次药汁合为一体，煮沸，分温三服，以空腹服为宜，忌生冷肉类。

八、厥阴、少阴、太阴合病

主证：手足逆冷，心动悸，背恶寒，腹满，时腹自痛，脉微细，或吐或利，或肢节痹痛。

主方：当归附子苍术汤。

当归 15g，附子 10g，苍术 30g，桂枝 10g，人参 5g，干姜 10g，通草 10g，细辛 10g，芍药 30g，茯苓 20g，甘草 10g，大枣 10 枚，五味子 15g。

煎服法：上药十三味，加水 1000mL，煮取 300mL，将药汁倒出，再加水 500mL，煮取 200mL，去滓，将两次药汁合为一体，煮沸，分温三服，忌生冷油腻。

九、太阳、少阳合病

主证：头项强痛，胸中烦满，发热无汗，口渴咽干，小便黄赤，脉滑数，或咳喘。

主方：葛根黄芩汤。

葛根60g，黄芩30g，麻黄10g，柴胡15g，石膏30g，杏仁10g，芍药30g，甘草10g。

煎服法：上药八味，加水800mL，煮取300mL，将药汁倒出，再加水500mL，煮取200mL，去滓，分温三服，将两次药汁相合，煮沸，每次服100mL左右，忌食辛辣之物。

十、太阳、阳明合病

主证：头项强痛，胃家实，发热汗出，大便硬，或无汗，咳喘。

主方：葛根大黄汤。

葛根60g，大黄15g，麻黄10g，芒硝10g，石膏30g，杏仁10g，枳实15g，厚朴10g，甘草10g。

煎服法：上药九味，加水800mL，煮取300mL，将药汁倒出，再加水500mL，煮取200mL，去滓，将两次药汁相合，煮沸，分温三服，忌辛辣。

十一、太阳、少阴合病

主证：头项强痛，心动悸，背恶寒，发热无汗，脉浮细，或咳喘。

主方：葛根附子汤。

葛根60g，附子10g，麻黄10g，人参5g，石膏30g，杏仁10g，茯苓20g，五味子15g，甘草10g。

煎服法：上药九味，以水800mL，煮取300mL，将药汁倒出，再加水500mL，煮取200mL，去滓，将两次药汁相合，煮沸，分温三服，以空腹服为宜，忌生冷油腻。

十二、太阳、太阴合病

主证：头项强痛，腹满，发热恶寒，时腹自痛，或吐或利，或咳喘。

主方：葛根苍术汤。

葛根 60g，苍术 30g，麻黄 10g，干姜 10g，石膏 30g，杏仁 10g，茯苓 20g，甘草 10g。

煎服法：上药八味，以水 800mL，煮取 300mL，将药汁倒出，再加水 500mL，煮取 200mL，去滓，将两次药汁相合，分温三服，以空腹服为宜，忌食生冷油腻。

十三、厥阴、少阳合病

主证：手足逆冷，胸中烦满，发热，咽干口苦，小便黄赤，或肢节痹痛，脉细数。

主方：当归黄芩汤。

当归 15g，黄芩 15g，桂枝 10g，柴胡 15g，细辛 10g，通草 10g，芍药 30g，甘草 10g，大枣 10 枚。

煎服法：上药九味，以水 800mL，煮取 300mL，将药汁倒出，再加水 500mL，煮取 20mL，去滓，将两次药汁相合，分温三服，以空腹服为宜，忌食生冷辛辣。

十四、厥阴、阳明合病

主证：手足逆冷，胃家实，发潮热，自汗出，大便硬，脉沉细数，或肢节痹痛。

主方：当归大黄汤。

当归 15g，大黄 15g，桂枝 10g，芒硝 10g，细辛 10g，通草 10g，芍药 30g，甘草 10g，枳实 15g，厚朴 10g，大枣 10 枚。

煎服法：上药十一味，以水 800mL，煮取 300mL，将药汁倒出，再加水 500mL，煮取 200mL，去滓，将两次药汁相合，分温三服，以空腹服为宜。

十五、厥阴、少阴合病

主证：手足逆冷，心动悸，背恶寒，脉微细或肢节痹痛。

主方：当归附子汤。

当归 15g, 附子 10g, 人参 10g, 桂枝 10g, 细辛 10g, 通草 10g, 甘草 10g, 芍药 30g, 大枣 10 枚, 茯苓 20g, 五味子 15g。

煎服法: 上药十一味, 加水 800mL, 煮取 300mL, 将药汁倒出, 再加水 500mL, 煮取 200mL, 去滓, 将两次药汁相合, 煮沸, 分温三服, 以空腹服为宜, 忌食生冷油腻。

十六、厥阴、太阴合病

主证: 手足逆冷, 腹满, 或吐, 或利, 时腹自痛, 脉沉细, 或肢节痹痛。

主方: 当归苍术汤。

当归 15g, 苍术 30g, 桂枝 10g, 干姜 10g, 细辛 10g, 通草 10g, 芍药 30g, 甘草 10g, 大枣 10 枚, 茯苓 30g。

煎服法: 上药十味, 以水 800mL, 煮取 300mL, 将药汁倒出, 再加水 500mL, 煮取 200mL, 将两次药汁合在一起, 煮沸, 分温三服, 以空腹服为宜, 忌食生冷肉类。

十七、少阳、阳明合病

主证: 胸中烦满, 胃家实, 发热汗出, 口苦咽干, 小便黄赤, 大便硬, 脉滑数。

主方: 黄芩大黄汤。

黄芩 30g, 大黄 10g, 柴胡 15g, 芒硝 10g, 芍药 30g, 甘草 10g, 大枣 10 枚, 枳实 15g, 厚朴 10g。

煎服法: 上药九味, 以水 800mL, 煮取 300mL, 将药汁倒出, 再加水 500mL, 煮取 200mL, 去滓, 将两次药汁相合, 煮沸, 分温三服, 以空腹服为宜, 忌食辛辣。

十八、少阳、太阴合病

主证: 胸中烦满, 发热汗出, 腹满, 时腹自痛, 或呕或利, 咽干口苦, 小便少。

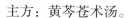

主方：黄芩苍术汤。

黄芩15g，苍术30g，柴胡15g，干姜10g，芍药30g，甘草10g，茯苓20g，大枣10枚。

煎服法：上药八味，以水800mL，煮取300mL，将药汁倒出，再加水500mL，煮取200mL，将两次药汁相合，煮沸，分温三服，忌食生冷、辛辣。

十九、少阴、阳明合病

主证：心动悸，背恶寒，胃家实，发潮热，自汗出，大便硬，脉细数。

主方：附子大黄汤。

附子10g，大黄15g，人参10g，芒硝10g，茯苓20g，五味子15g，枳实15g，厚朴10g。

煎服法：上药八味，以水800mL，煮取300mL，将药汁倒出，再加水500mL，煮取200mL，将两次药汁相合，煮沸，分温三服，以空腹服为宜，忌食生冷、辛辣。

二十、少阴、太阴合病

主证：心动悸，背恶寒，胸满，时腹自痛，或吐或利，脉沉微。

主方：附子苍术汤。

附子10g，苍术30g，人参10g，干姜10g，茯苓30g，甘草10g，五味子15g。

煎服法：上药七味，以水800mL，煮取300mL，将药汁倒出，再加水500mL，煮取200mL，去滓，将两次药汁相合，煮沸，分温三服，以空腹服为宜，忌食生冷、肉类。

三合病与二合病分别列出之后，我们必须对合病的性质与治疗的重点有一个明确的认识。哪些病可以相合，哪些病不可以相合，其中的原则性与灵活性如何掌握，有必要做一重申。此先从《伤寒论》原文说起。原文219条："三阳合病，腹满，身重，难以转侧，口不仁，面垢，谵语，遗尿。发汗则谵语，下之则额上生汗，手足逆冷，若自汗出者，白虎汤主之。"原文 268 条："三阳合病，脉浮大，上关上，但欲眠睡，目合则汗。"此两条叙出三阳合病，说明阳病和阳病可以相合。那么，阴病是否可以相合呢？再看《伤寒论》317 条"少阴病，下利清谷，里寒外热，手足厥逆，脉微欲绝，身反不恶寒，其人面色赤，或腹痛，或干呕，或咽痛，或利止脉不出者，通脉四逆汤主之"；225 条"脉浮而迟，表热里寒，下利清谷者，四逆汤主之"。从以上两条原文看，下利清谷属太阴病，手足逆冷属厥阴病，脉微欲绝属少阴病，此条文可以说明：不单三阳可以合病，三阴也能合病。阳病与阳病可以相合，阴病与阴病亦可以相合，那么，阴病与阳病能否相合呢？《伤寒论》原文 357 条："伤寒六七日，大下后，寸脉沉而迟，手足厥逆，下部脉不至，喉咽不利，唾脓血，泄利不止者，为难治，麻黄升麻汤主之。"从条文中可以看到，寸脉沉而迟，下部脉不至，手足厥逆是厥阴病，喉咽不利，唾脓血是少阳病，泄利不止是太阴病。在三部中表现出有阴病、有阳病，在不同的部位上出现不同性质的病证是可以相合的。从麻黄升麻汤中也可以看到药分三类：黄芩、知母、葳蕤以治少阳，桂枝、当归、芍药以治厥阴，干姜、甘草、白术、茯苓以治太阴；并看出合病的性质不同，治疗的原则、方法也不同。这样，我们可以看到，在合病中，三阴能合，三阳能合，阴阳亦能合。但同一部位阴阳两种性质不同的病不能相合，如：里部有太阴病时，就不可能同时再现阳明病，同部位阴阳二性的出现构成了并病，详见前述。合病的原则就是依据这些道理而定的，主证主方就是根据这些道理而产生的。

第五节　兼证的证治

在六病中，三阳病包括实与热两个方面，三阴病包括虚与寒两个方面，在临床具体的辨证施治过程中，疾病的形式有时是以病的形式存在，有时仅表现一方面，或虚或寒或实或热，是以证的形式表现出来。我们把异部中病与病互存的情况称为"合病"，前已论述，把病与证共见的情况称为"兼证"，将在本篇具体论述。六病的来源及证候的表现，前面已交代，不再赘述。本篇"兼证"的辨证原则就是根据三部中各病的存在与各证的存在，依一定条件在机体中反映出来的现象做一归结，凡病与证共见者，统归在"兼证"的范畴。在施治中，根据"合病合方、合证合药"的原则，按着六病十二证选用六方十二药，以此类推，泾渭分明，有多少病相合，就有多少方相合，合病中做了具体罗列，有多少证相合，就有多少药相合。本篇为了叙述简明起见，仅列举每病与其他十个单证相兼的情况，以便了解其理。列出各种单证的相兼情况，可以使人以此类举，有何证相兼，即相合何药，临证具体掌握，这样既可免去连篇累牍的泛述，又可收到执简驭繁之效果，掌握原则，具体应用。

知识的发展是无穷无尽的，一个学说、一种理论不会永远停留在原来的水平上。我们对三部六病证与药的认识也是这样，在兼证的证治中，我们仅列出主证、主方和煎服法三个方面，以提供辨证施治的依据。

一、太阳病兼表寒证

主证：头项强痛，发热恶寒，脉浮，无汗而喘，肢节痹痛。

主方：葛根加桂枝汤。

葛根 60g，麻黄 10g，石膏 30g，杏仁 10g，甘草 10g，桂枝 10g。

煎服法：上药六味，加水 600mL，煮取 200mL，倒出药汁，再加水 300mL，煮取 100mL，去滓，将两次药汁相合，煮沸，分温三服，以空腹服为宜，忌食生冷、油腻饮食。

二、太阳病兼表虚证

主证：头项强痛，发热恶寒，脉浮，无汗而喘，手足逆冷。

主方：葛根加当归汤。

葛根 60g，麻黄 10g，石膏 30g，杏仁 10g，甘草 10g，当归 15g。

煎服法：上药六味，以水 600mL，煮取 200mL，将药汁倒出，再加水 300mL，煮取 100mL，去滓，将两次药汁相合，煮沸，分温三服，以空腹服为宜，忌食油腻、生冷。

三、太阳病兼半表半里热证

主证：头项强痛，发热，脉浮滑，无汗而喘，胸中热烦。

主方：葛根加黄芩汤。

葛根 60g，麻黄 10g，石膏 60g，杏仁 10g，甘草 10g，黄芩 15g。

煎服法：上药六味，加水 600mL，煮取 200mL，将药汁倒出，再加水 300mL，煮取 100mL，去滓，将两次药汁相合，煮沸，分温三服，宜空腹服用，忌食辛辣之物。

四、太阳病兼半表半里实证

主证：头项强痛，发热恶寒，脉浮滑，无汗而喘，胸满。

主方：葛根加柴胡汤。

葛根 60g，麻黄 10g，石膏 60g，杏仁 10g，甘草 10g，柴胡 15g。

煎服法：上药六味，以水 600mL，煮取 200mL，将药汁倒出，再加水 300mL，煮取 100mL，将两次药汁相合，煮沸，分温三服，忌辛辣。

五、太阳病兼半表半里寒证

主证：头项强痛，发热无汗，或咳喘，背恶寒。

主方：葛根加附子汤。

葛根 60g，麻黄 10g，杏仁 10g，石膏 30g，甘草 10g，附子 10g。

煎服法：上药六味，以水 600mL，煮取 200mL，将药汁倒出，再加水 300mL，煮取 100mL，去滓，将两次药汁相合，再煮沸，分温三服，空腹为宜，忌辛辣油腻。

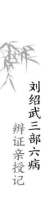

六、太阳病兼半表半里虚证

主证：头项强痛，发热恶寒，无汗而喘，心动悸。

主方：葛根加人参汤。

葛根 60g，麻黄 10g，石膏 30g，杏仁 10g，甘草 10g，人参 10g。

煎服法：上药六味，加水 600mL，煮取 200mL，将药汁倒出，再加水 300mL，煮取 100mL，去滓，将两次药汁相合，煮沸，分温三服，以空腹服为宜。

七、太阳病兼里热证

主证：头项强痛，发热无汗，咳喘，日晡所潮热。

主方：葛根加大黄汤。

葛根 60g，麻黄 10g，石膏 30g，杏仁 10g，甘草 10g，大黄 15g。

煎服法：上药六味，加水 600mL，煮取 200mL，将药汁倒出，再加水 300mL，煮取 100mL，去滓，将两次药汁相合，煮沸，分温三服，以空腹服为宜，忌辛辣之品。

八、太阳病兼里实证

主证：头项强痛，发热恶寒，无汗而喘，大便硬。

主方：葛根加芒硝汤。

葛根 60g，麻黄 10g，石膏 30g，杏仁 10g，甘草 10g，芒硝 10g。

煎服法：上药六味，加水 600mL，煮取 200mL，将药汁倒出，再加水 300mL，煮取 100mL，去滓，将两次药汁相合，煮沸，分温三服，以空腹服为宜，忌辛辣之品。

九、太阳病兼里寒证

主证：头项强痛，发热恶寒，无汗而喘，时腹自痛。

主方：葛根加干姜汤。

葛根 60g，麻黄 10g，石膏 30g，甘草 10g，杏仁 10g，干姜 10g。

煎服法：上药六味，以水 600mL，煮取 200mL，将药汁倒出，再加水 300mL，煮取 100mL，去滓，将两次药汁相合，煮沸，分温三服，以空腹服为宜。

十、太阳病兼里虚证

主证：头项强痛，发热恶寒，无汗而喘，腹满。

主方：葛根加苍术汤。

葛根 60g，麻黄 10g，杏仁 10g，石膏 30g，甘草 10g，苍术 30g。

煎服法：上药六味，以水 600mL，煮取 200mL，将药汁倒出，再加水 300mL，煮取 100mL，去滓，将两次药汁相合，煮沸，分温三服，以空腹服为宜。

十一、厥阴病兼表热证

主证：手足逆冷，脉沉细，肢节痹痛，发热恶寒，项背强几几。

主方：当归加葛根汤。

当归 15g，桂枝 10g，芍药 30g，甘草 10g，细辛 10g，通草 10g，大枣 10 枚，葛根 60g。

煮服法：上药八味，加水 800mL，煮取 300mL，将药汁倒出，再加水 300mL，煮取 100mL，去滓，将两次药汁相合，煮沸，分温三服，宜空腹，忌生冷、肉类。

十二、厥阴病兼表实证

主证：手足逆冷，恶寒脉细，或肢节痹痛，无汗而喘。

主方：当归加麻黄汤。

当归 15g，桂枝 10g，细辛 10g，通草 10g，芍药 30g，甘草 10g，大枣 10 枚，麻黄 10g。

煎服法：上药八味，加水 800mL，煮取 300mL，将药汁倒出，再加水 300mL，煮取 100mL，去滓，将两次药汁相合，煮沸，分温三服，

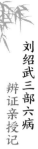

以空腹服为宜。

十三、厥阴病兼半表半里热证

主证：手足逆冷，恶寒脉细，肢节痹痛，胸中烦热。

主方：当归加黄芩汤。

当归 15g，桂枝 10g，细辛 10g，通草 10g，芍药 30g，甘草 10g，大枣 10 枚，黄芩 30g。

煎服法：上药八味，以水 800mL，煮取 300mL，将药汁倒出，再加水 300mL，煮取 100mL，将两次药汁相合，分温三次服，以空腹服为宜，忌生冷肉类。

十四、厥阴病兼半表半里实证

主证：手足逆冷，脉细恶寒，胸满，或肢节痹痛。

主方：当归加柴胡汤。

当归 15g，桂枝 10g，通草 10g，细辛 10g，芍药 30g，甘草 10g，大枣 10 枚，柴胡 15g。

煎服法：上药八味，加水 800mL，煮取 300mL，将药汁倒出，再加水 300mL，煮取 100mL，去滓，将两次药汁相合，煮沸，分温三服，以空腹服为宜。

十五、厥阴病兼半表半里寒证

主证：手足逆冷，恶寒脉细，或肢节痹痛，其背恶寒。

主方：当归加附子汤。

当归 15g，桂枝 10g，通草 10g，细辛 10g，芍药 30g，甘草 10g，大枣 10 枚，附子 10g。

煎服法：上药八味，以水 800mL，煮取 300mL，将药汁倒出，再加水 300mL，煮取 100mL，去滓，将两次药汁相合，煮沸，分温三服，宜空腹服。

十六、厥阴病兼半表半里虚证

主证：手足逆冷，恶寒脉细，心动悸，或肢节痹痛。

主方：当归加人参汤。

当归 15g，桂枝 10g，通草 10g，细辛 10g，芍药 30g，甘草 10g，大枣 10 枚，人参 10g。

煎服法：上药八味，以水 800mL，煮取 300mL，将药汁倒出，再加水 300mL，煮取 100mL，将两次药汁相合，煮沸，分温三服，宜空腹服。

十七、厥阴病兼里热证

主证：手足逆冷，肢节痹痛，日晡所潮热。

主方：当归加大黄汤。

当归 15g，桂枝 10g，通草 10g，细辛 10g，芍药 30g，甘草 10g，大枣 10 枚，大黄 10g。

煎服法：上药八味，以水 800mL，煮取 300mL，将药汁倒出，再加水 300mL，煮取 100mL，去滓，将两次药汁相合，煮沸，分温三服，宜空腹服。

十八、厥阴病兼里实证

主证：手足逆冷，恶寒，脉细数，大便硬，或肢节痹痛。

主方：当归加芒硝汤。

当归 15g，桂枝 10g，通草 10g，细辛 10g，芍药 30g，甘草 10g，大枣 10 枚，芒硝 10g。

煎服法：上药八味，以水 800mL，煮取 300mL，将药汁倒出，再加水 300mL，煮取 100mL，去滓，将两次药汁相合，煮沸，分温三服，宜空腹服。

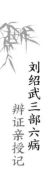

十九、厥阴病兼里寒证

主证：手足逆冷，脉细恶寒，肢节痹痛，时腹自痛。

主方：当归加干姜汤。

当归 15g，桂枝 10g，细辛 10g，通草 10g，芍药 30g，甘草 10g，大枣 10 枚，干姜 10g。

煎服法：上药八味，加水 800mL，煮取 300mL，将药汁倒出，再加水 300mL，煮取 100mL，去滓，将两次药汁相合，煮沸，分温三服，宜空腹服，忌生冷。

二十、厥阴病兼里虚证

主证：手足逆冷，脉细恶寒，腹满，或肢节痹痛。

主方：当归加苍术汤。

当归 15g，桂枝 10g，细辛 10g，通草 10g，芍药 30g，甘草 10g，大枣 10 枚，苍术 30g。

煎服法：上药八味，加水 800mL，煮取 300mL，将药汁倒出，再加水 300mL，煮取 100mL，去滓，将两次药汁相合，煮沸，分温三服，宜空腹服。

二十一、少阳病兼表热证

主证：胸中烦，口苦咽干，小便黄赤，发热恶寒，头项强痛。

主方：黄芩加葛根汤。

黄芩 30g，柴胡 15g，芍药 30g，甘草 10g，大枣 10 枚，葛根 60g。

煎服法：上药六味，加水 500mL，煮取 200mL，将药汁倒出，再加水 300mL，煮取 100mL，去滓，将两次药汁相合，煮沸，分温三服，以空腹服为宜。

二十二、少阳病兼表实证

主证：胸中烦满，发热或寒热往来，口苦咽干，小便黄赤，无汗而喘。

主方：黄芩加麻黄汤。

黄芩 30g，柴胡 15g，芍药 30g，甘草 10g，大枣 10 枚，麻黄 10g。

煎服法：上药六味，加水 500mL，煮取 200mL，将药汁倒出，再加水 300mL，煮取 100mL，去滓，将两次药汁相合，煮沸，分温三服，以空腹服为宜。

二十三、少阳病兼表寒证

主证：胸中烦满，发热，咽干口苦，小便黄赤，或肢节痹痛。

主方：黄芩加桂枝汤。

黄芩 30g，柴胡 15g，芍药 30g，甘草 10g，大枣 10 枚，桂枝 10g。

煎服法：上药六味，加水 500mL，煮取 200mL，将药汁倒出，再加水 300mL，煮取 100mL，去滓，将两次药汁相合，煮沸，分温三服，以空腹服为宜。

二十四、少阳病兼表虚证

主证：胸中烦满，发热，咽干口苦，小便黄赤，手足逆冷，脉细。

主方：黄芩加当归汤。

黄芩 30g，柴胡 15g，芍药 30g，甘草 10g，大枣 10 枚，当归 15g。

煎服法：上药六味，加水 500mL，煮取 200mL，将药汁倒出，再加水 300mL，煮取 100mL，去滓，将两次药汁相合，煮沸，分温三服，以空腹服为宜。

二十五、少阳病兼半表半里寒证

主证：胸中烦满，发热汗出，咽干口苦，小便黄赤，背恶寒。

主方：黄芩加附子汤。

黄芩 30g，柴胡 15g，芍药 30g，甘草 10g，大枣 10 枚，附子 10g。

煎服法：上药六味，以水 500mL，煮取 200mL，将药汁倒出，再加水 300mL，煮取 100mL，去滓，将两次药汁相合，煮沸，分温三服，以空腹服为宜。

二十六、少阳病兼半表半里虚证

主证：胸中烦满，口苦咽干，小便黄赤，发热汗出，心动悸。

主方：黄芩加人参汤。

黄芩 30g，柴胡 15g，芍药 30g，甘草 10g，大枣 10 枚，人参 10g。

煎服法：上药六味，以水 500mL，煮取 200mL，将药汁倒出，再加水 300mL，煮取 100mL，去滓，将两次药汁相合，煮沸，分温三服，以空腹服为宜。

二十七、少阳病兼里热证

主证：胸中烦满，咽干口苦，小便黄赤，日晡所潮热。

主方：黄芩加大黄汤。

黄芩 30g，柴胡 15g，芍药 30g，甘草 10g，大枣 10 枚，大黄 10g。

煎服法：上药六味，以水 500mL，煮取 200mL，将药汁倒出，再加水 300mL，煮取 100mL，去滓，将两次药汁相合，分温三服，以空腹服为宜。

二十八、少阳病兼里实证

主证：胸中热烦，咽干口苦，小便黄赤，发热，大便硬。

主方：黄芩加芒硝汤。

黄芩 30g，柴胡 15g，芍药 30g，甘草 10g，大枣 10 枚，芒硝 10g。

煎服法：上药六味，以水 500mL，煮取 200mL，将药汁倒出，再加水 300mL，煮取 100mL，去滓，将两次药汁相合，煮沸，分温三服，以空腹服为宜。

二十九、少阳病兼里寒证

主证：胸中烦满，发热，咽干口苦，小便黄赤，时腹自痛。

主方：黄芩加干姜汤。

黄芩 30g，柴胡 15g，芍药 30g，甘草 10g，大枣 10 枚，干姜 10g。

煎服法：上药六味，以水 500mL，煮取 200mL，将药汁倒出，再加水 300mL，煮取 100mL，去滓，将两次药汁相合，煮沸，分温三服，以空腹服为宜。

三十、少阳病兼里虚证

主证：胸中烦满，发热，咽干口苦，小便黄赤，腹满或利。

主方：黄芩加苍术汤。

黄芩 30g，柴胡 15g，芍药 30g，甘草 10g，大枣 10 枚，苍术 30g。

煎服法：上药六味，加水 500mL，煮取 200mL，将药汁倒出，再加水 300mL，煮取 100mL，去滓，将两次药汁相合，煮沸，分温三服，以空腹服为宜。

三十一、少阴病兼表热证

主证：心动悸，背恶寒，脉微细，发热恶寒，头项强痛。

主方：附子加葛根汤。

附子 10g，人参 10g，茯苓 20g，五味子 15g，葛根 60g。

煎服法：上药五味，加水 500mL，煮取 200mL，将药汁倒出，再加水 300mL，煮取 100mL，去滓，将两次药汁相合，煮沸，分温三服，以空腹服为宜。

三十二、少阴病兼表实证

主证：心动悸，背恶寒，脉微细，发热无汗而喘。

主方：附子加麻黄汤。

附子 10g，人参 10g，茯苓 20g，五味子 15g，麻黄 10g。

煎服法：上药五味，以水 500mL，煮取 200mL，将药汁倒出，再加水 300mL，煮取 100mL，去滓，将两次药汁相合，分温三服，以空腹服为宜。

三十三、少阴病兼表虚证

主证：心动悸，背恶寒，脉微细，手足逆冷。

主方：附子加当归汤。

附子 10g，人参 10g，茯苓 20g，五味子 15g，当归 15g。

煎服法：上药五味，以水 500mL，煮取 200mL，将药汁倒出，再加水 300mL，煮取 100mL，去滓，将两次药汁相合，煮沸，分温三服，以空腹服为宜，忌生冷油腻。

三十四、少阴病兼表寒证

主证：心动悸，背恶寒，脉微细，肢节痹痛。

主方：附子加桂枝汤。

附子 10g，桂枝 10g，人参 10g，五味子 15g，茯苓 20g。

煎服法：上药五味，以水 500mL，煮取 200mL，将药汁倒出，再加水 300mL，煮取 100mL，去滓，将两次药汁相合，煮沸，分温三服，以空腹服为宜。

三十五、少阴病兼半表半里热证

主证：心动悸，背恶寒，脉微细，胸烦热，发热或寒热往来。

主方：附子加黄芩汤。

附子 10g，人参 10g，茯苓 20g，五味子 15g，黄芩 30g。

煎服法：上药五味，加水 500mL，煮取 200mL，将药汁倒出，再加水 300mL，煮取 100mL，去滓，将两次药汁相合，煮沸，分温三服，以空腹服为宜。

三十六、少阴病兼半表半里实证

主证：心动悸，背恶寒，脉微细，胸满。

主方：附子加柴胡汤。

附子 10g，人参 10g，茯苓 20g，五味子 15g，柴胡 15g。

煎服法：上药五味，以水 500mL，煮取 200mL，将药汁倒出，再加水 300mL，煮取 100mL，去滓，将两次药汁相合，煮沸，分温三服，以空腹服为宜。

三十七、少阴病兼里热证

主证：心动悸，背恶寒，脉微细，日晡所潮热。

主方：附子加大黄汤。

附子 10g，人参 10g，茯苓 20g，五味子 15g，大黄 10g。

煎服法：上药五味，以水 500mL，煮取 200mL，将药汁倒出，再加水 300mL，煮取 100mL，去滓，将两次药汁相合，煮沸，分温三服，以空腹服为宜。

三十八、少阴病兼里实证

主证：心动悸，背恶寒，脉微细，大便硬。

主方：附子加芒硝汤。

附子 10g，人参 10g，茯苓 20g，五味子 15g，芒硝 10g。

煎服法：上药五味，以水 500mL，煮取 200mL，将药汁倒出，再加水 300mL，煮取 100mL，去滓，将两次药汁相合，煮沸，分温三服，以空腹服为宜。

三十九、少阴病兼里寒证

主证：心动悸，背恶寒，脉微细，时腹自痛或下利。

主方：附子加干姜汤。

附子 10g，人参 10g，茯苓 10g，五味子 10g，干姜 10g。

煎服法：上药五味，以水 500mL，煮取 200mL，将药汁倒出，再加水 300mL，煮取 100mL，去滓，将两次药汁相合，煮沸，分温三服，以空腹服为宜。

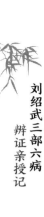

四十、少阴病兼里虚证

主证：腹满，心动悸，背恶寒，脉微细。

主方：附子加苍术汤。

附子 10g，人参 10g，茯苓 20g，五味子 15g，苍术 30g。

煎服法：上药五味，以水 500mL，煮取 200mL，将药汁倒出，再加水 300mL，煮取 100mL，去滓，将两次药汁相合，煮沸，分温三服，以空腹服为宜。

四十一、阳明病兼表热证

主证：胃家实，发潮热，大便硬，头项强痛而发热恶寒。

主方：大黄加葛根汤。

大黄 10g，芒硝 10g，枳实 15g，厚朴 10g，葛根 60g。

煎服法：上药五味，加水 500mL，煮取 200mL，将药汁倒出，再加水 300mL，煮取 100mL，去滓，将两次药汁相合，煮沸，分温三服，以空腹服为宜。

四十二、阳明病兼表实证

主证：胃家实，发潮热，大便硬，无汗而喘。

主方：大黄加麻黄汤。

大黄 10g，芒硝 10g，枳实 15g，厚朴 10g，麻黄 10g。

煎服法：上药五味，以水 500mL，煮取 200mL，将药汁倒出，再加水 300mL，煮取 100mL，去滓，将两次药汁相合，煮沸，分温三服，以空腹服为宜。

四十三、阳明病兼表寒证

主证：胃家实，发潮热，自汗出，大便硬，肢节痹痛。

主方：大黄加桂枝汤。

大黄 10g，芒硝 10g，枳实 15g，厚朴 10g，桂枝 10g。

煎服法：上药五味，加水 500mL，煮取 200mL，将药汁倒出，再加水 300mL，煮取 100mL，去滓，将两次药汁相合，煮沸，分温三服，以空腹服为宜。

四十四、阳明病兼表虚证

主证：胃家实，发潮热，自汗出，大便硬，手足逆冷。

主方：大黄加当归汤。

大黄 10g，芒硝 10g，枳实 15g，厚朴 10g，当归 15g。

煎服法：上药五味，以水 500mL，煮取 200mL，将药汁倒出，再加水 300mL，煮取 100mL，去滓，将两次药汁相合，煮沸，分温三服，以空腹服为宜。

四十五、阳明病兼半表半里热证

主证：胃家实，发潮热，自汗出，大便硬，胸中烦热，或寒热往来。

主方：大黄加黄芩汤。

大黄 10g，芒硝 10g，枳实 15g，厚朴 10g，黄芩 15g。

煎服法：上药五味，以水 500mL，煮取 200mL，将药汁倒出，再加水 300mL，煮取 100mL，去滓，将两次药汁相合，煮沸，分温三服，以空腹服为宜。

四十六、阳明病兼半表半里实证

主证：胃家实，发潮热，自汗出，大便硬，胸满。

主方：大黄加柴胡汤。

大黄 10g，芒硝 10g，枳实 15g，厚朴 10g，柴胡 15g。

煎服法：上药五味，加水 500mL，煮取 200mL，将药汁倒出，再加水 300mL，煮取 100mL，去滓，将两次药汁相合，煮沸，分温三服，以空腹服为宜。

四十七、阳明病兼半表半里寒证

主证：胃家实，发潮热，自汗出，大便硬，背恶寒。

主方：大黄加附子汤。

大黄 10g，芒硝 10g，枳实 15g，厚朴 10g，附子 10g。

煎服法：上药五味，加水 500mL，煮取 200mL，将药汁倒出，再加水 300mL，煮取 100mL，去滓，将两次药汁相合，煮沸，分温三服，以空腹服为宜。

四十八、阳明病兼半表半里虚证

主证：胃家实，发潮热，自汗出，大便硬，心动悸。

主方：大黄加人参汤。

大黄 10g，芒硝 10g，枳实 15g，厚朴 10g，人参 10g。

煎服法：上药五味，加水 500mL，煮取 200mL，将药汁倒出，再加水 300mL，煮取 100mL，去滓，将两次药汁相合，煮沸，分温三服，以空腹服为宜。

四十九、阳明病兼里寒证

主证：胃家实，发潮热，自汗出，大便硬，时腹自痛。

主方：大黄加干姜汤。

大黄 10g，芒硝 10g，枳实 15g，厚朴 10g，干姜 10g。

煎服法：上药五味，加水 500mL，煮取 200mL，将药汁倒出，再加水 300mL，煮取 100mL，去滓，将两次药汁相合，煮沸，分温三服，以空腹服为宜。

五十、阳明病兼里虚证

主证：胃家实，发潮热，自汗出，大便硬，腹满。

主方：大黄加苍术汤。

大黄 10g，芒硝 10g，枳实 10g，厚朴 10g，苍术 30g。

煎服法：上药五味，加水 500mL，煮取 200mL，将药汁倒出，再加水 300mL，煮取 100mL，去滓，将两次药汁相合，煮沸，分温三服，以空腹服为宜。

五十一、太阴病兼表热证

主证：腹满，或吐，或利，时腹自痛，发热恶寒。头项强痛。

主方：苍术加葛根汤。

苍术 30g，干姜 10g，茯苓 30g，甘草 10g，葛根 60g。

煎服法：上药五味，加水 500mL，煮取 200mL，将药汁倒出，再加水 300mL，煮取 100mL，去滓，将两次药汁相合，煮沸，分温三服，以空腹服为宜。

五十二、太阴病兼表实证

主证：腹满，或吐，或利，时腹自痛，发热无汗而喘。

主方：苍术加麻黄汤。

苍术 30g，干姜 10g，茯苓 20g，甘草 10g，麻黄 10g。

煎服法：上药五味，加水 500mL，煮取 200mL，将药汁倒出，再加水 300mL，煮取 100mL，去滓，将两次药汁相合，煮沸，分温三服，以空腹服为宜。

五十三、太阴病兼表寒证

主证：腹满，或吐，或利，时腹自痛，或肢节痹痛，脉细恶寒。

主方：苍术加桂枝汤。

苍术 3g，干姜 10g，茯苓 20g，甘草 10g，桂枝 10g。

煎服法：上药五味，加水 500mL，煮取 200mL，将药汁倒出，再加水 300mL，煮取 100mL，去滓，将两次药汁相合，煮沸，分温三服，以空腹服为宜。

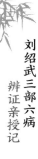

五十四、太阴病兼表虚证

主证：腹满，或吐，或利，时腹自痛，手足逆冷。

主方：苍术加当归汤。

苍术 30g，干姜 10g，茯苓 30g，甘草 10g，当归 30g。

煎服法：上药五味，加水 500mL，煮取 200mL，将药汁倒出，再加水 300mL，煮取 100mL，去滓，将两次药汁相合，煮沸，分温三服，以空腹服为宜。忌生冷、肉类。

五十五、太阴病兼半表半里热证

主证：腹满，或吐，或利，时腹自痛，胸中烦热，发热或寒热往来。

主方：苍术加黄芩汤。

苍术 30g，干姜 10g，茯苓 30g，甘草 10g，黄芩 30g。

煎服法：上药五味，加水 500mL，煮取 200mL，将药汁倒出，再加水 300mL，煮取 100mL，去滓，将两次药汁相合，煮沸，分温三服，以空腹服为宜。

五十六、太阴病兼半表半里实证

主证：腹满，或吐，或利，时腹自痛，胸满。

主方：苍术加柴胡汤。

苍术 30g，干姜 10g，茯苓 30g，甘草 10g，柴胡 15g。

煎服法：上药五味，加水 500mL，煮取 200mL，将药汁倒出，再加水 300mL，煮取 100mL，去滓，将两次药汁相合，煮沸，分温三服，以空腹服为宜。

五十七、太阴病兼半表半里寒证

主证：腹满，或吐，或利，时腹自痛，背恶寒。

主方：苍术加附子汤。

苍术 30g，干姜 10g，茯苓 30g，甘草 10g，附子 10g。

煎服法：上药五味，加水 500mL，煮取 200mL，将药汁倒出，再加水 300mL，煮取 100mL，去滓，将两次药汁相合，煮沸，分温三服，以空腹服为宜。

五十八、太阴病兼半表半里虚证

主证：腹满，或吐，或利，时腹自痛，心动悸。

主方：苍术加人参汤。

苍术 30g，干姜 10g，茯苓 30g，甘草 10g，人参 10g。

煎服法：上药五味，加水 500mL，煮取 200mL，将药汁倒出，再加水 300mL，煮取 100mL，去滓，将两次药汁相合，煮沸，分温三服，以空腹服为宜。

五十九、太阴病兼里热证

主证：腹满，或吐，或利，时腹自痛，发潮热，自汗出。

主方：苍术加大黄汤。

苍术 30g，干姜 10g，茯苓 30g，甘草 10g，大黄 10g。

煎服法：上药五味，加水 500mL，煮取 200mL，将药汁倒出，再加水 300mL，煮取 100mL，去滓，将两次药汁相合，煮沸，分温三服，以空腹服为宜。

六十、太阴病兼里实证

主证：腹满，或吐，或利，时腹自痛，大便硬。

主方：苍术加芒硝汤。

苍术 30g，干姜 10g，茯苓 30g，甘草 10g，芒硝 10g。

煎服法：上药五味，加水 500mL，煮取 200mL，将药汁倒出，再加水 300mL，煮取 100mL，去滓，将两次药汁相合，煮沸，分温三服，以空腹服为宜。

兼证的方证罗列，根据仲景的学术思想而制定。仲景在《伤寒论》原文中，如厥阴病兼见太阳热证时，则选用桂枝加葛根汤；厥阴病兼见阳明热证时，则用桂枝加大黄汤；少阳病兼见少阴虚证时，则用白虎加人参汤；少阳病兼少阴寒证时，则用附子泻心汤；半表半里并病兼见阳明实证时，则用柴胡加芒硝汤。从上述各汤证所加药物可以看出，所加各药都是六病的主要药物。临床上有兼证存在时，一般都依据这个原则选药。选药如同选将，所选主药，药达病所，要疗效明显，治疗全面，副作用小。所以仲景在治疗兼证时，采用"病用方、证加药"的原则。六病中有六个主方，每个主方中各有主药、副主药作统帅。六方十二主药分别概括了方剂学和药物学的不同性质，十二味主药分别代表着十二类药物的性质，并对基本病有着决定性的治疗作用，以致在每个病中有兼证存在时，看病证属何性质，即选用本病中主药或副主药针对其病性，有代表证选代表药的方法，组方以治之。兼证中六十个证方的列述就以此为根据，揭示兼证的证治规律。掌握其变化，无论临床病证多么复杂，都不外乎六病与十二证的范畴。知其常，知其变，辨证施治方不致误。

第六节　合证的证治

三部是整体中的具有独特功能的三个子系统。每部都有寒、热、虚、实的证候表现，各具有本部的表现特性。三部中的六病，是由各部许多有代表性的证候组成，实热构成阳性病变，虚寒构成阴性病变，从而形成六病辨证论治的主干。但是临床证候是复杂的，有时不以每病的合部证候表现，而是以两种以上病的个别证出现，我们把这种在临床上不同部位、不同证相互并见的各类证称作"合证"。

病与病相合，病与证相兼的证治在前已详述，本节重点论述证与证相合的合证证治。合证的证治，首先必须明确，合证的概念是指同一部位阴阳属性不同的单证的同时出现或为不同部位的单证的同时出现。这是区别合病、兼证的关键。合证根据仲景在《伤寒论》中证与证相合则药与药相合的原则，组成方剂，进行证治。

三部有代表寒、热、虚、实的十二单证，六病主方中有十二味主药、副主药，分别针对十二单证进行治疗，组成药证方。合证方就是药证方相合。因甘草具有协调诸药的功用，故合证方中均以主药加甘草组成。所以，合证的证治，有多少单证相合，就由多少主药相合，本节以十二单证之间一个单证与另一个单证相合的治疗为例，多种证相合时，则以此原则治疗，不再累述。

一、表热与表寒合证

主证：头项强痛，发热恶寒，肢节痹痛。

主方：葛根桂枝甘草汤。

葛根 60g，桂枝 10g，甘草 10g。

煎服法：上药三味，加水 500mL，煮取 200mL，将药汁倒出，再加水 300mL，煮取 100mL，去滓，将两次药汁相合，煮沸，分温三服。

二、表热与表虚合证

主证：头项强痛，发热恶寒，手足逆冷。

主方：葛根当归甘草汤。

葛根 60g，当归 15g，甘草 10g。

煎服法：上药三味，加水 500mL，煮取 200mL，将药汁倒出，再加水 300mL，煮取 100mL，去滓，将两次药汁相合，煮沸，分温三服，以空腹服为宜。

三、表热与半表半里热合证

主证：头项强痛，脉浮，心中热烦。

主方：葛根黄芩甘草汤。

葛根 60g，黄芩 30g，甘草 10g。

煎服法：上药三味，以水 500mL，煮取 200mL，将药汁倒出，再加水 300mL，煮取 100mL，去滓，将两次药汁相合，煮沸，分温三服，空腹服为宜，忌辛辣。

四、表热与半表半里实合证

主证：头项强痛，发热恶寒，胸满。

主方：葛根柴胡甘草汤。

葛根 60g，柴胡 15g，甘草 10g。

煎服法：上药三味，以水 500mL，煮取 200mL，将药汁倒出，再加水 300mL，煮取 100mL，去滓，将两次药汁相合，煮沸，分温三服，以空腹服为宜，忌辛辣。

五、表热与半表半里寒合证

主证：头项强痛，背恶寒。

主方：葛根附子甘草汤。葛根 60g，附子 10g，甘草 10g。

煎服法：上药三味，以水 500mL，煮取 200mL，将药汁倒出，再加水 300mL，煮取 100mL，去滓，将两次药汁相合，煮沸，分温三服。

六、表热与半表半里虚合证

主证：头项强痛，发热恶寒，心动悸。

主方：葛根人参甘草汤。

葛根 60g，人参 10g，甘草 10g。

煎服法：上药三味，以水 500mL，煮取 200mL，将药汁倒出，再加水 300mL，煮取 100mL，去滓，将两次药汁相合，煮沸，分温三服，以空腹服为宜。

七、表热与里热合证

主证：头项强痛，日晡所潮热。

主方：葛根大黄甘草汤。

葛根 60g，大黄 10g，甘草 10g。

煎服法：上药三味，以水 500mL，煮取 200mL，将药汁倒出，再加水 300mL，煮取 100mL，去滓，将两次药汁相合，煮沸，分温三服，以空腹服为宜。

八、表热与里实合证

主证：头项强，发热恶寒，大便硬。

主方：葛根芒硝甘草汤。

葛根 60g，芒硝 10g，甘草 10g。

煎服法：上药三味，以水 500mL，煮取 200mL，将药汁倒出，再加水 300mL，煮取 100mL，去滓，将两次药汁相合，煮沸，分温三服，以空腹服为宜。

九、表热与里寒合证

主证：头项强痛，发热恶寒，时腹自痛。

主方：葛根干姜甘草汤。

葛根 60g，干姜 10g，甘草 10g。

煎服法：上药三味，加水 500mL，煮取 200mL，将药汁倒出，再加水 300mL，煮取 100mL，去滓，将两次药汁相合，煮沸，分温三服，以空腹服为宜。

十、表热与里虚合证

主证：头项强痛，发热恶寒，腹满。

主方：葛根苍术甘草汤。

葛根 60g，苍术 30g，甘草 10g。

煎服法：上药三味，加水 500mL，煮取 200mL，将药汁倒出，再加水 300mL，煮取 100mL，去滓，将两次药汁相合，煮沸，分温三服，以空腹服为宜。

十一、表实与表寒合证

主证：头项强痛，无汗而喘，肢节痹痛，恶寒。

主方：麻黄桂枝甘草汤。

麻黄10g，桂枝10g，甘草10g。

煎服法：上药三味，加水500mL，煮取200mL，将药汁倒出，再加水300mL，煮取100mL，去滓，将两次药汁相合，分温三服，以空腹服为宜。

十二、表实与表虚合证

主证：头项强痛，无汗而喘，手足逆冷。

主方：麻黄当归甘草汤。

当归15g，麻黄10g，甘草10g。

煎服法：上药三味，加水500mL，煮取200mL，将药汁倒出，再加水300mL，煮取100mL，去滓，将两次药汁相合，煮沸，分温三服，以空腹服为宜。

十三、表实与半表半里热合证

主证：头项强痛，无汗而喘，心中热烦。

主方：麻黄黄芩甘草汤。

麻黄10g，黄芩15g，甘草10g。

煎服法：上药三味，加水500mL，煮取200mL，将药汁倒出，再加水300mL，煮取100mL，去滓，将两次药汁相合，煮沸，分温三服，以空腹服为宜。

十四、表实与半表半里实合证

主证：头项强痛，无汗而喘，胸满。

主方：麻黄柴胡甘草汤。

麻黄 10g，柴胡 10g，甘草 10g。

煎服法：上药三味，加水 500mL，煮取 200mL，将药汁倒出，再加水 300mL，煮取 100mL，去滓，将两次药汁相合，煮沸，分温三服，以空腹服为宜。

十五、表实与半表半里寒合证

主证：头项强痛，无汗而喘，背恶寒。

主方：麻黄附子甘草汤。

麻黄 10g，附子 10g，甘草 10g。

煎服法：上药三味，以水 500mL，先煮麻黄一二沸，去上沫，纳诸药，煮取 300mL，去滓，温服 100mL，日三服。

十六、表实与半表半里虚合证

主证：头项强痛，无汗而喘，心动悸。

主方：麻黄人参甘草汤。

麻黄 10g，人参 10g，甘草 10g。

煎服法：上药三味，加水 500mL，去上沫，煮取 200mL，倒出药汁，再加水 300mL，煮取 100mL，去滓，将两次药汁相合，煮沸，分温三服，以空腹服为宜。

十七、表实与里热合证

主证：头项强痛，无汗而喘，日晡所潮热。

主方：麻黄大黄甘草汤。

麻黄 10g，大黄 10g，甘草 10g。

煎服法：上药三味，加水 500mL，先煮麻黄一二沸，去上沫，纳诸药，煮取 300mL，分温三服，以空腹服为宜。

十八、表实与里实合证

主证：头项强痛，无汗而喘，大便硬。

主方：麻黄芒硝甘草汤。

麻黄 10g，芒硝 10g，甘草 10g。

煎服法：上药三味，加水 500mL，先煮麻黄一二沸，去沫，纳诸药，煮取 300mL，去滓，将两次药汁相合，煮沸，分温三服，以空腹服为宜。

十九、表实与里寒合证

主证：头项强痛，无汗而喘，时腹自痛。

主方：麻黄干姜甘草汤。

麻黄 10g，干姜 10g，甘草 10g。

煎服法：上药三味，加水 500mL，煮取 200mL，倒出药汁，再加水 300mL，煮取 100mL，将两次药汁相合，分温三服，以空腹服为宜。

二十、表实与里虚合证

主证：头项强痛，无汗而喘，腹满。

主方：麻黄苍术甘草汤。

麻黄 10g，苍术 30g，甘草 10g。

煎服法：上药三味，以水 500mL，去上沫，煮取 200mL，倒出药汁，再加水 300mL，煮取 100mL，将两次药汁相合，分温三服，以空腹服为宜。

二十一、表寒与半表半里热合证

主证：肢节痹痛，心中热烦。

主方：桂枝黄芩甘草汤。

桂枝 10g，黄芩 15g，甘草 10g。

煎服法：上药三味，以水 500mL，煮取 200mL，倒出药汁，再加水 300mL。煮取 100mL，去滓，将两次药汁相合，煮沸，分温三服，以空腹服为宜。

二十二、表寒与半表半里实合证

主证：肢节疼痛，恶寒，胸满。

主方：桂枝柴胡甘草汤。

桂枝 10g，柴胡 15g，甘草 10g。

煎服法：上药三味，以水 500mL，煮取 200mL，倒出药汁，再加水 300mL，煮取 100mL，将两次药汁相合，分温三服，以空腹服为宜。

二十三、表寒与半表半里寒合证

主证：肢节疼痛，背恶寒。

主方：桂枝附子甘草汤。

桂枝 10g，附子 10g，甘草 10g。

煎服法：上药三味，以水 500mL，煮取 200mL，倒出药汁，再加水 300mL，煮取 100mL，将两次药汁相合，分温三服，以空腹服为宜。

二十四、表寒与半表半里虚合证

主证：肢节疼痛，恶寒，心动悸。

主方：桂枝人参甘草汤。

桂枝 10g，人参 10g，甘草 10g。

煎服法：上药三味，以水 500mL，煮取 200mL，倒出药汁，再加水 300mL，煮取 100mL，将两次药汁相合，分温三服，空腹服为宜，忌生冷肉类。

二十五、表寒与里热合证

主证：肢节疼痛，日晡所潮热。

主方：桂枝大黄甘草汤。

桂枝 10g，大黄 10g，甘草 10g。

煎服法：上药三味，以水 500mL，煮取 200mL，倒出药汁，再加水 300mL，煮取 100mL，去滓，将两次药汁相合，煮沸，分温三服，以空腹服为宜。

二十六、表寒与里实合证

主证：肢节痹痛，恶寒，大便硬。

主方：桂枝芒硝甘草汤。

桂枝10g，芒硝10g，甘草10g。

煎服法：上药三味，以水500mL，煮取200mL，倒出药汁，再加水300mL，煮取100mL，去滓，将两次药汁相合，煮沸，分温三服，以空腹服为宜。

二十七、表寒与里寒合证

主证：肢节痹痛，恶寒，时腹自痛。

主方：桂枝干姜甘草汤。

桂枝10g，干姜10g，甘草10g。

煎服法：上药三味，以水500mL，煮取200mL，倒出药汁，再加水300mL，煮取100mL，去滓，将两次药汁相合，煮沸，分温三服，以空腹服为宜。

二十八、表寒与里虚合证

主证：肢节痹痛，恶寒，腹满。

主方：桂枝苍术甘草汤。

桂枝10g，苍术30g，甘草10g。

煎服法：上药三味，以水500mL，煮取200mL，倒出药汁，再加水300mL，煮取100mL，去滓，将两次药汁相合，煮沸，分温三服，以空腹服为宜。

二十九、表虚与半表半里热合证

主证：手足逆冷，心中热烦。

主方：当归黄芩甘草汤。

当归 15g，黄芩 15g，甘草 10g。

煎服法：上药三味，以水 500mL，煮取 200mL，倒出药汁，再加水 300mL，煮取 100mL，去滓，将两次药汁相合，煮沸，分温三服，以空腹服为宜。

三十、表虚与半表半里实合证

主证：手足逆冷，恶寒，胸满。

主方：当归柴胡甘草汤。

当归 15g，柴胡 15g，甘草 10g。

煎服法：上药三味，以水 500mL，煮取 200mL，倒出药汁，再加水 300mL，煮取 100mL，去滓，将两次药汁相合，煮沸，分温三服，以空腹服为宜。

三十一、表虚与半表半里寒合证

主证：背恶寒，手足逆冷。

主方：当归附子汤。

当归 10g，附子 10g，甘草 10g。

煎服法：上药三味，以水 500mL，煮取 200mL，倒出药汁，再加水 300mL，煮取 100mL，去滓，将两次药汁相合，煮沸，分温三服，以空腹服为宜。

三十二、表虚与半表半里虚合证

主证：手足逆冷，恶寒，心动悸。

主方：当归人参甘草汤。

当归 15g，人参 10g，甘草 10g。

煎服法：上药三味，以水 500mL，煮取 200mL，倒出药汁，再加水 300mL，煮取 100mL，去滓，将两次药汁相合，煮沸，分温三服，以空腹服为宜。

三十三、表虚与里热合证

主证：手足逆冷，恶寒，日晡所发潮热。

主方：当归大黄甘草汤。

当归 15g，大黄 10g，甘草 10g。

煎服法：上药三味，以水 500mL，煮取 200mL，倒出药汁，再加水 300mL，煮取 100mL，去滓，将两次药汁相合，煮沸，分温三服，以空腹服为宜。

三十四、表虚与里实合证

主证：手足逆冷，恶寒，大便硬。

主方：当归芒硝甘草汤。

当归 15g，芒硝 10g，甘草 10g。

煎服法：上药三味，以水 500mL，煮取 200mL，倒出药汁，再加水 300mL，煮取 100mL，去滓，将两次药汁相合，煮沸，分温三服，以空腹服为宜。

三十五、表虚与里寒合证

主证：手足逆冷，恶寒，时腹自痛。

主方：当归干姜甘草汤。

当归 15g，干姜 10g，甘草 10g。

煎服法：上药三味，以水 500mL，煮取 200mL，倒出药汁，再加水 300mL，煮取 100mL，去滓，将两次药汁相合，煮沸，分温三服，以空腹服为宜。

三十六、表虚与里虚合证

主证：手足逆冷，恶寒，腹满。

主方：当归苍术甘草汤。

当归 15g，苍术 30g，甘草 10g。

煎服法：上药三味，以水 500mL，煮取 200mL，倒出药汁，再加水 300mL，煮取 100mL，去滓，将两次药汁相合，煮沸，分温三服，以空腹服为宜。

三十七、半表半里热与半表半里寒合证

主证：胸中烦热，背恶寒。

主方：黄芩附子甘草汤。

黄芩 15g，附子 10g，甘草 10g。

煎服法：上药三味，以水 500mL，煮取 200mL，倒出药汁，再加水 300mL，煮取 100mL，去滓，将两次药汁相合，煮沸，分温三服，以空腹服为宜。

三十八、半表半里热与半表半里虚合证

主证：胸中烦热，心动悸。

主方：黄芩人参甘草汤。

黄芩 15g，人参 10g，甘草 10g。

煎服法：上药三味，以水 500mL，煮取 200mL，倒出药汁，再加水 300mL，煮取 100mL，去滓，将两次药汁相合，煮沸，分温三服，以空腹服为宜。

三十九、半表半里热与里热合证

主证：胸中热烦，日晡所潮热益甚，脉滑数。

主方：黄芩大黄甘草汤。

黄芩 15g，大黄 10g，甘草 10g。

煎服法：上药三味，以水 500mL，煮取 200mL，倒出药汁，再加水 300mL，煮取 100mL，去滓，将两次药汁相合，煮沸，分温三服，以空腹服为宜。

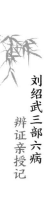

四十、半表半里热与里实合证

主证：胸中烦热，或寒热往来，大便硬。

主方：黄芩芒硝甘草汤。

黄芩 15g，芒硝 10g，甘草 10g。

煎服法：上药三味，以水 500mL，煮取 200mL，倒出药汁，再加水 300mL，煮取 100mL，去滓，将两次药汁相合，煮沸，分温三服，以空腹服为宜。

四十一、半表半里热与里寒合证

主证：胸中烦热，或寒热往来，时腹自痛。

主方：黄芩干姜甘草汤。

黄芩 15g，干姜 10g，甘草 10g。

煎服法：上药三味，以水 500mL，煮取 200mL，倒出药汁，再加水 300mL，煮取 100mL，去滓，将两次药汁相合，煮沸，分温三服，以空腹服为宜。

四十二、半表半里热与里虚合证

主证：胸中烦热，或寒热往来，腹满。

主方：黄芩苍术甘草汤。

黄芩 15g，苍术 30g，甘草 10g。

煎服法：上药三味，以水 500mL，煮取 200mL，倒出药汁，再加水 300mL，煮取 100mL，去滓，将两次药汁相合，煮沸，分温三服，以空腹服为宜。

四十三、半表半里实与半表半里寒合证

主证：胸满，背恶寒。

主方：柴胡附子甘草汤。

柴胡 15g，附子 10g，甘草 10g。

煎服法：上药三味，以水 500mL，煮取 200mL，倒出药汁，再加水 300mL，煮取 100mL，去滓，将两次药汁相合，煮沸，分温三服，以空腹服为宜。

四十四、半表半里实与半表半里虚合证

主证：胸满，心动悸。

主方：柴胡人参甘草汤。

柴胡 15g，人参 10g，甘草 10g。

煎服法：上药三味，以水 500mL，煮取 200mL，倒出药汁，再加水 300mL，煮取 100mL，去滓，将两次药汁相合，煮沸，分温三服，以空腹服为宜。

四十五、半表半里实与里热合证

主证：胸满，日晡所潮热。

主方：柴胡大黄甘草汤。

柴胡 15g，大黄 10g，甘草 10g。

煎服法：上药三味，以水 500mL，煮取 200mL，倒出药汁，再加水 300mL，煮取 100mL，去滓，将两次药汁相合，煮沸，分温三服，以空腹服为宜。

四十六、半表半里实与里实合证

主证：胸满，大便硬。

主方：柴胡芒硝甘草汤。

柴胡 15g，芒硝 10g，甘草 10g。

煎服法：上药三味，以水 500mL，煮取 200mL，倒出药汁，再加水 300mL，煮 100mL，去滓，将两次药汁相合，煮沸，分温三服，以空腹服为宜。

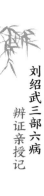

四十七、半表半里实与里寒合证

主证：胸满，时腹自痛。

主方：柴胡干姜甘草汤。

柴胡 15g，干姜 10g，甘草 10g。

煎服法：上药三味，以水 500mL，煮取 200mL，倒出药汁，再加水 300mL，煮取 100mL，去滓，将两次药汁相合，煮沸，分温三服，以空腹服为宜。

四十八、半表半里实与里虚合证

主证：胸满，腹满便溏。

主方：柴胡苍术甘草汤。

柴胡 15g，苍术 30g，甘草 10g。

煎服法：上药三味，以水 500mL，煮取 200mL，倒出药汁，再加水 300mL，煮取 100mL，去滓，将两次药汁相合，煮沸，分温三服，以空腹服为宜。

四十九、半表半里寒与里热合证

主证：日晡所潮热，背恶寒。

主方：大黄附子甘草汤。

附子 10g，大黄 10g，甘草 10g。

煎服法：上药三味，以水 500mL，煮取 200mL，倒出药汁，再加水 300mL，煮取 100mL，去滓，将两次药汁相合，煮沸，分温三服，以空腹服为宜。

五十、半表半里寒与里实合证

主证：背恶寒，大便硬。

主方：附子芒硝甘草汤。

附子 10g，芒硝 10g，甘草 10g。

煎服法：上药三味，以水 500mL，煮取 200mL，倒出药汁，再加水 300mL，煮取 100mL，去滓，将两次药汁相合，煮沸，分温三服，以空腹服为宜。

五十一、半表半里寒与里寒合证

主证：背恶寒，时腹自痛。

主方：附子干姜甘草汤。

附子 10g，干姜 10g，甘草 10g。

煎服法：上药三味，以水 500mL，煮取 200mL，倒出药汁，再加水 300mL，煮取 100mL，去滓，将两次药汁相合，煮沸，分温三服，以空腹服为宜。

五十二、半表半里寒与里虚合证

主证：背恶寒，腹满。

主方：附子苍术甘草汤。

附子 10g，苍术 30g，甘草 10g。

煎服法：上药三味，以水 500mL，煮取 200mL，倒出药汁，再加水 300mL，煮取 100mL，去滓，将两次药汁相合，煮沸，分温三服，以空腹服为宜。

五十三、半表半里虚与里热合证

主证：心动悸，日晡所潮热。

主方：人参大黄甘草汤。

人参 10g，大黄 10g，甘草 10g。

煎服法：上药三味，以水 500mL，煮取 200mL，倒出药汁，再加水 300mL，煮取 100mL，去滓，将两次药汁相合，煮沸，分温三服，以空腹服为宜。

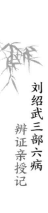

五十四、半表半里虚与里实合证

主证：心动悸，大便硬。

主方：人参芒硝甘草汤。

人参 10g，芒硝 10g，甘草 10g。

煎服法：上药三味，以水 500mL，煮取 200mL，倒出药汁，再加水 300mL，煮取 100mL，去滓，将两次药汁相合，煮沸，分温三服，以空腹服为宜。

五十五、半表半里虚与里寒合证

主证：心动悸，时腹自痛。

主方：人参干姜甘草汤。

人参 10g，干姜 10g，甘草 10g。

煎服法：上药三味，以水 500mL，煮取 200mL，倒出药汁，再加水 300mL，煮取 100mL，去滓，将两次药汁相合，煮沸，分温三服，以空腹服为宜。

五十六、半表半里虚与里虚合证

主证：心动悸，腹满。

主方：人参苍术甘草汤。

人参 10g，苍术 10g，甘草 10g。

煎服法：上药三味，以水 500mL，煮取 200mL，倒出药汁，再加水 300mL，煮取 100mL，去滓，将两次药汁相合，煮沸，分温三服，以空腹服为宜。

五十七、里热与里寒合证

主证：日晡所潮热，时腹自痛。

主方：大黄干姜甘草汤。

大黄 10g，干姜 10g，甘草 10g。

煎服法：上药三味，以水 500mL，煮取 200mL，倒出药汁，再加水 300mL，煮取 100mL，去滓，将两次药汁相合，煮沸，分温三服，以空腹服为宜。

五十八、里热与里虚合证

主证：日晡所潮热，腹满。

主方：大黄苍术甘草汤。

大黄 10g，苍术 30g，甘草 10g。

煎服法：上药三味，以水 500mL，煮取 200mL，倒出药汁，再加水 300mL，煮取 100mL，去滓，将两次药汁相合，煮沸，分温三服，以空腹服为宜。

五十九、里实与里寒合证

主证：大便硬，时腹自痛。

主方：芒硝干姜甘草汤。

芒硝 10g，干姜 10g，甘草 10g。

煎服法：上药三味，以水 500mL，煮取 200mL，倒出药汁，再加水 300mL，煮取 100mL，去滓，将两次药汁相合，煮沸，分温三服，以空腹服为宜。

六十、里实与里虚合证

主证：大便硬，腹满。

主方：苍术芒硝甘草汤。

芒硝 10g，苍术 30g，甘草 10g。

煎服法：上药三味，以水 500mL，煮取 200mL，倒出药汁，再加水 300mL，煮取 100mL，去滓，将两次药汁相合，煮沸，分温三服，以空腹服为宜。

以上六十个合证的规律，仲景在《伤寒论》中已为我们对合证方的证治做了示范，我们的方证罗列是仿效古人化裁而来的。如《伤寒论》301条："少阴病，始得之，反发热，脉沉者，麻黄附子细辛汤主之。"本条文中，"反发热"属太阳证，"脉沉"属少阴证，一个属表实证，一个属半表半里寒证，两个简单的证代表着两个不同病位的临床的合证表现虽不尽如前述，但按其剖析、论治必有法矣。不同病性，这两类病证依一定的条件共处于统一的机体之中，故用麻黄以发散，解太阳之实，用附子以温心阳，散半表半里之寒，脉沉得愈，细辛协调表里，作中间药物沟通内外，以达共治之目的，由此可见仲景对合证的治疗之妙。书中原文所列出的大黄黄连泻心汤是里热与半表半里热的合证方，附子泻心汤是半表半里与里热的合证方。有证相合，就有药相加。两证相合，两药相加；数证相合，数药相加。这就是仲景提示的合证治疗规律。

第七节　六病的相互转化

恩格斯说："转化过程是一个伟大的过程，对自然界的全部认识都综合于这个认识过程中，这样一种认识构成辩证自然观的核心。"机体三部出现的六病，代表着性质不同的六个证候群，这是按着客观事实给予的哲学性的划分。转化是事物的普遍规律，也是疾病发生、发展的基本规律。事物在转化过程中，正如《矛盾论》所说："被根本矛盾所规定或影响的许多大小矛盾中，有些是激发了，有些是暂时地或局部地解决了，或者缓和了，又有些是发生了，因此，矛盾就显示出阶段性来。"每一种病，是在某一阶段显示其病性，并不是永远保持其病性的。疾病经过时间的推移和治疗上的正确与错误，可以使病情治愈或恶化。这种治愈或恶化的过程，就是疾病的转化过程。后世许多医家对张仲景的六病的相互转化这一论述没有很好地继承下来。无论是金元四大家还是温病学派，在著书立说时，都很少提及这个问题，因而人们在临证时也往往忽略了它。既然辩证是唯物论的核心，自然界就没有一成不变的事物，事物的发生、发展、激化、转化过程，才能显现出事物的阶段性来，具体到疾病来说，六病就是机体与病邪相斗争在各个发展阶段的具体反映。

一、阳极似阴的转化

物极必反是事物的发展规律，自然界冬至一阳生，夏至一阴长的消长过程，揭示着事物的辩证关系，临床诊治疾病，必须注意到这一变化过程，才能把握病情，主动治疗，不致延误治疗时机。

《伤寒论》350 条："伤寒脉滑而厥者，里有热也，白虎汤主之。"本条叙述虽简，但论述很清楚。"厥"为手足逆冷，若为真厥，必为"脉微欲绝"，绝不会出现"脉滑"。从"脉滑"一证，断为"里有热也"，故用重寒之剂"白虎汤主之"。"厥"为里热达到极点，向阴转化的表现形式，但从"脉滑"断出尚未出现质的转化，因此，仍用白虎汤。

二、阴极似阳的转化

《伤寒论》原文 317 条："少阴病，下利清谷，里寒外热，手足厥逆，脉微欲绝，身反不恶寒，其人面色赤，通脉四逆汤主之。"389 条："既吐且利，小便复利而大汗出，下利清谷，内寒外热，脉微欲绝者，四逆汤主之。"此二条是三阴合病的条文，三阴皆寒，从临床证候看，出现手足逆冷，下利清谷，脉微滑绝是其正常证候，可是病情发展到一定时候，就会出现阴极似阳的转化，身反不恶寒，其人面色赤，内寒外热等阴极似阳的表现，此乃阴寒内盛，格阳于外，虚阳浮越于表，用大热之剂四逆汤，回阳救逆，攻克内里沉寒痼冷，方可救逆回阳，否则用苦寒之剂以攻其热，必促命期也。对于阴极似阳，阳极似阴的证候，必须认真辨识，方不致误。对六病要知其常，知其变，掌握六病中不同的反映本质，才能辨证正确，施治恰当。

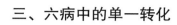

三、六病中的单一转化

六病的单一转化，有阳病转阳病，阴病转阴病，阳病转阴病，阴病转阳病这四个方面的转化，它们之间的转化方式都是单一的，就是说，阳病转化只转化另一种阳病，其余皆然，而不会出现多种变化，多种转化后面将陆续叙出。

《伤寒论》220条："二阳并病，太阳证罢，但发潮热，手足漐漐汗出，大便难而谵语者，下之则愈，宜大承气汤。"本条是太阳转阳明的例证。

《伤寒论》279条："本太阳病，医反下之，因而腹满时痛者，属太阴也，桂枝加芍药汤主之。"本条是由太阳转太阴的例证。

《伤寒论》82条："太阳病发汗，汗出不解，其人仍发热，心下悸，头眩，身𦠄动，振振欲擗地者，真武汤主之。"这是太阳转少阴的例证。

《伤寒论》296条："少阴病，吐、利、躁烦，四逆者，死。"此为少阴转厥阴的例证。

《伤寒论》187条："伤寒脉浮而缓，手足自温者，是为系在太阴。太阴者，身当发黄，若小便自利者，不能发黄。至七八日，大便硬者，为阳明病也。"本条文是由太阴转阳明，阴转阳的例证。

四、六病的复合转化

六病之间的相互转化，有单一的表现形式，也有复合的形式，一部一病在一定条件下，可以转化为多部多病，例如《伤寒论》357条："伤寒六七日，大下后，寸脉沉而迟，手足厥逆，下部脉不至，咽喉不利，唾脓血，泄利不止者，为难治，麻黄升麻汤主之。"从条文证候中可以看出，伤寒六七日，大下后而出现手足厥逆、下部脉不至的厥阴证，咽喉不利、唾脓血的少阳病，泄利不止的太阴病，皆由误治形成复合转化而来。

又如《伤寒论》149条："伤寒五六日，呕而发热者，柴胡汤证具，而以他药下之，柴胡证仍在者，复与柴胡汤。此虽已下之，不为逆，必蒸蒸而振，却发热汗出而解。若心下满而硬痛者，此为结胸也，大陷胸汤主之。但满而不痛者，此为痞，柴胡不中与之，宜半夏泻心汤。"本条也因误治而使病情转化，出现了心下满而硬痛的结胸证，或但满而不痛的半夏泻心汤证。上述条文均提示了病变的复合转化。

六病的相互转化中，有自然转化，不需要什么条件的自动转化，也有被动转化，需要有条件来促成。这个条件一般来讲就是汗、下、吐。从前述阴转阳、阳转阴的病变例证条文就可以看出，不是使用发汗，就是使用攻下，致使阴阳不同的病性发生了转化的。

从《伤寒论》原文 149 条可以看到，同为呕而发热，应当用小柴胡汤，虽经他药下之，柴胡证仍在，证不变，方不变，复与柴胡汤，使其蒸蒸而振、发热汗而解。此种情况，临证屡见不鲜，如温热病后期发烧，多用小柴胡汤退热，服后先发冷，冷后发热，蒸蒸发热汗出，约三小时后，热静身凉，病证向愈。在《伤寒论》230 条"阳明病，胁下硬满，不大便而呕，舌上白苔者，可与小柴胡汤，上焦得通，津液得下，胃气因和，身濈然汗出而解"中，即指出了小柴胡汤的药理功用。另外，在 149 条中，同一呕而发热，通过下后，出现了三方面的情况：一是没有引起转化，柴胡证仍在，可继续用小柴胡汤治疗；二是转化为结胸证，须用大陷胸汤治疗；三是转化为痞证，应选用半夏泻心汤治之。这就说明，病证的转化，一是取决于机体盛衰的条件，二是取决于治疗正确与否。同一证，由于身体素质不同，应用下法后，出现柴胡汤证、陷胸汤证、半夏泻心汤证三种变化。仲景利用这活生生的事实，论述了六病的复合转化。

历代医家对病的转化谈及甚少，尤其是寒热的转化问题，未做具体论述。金元时代，战乱不宁，瘟疫流行，温病学派所处的时代亦正值瘟疫大流行，难道就不会遇到病情的转化吗？显然是会遇到的，只是未做记载，学习他们的论述，见不到转化，理解上就发生困难。如温病用桂枝汤，那是决然不行的，温病开始阶段确有恶寒，但恶寒越重，体温越高，如用桂枝汤以热治热，岂不是火上浇油，抱薪救火？本人初学医时亦有教训，温病处以桂枝汤，服后三小时则出现发热、谵语。再说《温病条辨》第 6 条，列玉女煎方，以治气血两燔。并未说明气燔何证、血燔何证、气血两燔又是何证，类似这种情况，本应将证候一一列出，但书中气血两燔，一证未列，无法得知何是气燔，何是血燔。证是病之外在表现，给人以感性认识，据证辨证，才好施治。同理，经过治疗，才好依证观察病的转化，无证则无法说明转化。转化有两种，一是由阴转阳，病情向好的方面转化。一是由阳转阴，病情向坏的方面转化。只有掌握病情转化，及时审时度势，才能使病情向好的方面转化。所以说，著书如不将转化写入，在辨证上就会带来困难，亦不符合病证的实际情况。

学习六病辨证论治，要把基础打好，必须从精读《伤寒论》下手。《伤寒论》是中医理论的核心著作。古往今来，哪家学说也不能担当全面辨证的重任，单去学习攻下法、健脾法、消火法、滋阴法等治温热病，都不是具有全面观点的中医，仲景的《伤寒论》概括了中医的基本理论和辨证施治方法，真正称得起"经典著作"。

《矛盾论》中指出："人们认识物质，就是认识物质的运动形式，但是尤其重要的，成为我们认识事物基础的东西，则是必须注意它的特殊点，就是说，注意它和其他运动形式的质的区别，只有注意了这一点，才有可能区别事物。任何运动形式，其内部都包含着本身特殊的矛盾，这种特殊矛盾，就构成了一事物区别他事物的特殊本质。"在疾病的各个发展阶段上，由于治疗方法的正确与否及正气的强弱等因素使病情发生各种不同性质的转化，在这个转化过程中，医者的任务就是观察病情，针对其病性，采取相应治疗措施，使病体向痊愈转化。

仲师《伤寒论》学说，实为辨证论治之准绳，其以阴阳为纲，六病为目，三部列病位，寒热虚实定病性，凭阴阳之消长测疾病之进退，假阴阳之转化而知疾病之传变。当今医者从《伤寒论》而学，方能更为良医。

第八节　局部病辨证治论

机体的整体性表现在气血上，气血在全身周而复始地循行，通达四末，沟通表里，使机体各部不同的组织器官都得到气血的濡养，维持着各种组织器官的功能，达到整体动态的平衡。气血不停地运转，使人展现了生机。气血的盛衰盈亏，对机体病变的寒热虚实有着决定性的影响。故整体证有其易变性，这样也就体现了整体治疗的灵活性。

另外，在整体的三部中，把凡具有独立结构和特殊功能的部分称为局部。局部病证同样具有寒、热、虚、实的病理变化。但在临床上有时不能在整体上明显地表现出来，而是以局部的形态变化和机能障碍为主要表现。这种病理变化，一般情况下，多为慢性过程。因此，局部病有其相对的稳定性，在治疗上也需要使方剂具有相对的肯定性。

一、局部病的证治分类

1. 局部病局部治疗

局部出现局限性病变，只需在局部使用各种疗法，就能达到治愈的目的，叫局部病局部治疗，如对外伤、化脓创口，使用膏药外敷，洗剂外洗及扎针，拔火罐、按摩、切割等，中医学在这方面的内容丰富多彩。李时珍在著述《本草纲目》时，书中例述了近两万个单验方，大部分属局部治疗的例证。目前西医学中的外科手术学，就集中地体现了局部病局部治疗的方法。我们临证所应用的除风利湿汤、三核二香汤、攻坚汤、决渎汤等属局部治疗的方例，由于局部治疗涉及的范围很广，不再占用篇幅一一累述。

2. 局部病整体治疗

局部病有时不表现为局部性，而在整体上出现了明显的寒、热、

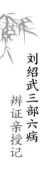

虚、实。需用前边叙述的六病辨证论治方法方能解决,我们把这种情况叫作局部病整体治疗。详见前述。

3. 局部病局部整体治疗

局部发生病变,不仅反映在局部,而且影响到整体的正常功能,造成整体的不协调,反过来又作用于局部,使局部病变进一步恶化,这就需要局部和整体结合起来治疗,每个局部必须服从整体,只有整体的协调,才有局部的改善。协调整体的代表方剂是小柴胡汤,整体治疗使用整体协调方,结合局部方共同进行治疗,我们现在临床应用的许多协调方,就是根据"局部整体双观学说"的理论来组成的,立法用药的原则,就是协调整体,突出局部,把整体的治疗和局部的治疗有机地结合起来,如调心汤、调神汤等就是典型的代表方剂。

局部病具有顽固性,这种类型是局部辨证的重点内容,在治疗上,局部病的治疗体现稳定性,局部病变,由一个局部传变到另一个局部是少见的。所以在局部治疗上,处方用药有其恒定性。守方,就是要一直守方治疗,证不变,因其局部病变的发展过程中,有一个代表本病的实质,决定着病变的始终,非到病变的发展过程完结,疾病不会痊愈。治病必求于本,本者,本质也,本质未变,方不可变,更则无效。局部病的顽固性,决定治疗必须有肯定性,这就说明,在诊断明确之后,一病一方不愈不变,是针对病证本质而言。如果诊断不明,或判断有误,当需修正,更正处方是为了纠偏、改误,而绝不是随症施治。治病之本,一方到底的正确性是无可非议的。例如,肝炎病,肝炎是一个局部病,无论肝炎的好转,还是恶化,病变仍是肝的病变,只是发生发展的程度不同,病的本质未变,方剂就不应变,我们的调肝汤治肝炎,无论急性、慢性、亚急性、迁延性均有良效就是一个有力的说明。所以说,病的本质未变,随便改方是没有道理的,局部病变的顽固性决定了局部用方的肯定性,不要随症变迁,否则就抓不住治疗的实质。近代有些医者治肝炎,随症加减,无相对固定的方剂,别人怎能重复应用,怎能指导临床?可以说,那种多变的治疗方法,不要说别人难以运用,就连他自己也难以再重复,不能重复就没有指导意义。近代有人曾说:临床研究病变发生发展的规律，要掌握其本质，才能找出其规律。这样，你研究的成果才能经得住实践的检验，应用所探求的规律，首先自己能重复，才能指导临床，指导他人，否则就是以其昏昏，使人昭昭，那是不现实的。

二、脉象在局部辨证中的意义

脉象学说，古往今来，许多医家做了发挥，是中医学中一门独特的技术。通过评脉可以得知疾病性质的真伪，揭示病变的真谛。脉评准确，有时一脉定乾坤，舍证而从脉，有时具有关键性的诊断价值。在局部病的证治中，脉象的诊评具有重要的意义。许多局部病变反映到脉象上，有其独特的表现形式。可以根据脉象得知患者病理变化的原委，病变的程度，病变的部位与性质。如临床常用的上鱼际脉，提示肝阳上亢，病位多表现在头，是脑的一种亢奋性反应；聚关脉则是提示肝气郁结，病位多在胸膈，是一种抑制性的病理变化。根据上鱼际脉、聚关脉等脉象的变化程度，就可以知道患者的病因、病理、病性、病程，如同体温计，温度的上升程度直接说明发烧程度一样，准确地说明了病情变化，给处方用药指出了道路。治疗原则就可以根据脉象而定。我常说，脉象如同航海家的指南针，风平浪静时，看不出指南针的作用，只有到风雨交加、大雾弥漫之时，才能看到指南针的作用，指明方向，救人之危。脉象的价值亦同此理，所以说，脉象在局部辨证中有重要的诊断价值。

评脉是一门技术，而不是理论。无论历代医家把脉象描绘得如何尽善尽美，形似神似，具体评起来往往是"心中了了，指下难明"，同一脉象，多人评之，结论不同，难以说到一起，脉象混淆，而不能统一。根据本人多年实践，认为脉象应分三类，首先掌握脉象的分类，才能正确地区别脉象，做出准确诊断。现就三类脉象的具体内容，做一分述。先应认识基础脉象，再认识复合脉象，在此基础上再评奇形脉，这样，病变通过脉象的反映，就有一个全面的了解，循序渐进，完成从必然到自由发展的过程。

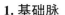

1. 基础脉

基础脉分七类十四种，根据临床变化，脉象评诊时要注意七个方面。

长度 以等身寸量之。正常人脉长一寸五分。按脉时，上不盈寸，下不及尺者，叫作短脉，主夭；反之，如寸尺两端有余，缓和者，为长脉，主寿。

宽度 正常寸口脉宽如韭叶。评脉时，宽度以巨细分，超出正常宽度叫巨脉，比正常脉象窄，仅占三分之一宽者叫细脉。巨细之别，巨者主气盛，细者主血衰。

深度 脉之深浅以浮脉、沉脉分，上为浮，轻取明显，按之稍减；下为沉，轻取不显，重按而明显；沉脉之弦滑而不断，多见怀孕。一般而论，浮脉主表，沉脉主病在里。

硬度 评脉时以弦脉、软脉分。紧而有力，谓之弦脉；柔而无力，谓之软脉。主要凭脉管的软硬度以察其详，弦主病久，软主病近。

速度 评脉时，速度以迟脉、数脉分。一息四至以下为迟；一息五至以上为数。数脉主热，主病进；迟脉主寒，主病迟，并以此观察心脏的功能情况。

充盈度 评脉时以虚脉、实脉分，主要凭脉管内血液。脉管内血浆充实有力谓实脉；瘪而无力为虚脉。实脉病实，虚脉病虚。

节律 评脉的节律以代脉、涩脉分，主要观察脉搏跳动是否规律。数次搏动，明显一停者，称为代脉；无明显停顿，而只表现脉跳大小不等、有力无力不等、快慢不等，三不等者谓之涩脉，提示心脏功能性变化与器质性病变。

上述七类十四脉是单纯脉，各代表着一个方面。按脉时，心中必须明确不能糊涂。每个病人就诊，在切脉时，都要仔细辨出这七个方面的不同情况，不能如仲景在《伤寒论》序言所说："按寸不及尺，握手不及足，人迎、跌阳三部不参；动数发息，不满五十。"这样是学不好脉学的。在这七个方面中，最难评的是涩脉，初学者须认真体会。体察出三不等，需要医者沉下心来认真体会，否则，很难评出涩脉。实际上，这也是检验医者对脉象学习的程度的一把尺子。

2. 复合脉

复合脉是临床实际诊断中常遇到的脉象。病者的脉象多是复合脉，单纯脉较少见，故须认真对待。复合脉中，凡是七类基础脉中，除自身对立的脉象不能相合外，七类基础脉的任何一类都可以和其他种脉象相复合，构成多种多样的脉象。现举出十余种复合脉，供大家参考，从中得出一定规律，以通过脉象对病证本质有所了解。

洪脉是浮脉、巨脉、实脉复合而成。浮为深度，巨为宽度，实为充盈度。

滑脉由弱脉、实脉复合而成。弱者，柔软也，为硬度，实为充盈度。

紧脉由弦脉、实脉复合而成。弦为硬度，实为充盈度。

牢脉由弦脉、沉脉、实脉复合组成。弦为硬度，实为充盈度，沉为深度。

芤脉由浮脉、虚脉复合而组成。浮为深度，虚为充盈度。

革脉由弦脉、浮脉、虚脉复合组成。弦为硬度，浮为深度，虚为充盈度。

微脉由细脉、涩脉复合组成。细为宽度，涩为节律。

结脉由迟脉、代脉复合而成。迟为速度，代为节律。

促脉由数脉、代脉组成。数为速度，代为节律。

濡脉由浮脉、细脉组成。浮为深度，细为宽度。

弱脉由沉脉、细脉复合组成。沉为深度，细为宽度。

大脉由长脉、巨脉复合组成。长为长度，巨为宽度。

小脉由短脉、细脉复合组成。短为长度，细为宽度。

评脉时，根据复合脉的组成，看来源于几个方面，依脉象的长短、巨细、浮沉、弦弱、迟数、虚实、代涩判断疾病的盛衰、久暂、虚实、寒热、表里及机体的寿夭。治疗的难易，通过脉象对人体的正气与病邪变化有一个全面衡量，以便根据病情，随证治疗，方不致误。

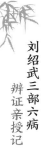
3. 奇形脉

奇形之脉之所以谓奇，就是与正常的脉象不同，而形成其特有的形状。奇形脉有病理奇形脉和生理奇形脉之分。生理奇形脉一般在临床无特殊诊断意义，病理奇形脉对于局部病的诊断和认识有重要的意义，对于疑难病的诊断和治疗，病理奇形脉有时提供可靠的诊断依据，对治疗起决定性的指导作用。其中生理性改变的奇形脉有以下几种。

双管脉：凭脉时，寸口脉初按始觉宽大，仔细体验，方能感觉到有责任动脉血管同时经过桡骨侧，两脉并驾齐驱，一般无诊断意义。

神门脉：凭脉时，寸口无脉，而在神门穴有纵行通过的脉管，叫神门管，属生理变异，无临床诊断意义。

反关脉：凭脉时，寸口无脉，脉管从尺部桡骨至手背侧，其脉搏显而可见，属生理性改变。

六阴脉：寸口凭脉时，脉搏特别小，难以摸到，其人表现如常，其人迎、趺阳脉搏动如常人者，称"六阴脉"。此类脉多与反关脉并见，属生理特异性。一般无临床意义。

其病理性改变的奇形脉有以下几种。

上鱼际脉：凭脉时，寸口脉在腕横纹以上可以摸到。甚者，脉充皮下，可见其搏动，直到手掌大鱼际，故称"上鱼际脉"。多由肝阳上亢而致，病性多为交感神经功能亢奋，呈阳性病理反应。

聚关脉：凭脉时，寸口脉，关脉独大，甚者犹如豆状，搏动明显，高出皮肤，寸尺俱弱，其脉搏显于关部，故称"聚关脉"。多由肝气郁结所致，多与迷走神经兴奋有关，主阴性病理反应。

长弦脉：以右尺多见，脉管见弦而长，超出尺部向后延续数寸，脉跳弦紧有力，多为腹满寒疝所致。根据其长弦程度，可判断腹满寒疝病变的程度，对消化系统疾病的诊断有重要意义。

动脉：凭脉时，脉的搏动与正常人有别，指下切脉有纵行跳动之感，关前一下，关后一下，交替跳动，摇摆不定，我们称为"动脉"。经过多年考查，提示病者受到大的惊吓，反映在大脑表层，影响到脉象，心中有惕惕不安之感。观察多例，验证正确。

临床根据病理性的奇形脉象，可帮助找到致病的本质及原因。有时能把患者隐藏很深的致病因素探出。见其脉可以用其方，均能收到良效，这也是平时舍证从脉的依据。如某军区司令，感到心烦不宁，脉见涩脉，脉形聚关，在几个医院均诊断不出其病变，我们则根据其脉象诊断为心脏病变，令其做进一步检查，后经二阶梯试验，诊断为"隐性冠心病"，处以调心汤，二十剂症状大减，嘱其回部队认真用药而去。再如今年五月中旬一患者来门诊就医时，提示自主神经功能紊乱，处以调神汤，令其服用八十剂，脉复正大光明如常，而诸证自愈。所以说，掌握脉象对于局部病的辨证论治，实有纲举目张之功能。

三、局部协调疗法

局部病与整体有着密切的联系，局部病的治疗规律之一就是局部病整体局部治疗，其原则是"协调整体，突出局部"，一是调，二是治，局部的治疗亦寓意着调。所以说，局部协调疗法的重点就是"调"，通过协调使局部与整体达到有机的统一，维持一个动态的平衡，达到治疗的目的。在治疗中，只有整体的协调，才有局部的改善，协调整体的方子就是小柴胡汤，小柴胡汤是治疗体证的第一方，同样也是协调局部的首选方。只有调整整体的方剂，协调治疗才具有权威性，如同国家首脑，有统帅全国的本领，也有治理局部的才干，所以经过多年实践根据仲景的学术观点，认定了小柴胡汤的协调作用。

整体辨证中，已做了阐述，小柴胡汤的组方原则是以调和少阳、太阴为主体，组成协调性的代表方剂。《伤寒论》379条："呕而发热者，小柴胡汤主之。"为何取少阳和太阴的治疗作为组方原则呢？因胸为阳，腹为阴，阴再盛莫过于腹，腹为至阴，故以太阴代表阴；胸为阳，阳再热莫过于胸，胸为至阳，故少阳为阳之代表。一阴一阳之为道。太阴少阳形成阴阳二性并举，协调阴阳，这就是小柴胡汤充任协调方的关键所在。整体病证不外阴阳二性，或寒，或热，或虚，或实。呕是太阴之证，发热是少阳之证，整体取阴阳，先找出其代表性的证候。方中通过黄芩以清热，柴胡以祛实，半夏、生姜以治寒，人参、甘草、大枣以补虚，四面俱协，呕而发热诸证自愈，七药为用，共同担负起协调阴阳、治疗整体的重任。病不变，法亦不变，此为定理。

选用小柴胡汤作协调整体的方剂，不仅是依据阴阳的理论来确定，更重要的是放在医疗实践中，反复验证，证明有明显功效，其作用是由里达表，由上而下的功效，诚如《伤寒论》230 条所说："……上焦得通，津液得下，胃气因和，身濈然汗出解。"经过一千七百余年，历代医家的反复实践，小柴胡汤被推为和剂之首，因此，选为协调整体的主方，这一切不是空洞的理论，而是其效果已在临床兑现。

有人曾问道，小柴胡汤证有没有整体治疗的证据？我们说：有！《伤寒论》148 条就是一个很好的证据，原文就说道："伤寒五六日，头汗出，微恶寒，手足冷，心下满，口不欲食，大便硬，脉细者，此为阳微结，必有表复有里也。脉沉，亦在里也。汗出为阳微。假令纯阴结，不得复有外证，悉入在里。此为半在里半在外也。脉虽沉紧，不得为少阴病，所以然者，阴不得有汗，今头汗出，故知非少阴也。可与小柴胡汤……"从条文中就可以看出，头汗出是少阳证，微恶寒是太阳证，手足冷是厥阴证，心下满不欲食是太阴证，大便难是阳明证，脉细是少阴证，六病证候俱在。何以治疗，仲景就为我们指出了路子，遇此情况，采取整体协调疗法。

小柴胡汤组成协调方，在此基础上，再选用现有的良方或有效药物组成局部治疗方。突出局部这个重点，这是普遍与特殊治疗的有机结合，体现"协调整体，突出局部"的原则。局部的治疗体现了机体与病邪的对抗性，对抗是事物发展的一种规律（不是一切规律）。对局部的突出重点采取相应治法，对整体非对抗的各部则采取调治，这就叫具体问题，具体分析。我们把这种调治法的理论称为"局部整体双关学说"，即把整体的调与局部的治有机结合起来。值得提出的是，局部治疗方的组成，正在逐步发展，有一个健全的过程。目前还不是尽善尽美，望同道携手共同探索局部治疗的良方，把协调治疗推向一个新的高度。其后所述的各种调理方，均本着"整体局部双关治疗"的原则进行选药、组方、命名。

1. 调神汤

调神汤方：石膏 30g，牡蛎 30g，桂枝 10g，大黄 10g，车前子 30g，柴胡 15g，黄芩 15g，党参 30g，苏子 30g，川椒 10g，甘草 10g，大枣 10 枚。

煎服法：上药十二味，加水 1000mL，煮取 300mL，倒出药汁，再加水 800mL，煮取 200mL，去滓，将两次药汁相合，煮沸，分温三服，以空腹服为宜，忌生冷、油腻。

证治范围：自主神经功能紊乱，癔病，精神分裂症，内耳眩晕症，头痛、失眠、心烦等症的上鱼际脉情况。

调神汤的辨证施治指征主要是上鱼际脉或上鱼际脉并见聚关脉者。从西医学的角度分析其病理变化，结合实践推断，上鱼际脉的出现，是肝阳上亢的集中表现。经过几十年的观察验证，提示患者性格刚强、脾气急躁，至少在三年以上的时间内心情不畅，对自己的性格采取压制态度，用理智克制自己冲动的性情。我们知道，思维的冲动，导致大脑皮层的功能失调，引起自主神经功能紊乱，出现交感神经的兴奋，血管处于收缩状态。血管压力增加，血压增高。久而久之，在寸口脉上，使脉管向上移位，甚至达到掌侧拇指大鱼际。这就是临床见到的脉搏突破腕横纹以上，而取名"上鱼际脉"。见到上鱼际脉的患者，90% 以上有头痛、头晕、失眠多梦、目花耳鸣、记忆减退、胸胁苦满、心中烦躁、身重难转、周身乏力等症状，多为交感神经亢奋的一系列表现。

聚关脉的出现，经过观察，在中医属肝气郁结的范畴。从西医学的病理推断，有这样一个变化过程，聚关脉者，性格内向，性情压抑，沉默寡言，至少在三年以上为一件事，反复考虑，不能言之于口，不愿告之于人，反反复复，百思不得其解。为其主观思索，长期的思虑，同样导致大脑皮层的功能改变，而引起自主神经功能紊乱，交感神经功能受抑制，迷走神经功能占优势，呈现一派抑制性证候。如心率减慢，血管扩张，血压下降，胸膈满闷，饮食不规律。反映在脉象上，由于迷走神经的兴奋，引起血管的纵行收缩，二者交织在一起，反映在寸口脉上，就可见到。由于长期的血管扩张，使脉管增粗，形成横行扩张。正常血管的收缩，使扩张的脉管在关部相聚，逐渐增大，甚者关部如豆状，故称为"聚关脉"。聚关脉的出现提示迷走神经占优势，呈现抑制性的病变过程。

上述上鱼际脉与聚关脉的发生机理，仅是综合临床实践而做病理学方面的推断。究系何因，其细微病理变化如何，尚缺乏科学根据。但这两种提示自主神经功能紊乱则是一个无可非议的事实。在临床有许多患者是聚关脉与上鱼际脉互见。由于两种脉象代表着不同的病理变化，二脉交织互见，病性就形成同一性改变。机体中，由于大脑皮层功能紊乱，使周身上下出现一系列紊乱现象，寒热不均，虚实互现，如嗜睡多梦，烦躁疲乏，心跳忽快忽慢，腹胀满，饥而不欲食，四肢困乏，出现上热下寒，区域性改变。有时让患者自述，而不能全部诉出，可谓"百病缠身"。但具体检查，无论心电图、脑电图、超声波、激光等现代设备检查，则无一改变，可谓难点。因实属整体的紊乱现象，并无器质性的病理变化，所以在治疗起来，不能单纯治某一方面，而必须讲协调，经过调整，达到动态的平衡，使紊乱的大脑皮层功能趋于正常，这样方可诸证尽消。如失协调主旨，则顾此失彼。

调神汤是调整大脑皮层功能紊乱的汤方，本方的组成是根据《伤寒论》107条"伤寒八九日，下之，胸满烦惊，小便不利，谵语，一身尽重，不可转侧者，柴胡加龙骨牡蛎汤主之"而化裁得来。其具体化裁是在小柴胡汤中，参苏子降气汤之意，选用苏子降气化痰，以易去半夏辛燥有毒之弊，以大建中汤中选用川椒温中止痛，其热不伤阴之长，易去生姜性热伤阴，刺激发炎之短，使小柴胡汤既保持其协调整体之功，又具有久服而不伤阴蓄毒之益。但在有呕吐症状时，仍取用生姜、半夏，取小半夏汤温胃止呕之功，而不用苏子、川椒以代，其余诸症，均选用化裁后的小柴胡汤作基础，再以石膏之辛凉，清热生津而易去龙骨，使方中保持清热、凉血、镇静、生津的优势，以车前子补肾利尿之功取代茯苓，使集聚于半表半里的病邪，通过气血的运行，得以从小便排出，保持有一个除病邪的良好通道。同时方中不用铅丹，以除久服蓄毒之害。这样经过调整后组成的调神汤，在临证治疗中就具备了四个矛盾点，八个矛盾面，四方同调，八方共治，相反而又相成，使机体达到一个有机的协调，在方中具下列特点。

（1）寒热并用

石膏、黄芩以清热，桂枝、川椒以温中，功能的紊乱，证候的寒热互见，如单纯以温热之品以治脾胃之寒，就会使上焦火热愈炽，脾胃虽得治，而上焦之热加重，缠绵不得消，反之，单以寒凉之药以清热除烦，而必寒其中，使脾胃之寒愈剧。所以寒热并用，使热邪得清而不伤其中，脾胃得温而不助其胸中之热，故寒热并用，各免其弊，相得益彰。

（2）升降并用

整体的紊乱，寒热互见，虚实并存，一体之中往往上热而下寒，遇此之治，必须调中有治，治中有调，须将低于正常水平者扶到正常水平，高于正常水平降至正常水平。紊乱表现的证候虽有寒热虚实，但不是偏盛或过衰，须将上焦之热降至下焦以温其寒，把下焦之寒升至上焦以凉其热，上下交流，气血通达，使寒热并治，使其降中有升，升中有降。如同下楼坐电梯，降中有升提的因素，升中有降的意义。如果单纯或升或降，就会使机体的平衡进一步恶化，甚至崩解，如人想下楼，用电梯可以安然无恙，如果纵身下跳，则其命危也，协调治疗中亦同样寓有这样的哲理。所以方中柴胡的升提是使苏子更好发挥降气的作用，二药为用，升降结合，令人回味。

（3）收散并用

方中牡蛎固涩以敛气，柴胡宣通以发散，上焦热炽，气血淋巴周流不利，壅塞不通，必须用柴胡以散，疏通发散胸中之邪，而胸满烦惊诸证可解。但心是一身之主，心气宜收不宜散，如单用发散之品，必然耗散心气，尤以脉大者。如过用耗散之剂，必然招致不可逆转的危候，所以方中选用牡蛎收敛以固其气，使心气不得耗散。这样，二药共用，发散以除积聚之邪，收敛以固心阳之气，使邪得祛而正不得损，收散共济，以奏祛邪固本之功，非良医而不达此地。

（4）补泻并用

"邪之所凑，其气必虚。"病者之所以病，就是因机体抵抗力虚衰而被邪气侵及，故病者本该尽补。殊不知，虚之所以虚，自有其因，正邪相争，交织于内，气机不畅，气血痰食积聚，天阳之气不得用，水谷精微不得充，使机体易虚。如单用补剂，则助其病势反而对机体不利，壅补恋邪，病加一等，必须将壅塞之积滞给予祛除，方能为补助机体铺平道路，故用泻法以寓其中，积滞得泻病邪易清，为除病打开道路。故在调神汤中补泻并用，泻中寓补，补中助泻，使病邪除，瘀滞清，正气充，气血畅，使机体的紊乱趋于协调。所以说，调神汤协调整体，具有双向调节的功能，一方之中，有病除病，无病的补正，运用一方，疗治始终，均收其效。八方分列，各司其职。只有这样，才能达到清热而不伐中气，气降而不致脱陷，宜通而不耗散正气，补正而不留病邪滞，邪得以除，正得以健。各方药味药量相互作用，相辅相成。

中医方剂学中，有大方、小方、急方、缓方、奇方、偶方、复方，各有所用。调神汤就是一个代表性的复方。临床应用，根据患者出现各种证候的程度，参考脉象的变化，从寒、热、虚、实进行辨证论治，而调整其中的药味与药量。根据每个患者的具体病情，掌握其本质。通过观其脉证，选定方药，使其保持相对的平衡，以发挥其协调作用。机体的病理变化是错综复杂的，当病性向着相反的方向转化的时候，平衡受到破坏则显示出寒、热、虚、实不同的突出个性来。同样，调神汤作为一个协调方，只要变动方中任何一方面的药味或药量，就可以使方剂的个性发生改变。所以说，在应用协调方时，既要掌握原则性，又要注意其灵活性，以适应临床处治各种复杂病证的需要，其变动情况举例如下。

石膏、黄芩与桂枝、川椒是维持方中药物寒热的。如果病者呈现亢奋优势，热明明显，可以加大石膏用量，由30g可增至60g，甚至可达120克；如寒象明显，可加大桂枝或川椒用量，由0g可增至20g；如见背恶寒者，可用附子以加大其温性。寒热二药的用量，均可视病情而定。关键是初诊时要认证准确，方剂拟定因人而异，一旦定方，则不宜更改，抓住本质，一方到底。

人参与川军是维持补泻的协调药物。有时人参价格昂贵，久服易燥，可用党参代替。应用多年，党参代人参不见其逊。根据病者虚实程度而调整其量。脉见弦象，腹胀满闷证候明显者，可加大川军用量以泻实；体质虚衰，气短心悸者，加大党参用量以补其虚。

这些证治上的灵活性是需要知道的。但是，这种变动是有条件的，必须是病性的一方个性突出时，方可应用。一般情况下，必须维护其原则性，因每一个协调方是一个有机的整体，如果盲目乱调，则不收其效，反乱病情。这点同样是需要记取的，作为一个临床医生，只有真正了解组方原理，熟知药性，又善辨证，才能掌握方向，运用自如。

调神汤服用后，会出现各种不同的反应，这与病者的体质、情绪和环境有关。反应一是由于本方是治本为主，是协调显效，见效通常较慢，多是用药数剂后症状才得以改善，二十余剂药后主要症状才得以好转。这就提醒我们，不要因服用二三剂无明显效果而更其方。二是有一部分人服药后，不是病情逐渐好转，而是感觉加重，如头晕、困乏无力、不思饮食等衰弱症状。遇此不必多虑，这是因为药到病所，调整过程中的激化反应。体质强壮，用药敏感者多见此种情况，痊愈较快，用药期短，约占调神汤证的 20%。三是服药后有腹痛、腹泻反应。许多患者怕其泻而惧其方，实乃有效期矣。调神汤是一个双向调控的方剂，有病除病，无病补体，药到病所，必须先除其邪，病邪被歼，不运至体外，病岂能根治？病情顽固者，开始并不泻，而到用药十余剂方泻，但是泻是为了除病，是治疗中不可缺少的阶段反应，不必多虑。四是少数患者服药后有嗜睡的现象。这是大脑皮层通过药物矫正后，功能由紊乱趋于正常的一种补偿反应。原来失眠日久，大脑过于疲惫。用药后，机体协调起来，转入恢复阶段，欲补其亏，故出现嗜睡不醒。这是病转恢复的标志，可缩短疗程，使身体很快复原。1973 年曾治一患者，服药三剂后，困倦嗜睡，其家人忧虑，找到门诊，询问其情。嘱其不必多虑，令其尽睡而不必唤醒，每天给予水饮即可。这样，此人连睡六日而醒。后来，到门诊诉说："自己如脱胎换骨，成了另一个人，神清气爽。"诸证尽然而清。后来又遇数例，均嘱其家属不必多虑。

医者开方，病者服药。主观判断与客观反映必须相符，治疗才能收效。但客观反映有两种，一是好的，二是坏的。好者加倍赞赏，坏者登门质询，是其常理。这就需要医者声明药效反应，尤其对坏的反应。通常要注意两种情况，一是药不对证，把病治差；一是方与证符，而药病相争，反映出的不良感觉。所以说，医者必须做到"胸中有数"，既不可药不对证，固执己见，一错到底，贻害于人；又不可方本对证，是用药后的坏感觉好现象，当作坏治，被假象迷惑。病者一诉，赶快停药更方，使药病相违，同样贻害于人。这两种都是过错，都应尽力避免。"病者之病病疾多，医者之病病道少。"医者对方药必须深钻细研，方不致误。

2. 调心汤

调心汤方：百合 30g，乌药 10g，丹参 30g，郁金 10g，瓜蒌 30g，牡蛎 30g，麦冬 10g，五味子 15g，党参 30g，柴胡 15g，黄芩 15g，苏子 30g，川椒 10g，甘草 10g，大枣 10 枚。

煎服法：上药十五味，加水 1200mL，煮取 300mL，倒出药汁，再加水 800mL，煮取 200mL，去滓，将两次药汁相合，煮沸，分温三服，以空腹服为宜。

适应证：冠心病、心律失常、心肌炎、心血管神经官能症、肝脾肿大、月经不调、不孕症等诊治时见涩脉者。

调心汤临床应用的主要指征是见涩脉。涩脉的出现标志着心脏功能的减低和有效循环血量的减少。涩脉向我们提示了使用调心汤的定位诊断。我们知道，局部病的治，首先定位，才能定性。"皮之不存，毛将安附？"一个方子的应用，如果定位不准确，病性就无从谈起，无法把握病情的发展。涩脉的出现，经过长期临床观察，多为患者在主观上长期精神抑郁不畅，导致大脑皮层的功能紊乱，引起一系列病理变化，波及自主神经，引起迷走神经功能亢奋，抑制心脏的传导系统，使心肌收缩力和传导速度均受到抑制性干扰，而失去正常的功能。在客观上，有失血或病毒感染等因素，二者相合，使寸口的脉象表现出节律不齐、快慢不等、有力无力不等而出现涩脉。涩脉是应用调心汤的代表性证候，也是反映心脏功能病变的集中表现，也是经过治疗观察病情进退转归的依据。

"心者，君主之官。"心脏是人身的主宰，气血在人体内周而复始地循行，循环周身，由上及下，由里达表，无处不到。机体的任何组织器官，一旦失去气血的供给，立即就会失去其功能，而出现变性、坏死。人体各组织器官的功能都以气血为依托，故有"身有多大，心有多大"之说。气血沟通全身，使各组织脏器产生功能活动，所以治疗心脏病变不仅要考虑到心脏的本身，同时要考虑到和心脏气血运行有关的各个组织脏器，只有整个机体相互协调，气血循行畅达，心病才能被征服。故调心汤组方过程中，必须注意以下几个方面。

（1）强心以健脑

心是气血的主宰，心脏的活动受脑的控制和支配，但脑的指挥功能是依靠气血的充养来实现的。没有充足的气血供给，脑的功能就会丧失。头部一旦缺血，就会发生晕厥，脑组织缺血过久，就会坏死，而形成不可逆的改变。所以说，人的精力充沛与否，决定于心脏，而不决定于脑。脑的思维、支配功能是心供血后的功能表现。同时，脑的思维又可直接影响心脏的正常功能活动。这是一个物质与精神的关系。由此可见，要想解决大脑皮层的功能紊乱状态，必须以强心作基础，故方中选用生脉散以强心，使心脏功能得以提高，心肌的自律性、兴奋性、传导性、应激性恢复正常。同时以小柴胡汤宣通气机，和解阴阳，协调整体，使处于紊乱状态的大脑皮层得以治。脑健则心安，心安则脑旺，相互为用。故方中以小柴胡汤作基础，实有强心健脑之妙。

（2）宽胸以宣肺

心居胸中，两肺之间，胸腔的活动和肺脏的功能活动正常与否，直接影响到心脏的排血功能，又因大脑皮层的功能紊乱，使迷走神经功能偏亢，因而病人多有胸闷、烦满、叹息之证。心与肺通过动静脉组成小循环、心功能低下而致肺脏气血瘀滞，出现气机不畅，而见咳喘、烦闷等证。在正常生理状态下，心、肺关系密切，二脏共同担负着机体气体的交换。肺部吸入的氧气，通过血液循环输布到周身，同时心脏自身更需要氧的充分供给，以维持其正常的功能。组织产生代谢产物二氧化碳又经过血液循环到肺而呼出体外。心、肺二脏共同担负着机体新陈代谢的主要作用。《素问·灵兰秘典论》说："肺者，相傅之官，治节出焉。"相傅之官是对"心者，君主之官"而言。心主血，肺主气，"气为血之帅，血为气之母"，气行则血行，气滞则血凝。肺是辅助心治理和调节血液循环的，只有心肺互相协调，才能维持人体的正常生理状态，以保障新陈代谢的正常进行。故治血先治气，气行则血行，必须把肺这个供氧的线路修好。肺的正常功能得到保证，使心得到氧的充足供应，才能为祛除病邪奠定良好的基础。根据这个道理，在组方时，以瓜蒌薤白汤，选瓜蒌一味，宽胸利气，清除胸腔这个外廓的影响，使胸腔通畅开阔，心肺得到更大范围的扩张，从而完成了更大的吸氧量和排血量，并选用《时方妙用歌诀》中的百合乌药汤。陈修园曾说是他"从海坛得来，用之多验"。原方两味，百合轻清，能润肺止咳，清心安神，养阴清肺；乌药行气止痛，二药合用，为神经的强壮滋补剂，以保障肺的正常功能，心得到氧的充分供给，心病得以祛除，瓜蒌、百合、乌药三味为用，共同完成宽胸宣肺之功。

（3）疏肝以健脾

中医认为："心主血，肝藏血，脾统血。"血的生成、贮藏、统摄与此三脏有直接关系。肝脏是一个大的血库，心血的充足与否，与肝脏调节血量的能力及贮藏血量的多少有关。血液的生成与脾的运化功能分不开，并且血液在周身的运行，而不溢于脉道之外，是靠脾的统摄作用来完成的。故在调治心脏病时，如不把肝、脾二脏的功能调整好，就不能保持正常的有效循环血量和血液在脉道的正常运行。方中选用丹参、郁金，以丹参疏肝活血，素有"一味丹参饮，功兼四物汤"之称。郁金为气中血药，以活络止痛，为丹参行气开路，使血液循行畅达。同时借用小柴胡汤中党参、大枣健脾补气，共奏疏肝健脾之功，以达到气行血则行的目的，使心脏恢复正常的舒缩功能，保证正常的有效循环。

（4）安神而止悸

心病的共同症状就是心烦、心动悸、失眠多梦。在协调整体的基础上，使心气得聚而不散，神安而悸消，诸证自愈。总之，在心病的治疗中，调心汤在调整整体的基础上，掌握脑、心、肝、肺、脾之间的调理通达，组方合理，药选精良，临证应用此方多验。如某部一女性患者，贫血，肝脾肿大，尤以脾大见著，每日饮食不振，周身困乏，心慌气短，而不能正常工作，先后在太原军区内外医院多处检查求治，一直原因未明，治疗无效。1984年夏，来中医研究所门诊，见其脉涩，处以调心汤，令服100剂。患者遵嘱服至80剂，诸证全消，精力充沛，随即上班参加工作，后继续服足百剂而愈。

3. 调肺汤

调肺汤方：麻黄10g，杏仁10g，石膏30g，瓜蒌30g，沙参30g，麦冬15g，五味子15g，粟壳5g，柴胡15g，黄芩15g，党参30g，苏子30g，川椒10g，甘草10g，大枣10枚。

煎服法：上药十五味，加水1000mL，煮取300mL，将药汁倒出，再加水800mL，煮取200mL，去滓，将两次药汁相合，煮沸，分温三服，空腹为宜。

适应证：支气管哮喘、肺气肿、肺心病、慢性气管炎、肺大泡、气胸等。

肺与皮毛相表里，肺病主要和宣气的功能失调有关。常见的肺结核、肺炎就是例证。肺结核在中医属于肺痨的范畴。对于肺病的治疗，根据协调整体、突出局部的原则，调肺汤的组方初步设想如下。

（1）宣肺消炎以制止分泌

肺部受到外邪的侵袭，肺组织充血、水肿，引起炎性病变。支气管黏膜水肿，分泌增加，痰液形成，管腔被痰液阻塞变窄痉挛，形成咳嗽、哮喘。外邪侵体，首先犯肺，根据肺病的咳、痰、喘证多由外感六淫所致，选用太阳病主方的基础方——麻杏石甘汤加入调肺汤中。外邪侵肺出现炎性反应，红、肿、热、痛、功能障碍是炎症病理的五大变化。选用麻杏石甘汤治肺病，机理也符合。麻杏石甘汤具有消炎的作用，方中麻黄扩张气管，解除支气管平滑肌的痉挛；石膏镇静降温，制止分泌，使痰液减少；杏仁宣肺透窍，使气机畅达；甘草止咳又化痰。

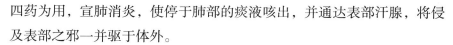

四药为用，宣肺消炎，使停于肺部的痰液咳出，并通达表部汗腺，将侵及表部之邪一并驱于体外。

（2）滋阴排痰、敛肺以镇咳

在应用麻杏石甘汤宣肺消炎的同时，加用沙参、麦冬、五味子、粟壳以滋阴排痰，敛肺而镇咳。肺属阳脏，多燥，应用沙参、麦冬具有双重作用。一方面滋阴，一方面排痰，阴液充足可使黏稠痰液变稀而易咳出，寓有扶正祛邪之意。加用瓜蒌亦具有开胸利气、滋阴排痰之功以助其效。并根据陈修园治咳嗽，一生用干姜、细辛、五味子，干姜主开，五味子主阖，细辛转输，开阖互济，相反相成。调肺汤中多用扩张支气管药物，麻黄以升，多耗散肺气，借用五味子加入方中。方中还选用粟壳 5g 以镇咳，用瓜蒌、杏仁、沙参等宽胸排痰。一再排痰则引起肺部的疲劳，必须加用粟壳以适当镇咳，以恢复肺的功能。如不用粟壳，临床疗效大减，但是在痰液分泌旺盛时则需令其排完，以防痰留肺中，引起他变。如痰不多，加用粟壳镇咳消疲劳，效果明显。

（3）协调整体以治肺病之本

人之得病，首先肯定一个原因："邪之所凑，其气必虚。"人生活在自然界中，同样呼吸空气，有的感染肺病，有的则不感染，这主要取决于机体的内在因素。毛主席的内因外因论，符合中医学的"邪之所凑，其气必虚"的哲理。肺部之所以感染病邪，必然有其受病因素在其中。从临床的经验看，肺病者，脉象多见聚关脉和上鱼际脉，尤其以聚关脉多见。上鱼际脉是肝阳上亢的见证，聚关脉是肝气郁结的表现。二脉的出现表明体内有自主神经功能紊乱。因扩张血管是交感神经的作用，收缩血管是迷走神经的作用，对于肺病者，交感神经的兴奋性增强，使支气管扩张，引起肺燥，干咳而无痰。迷走神经兴奋性增强，支气管收缩，则表现肺湿。肺燥者可用陈修园的清燥救肺汤。一般情况下，迷走神经兴奋多见，故肺多生痰，以聚关脉者见著。由此而知，肺病多自主神经紊乱的指征。不解决自主神经功能紊乱现象，肺病不易治愈。要解决自主神经功能紊乱，必须用小柴胡汤以协调整体，作为治疗肺病的基础。

在掌握调肺汤3个方面的治疗原则后，还须注意的就是调肺汤多用引子，选用白萝卜2斤煮后，用其汤煎药，有条件时可用一个梨，捣碎，放入药中同煎，疗效可提高1/3。另外切记，心功能不佳者，用苏叶代麻黄，以汗出涩脉为准。用苏叶较为稳妥，麻黄兴奋心脏的传导系统，用后病人出现心悸、心烦，苏叶宣肺解表，疗效亦好。肺病者，秋去冬来加重，天要大变，死者较多，在治疗肺病的过程中，注意到心、肺两脏的共同机能，在调整整体的基础上，注意宣肺、消炎、排痰、制止分泌四个方面，肺病就可得以治愈。省某医院某大夫久患咳嗽，由于对中医调肺的治疗不感兴趣，一直拒绝治疗，后咳甚无法，来此就诊，处以调肺汤，服用6剂而愈。

4. 调肝汤

调肝汤方：茵陈30g，川军10g，丹参30g，郁金15g，陈皮10g，白芍10g，车前子30g，柴胡15g，黄芩15g，党参30g，苏子30g，川椒10g，甘草10g，大枣10枚，栀子10g。

煎服法：上药十五味，以水1000mL，煮取300mL，倒出药汁，再加水800mL，煮取300mL，去滓，将两次药汁相合，煮沸，分温三服，空腹为宜。

适应证：急性肝炎、中毒性肝炎、慢性肝炎、肝肿大、肝硬化、单项转氨酶升高、多囊肝、胆道疾患等。

治疗肝病，必须注意五个方面：协调整体、清热利湿、活血化瘀、调整脾胃、通利二便。五项原则，缺一不可。据此调肝汤的组成是以调胃汤作基础，加用茵陈蒿汤，复加丹参、郁金、车前子组成。后因栀子短缺，以黄芩代之，方效亦不受多大影响，故调肝汤中可不用栀子，经过多年实践证明了组方的正确性。

（1）协调整体

根据观察，肝脏病者，多见聚关脉，提示有自主神经功能紊乱的自身因素存在，这是肝炎病毒能够在体内滋生繁殖的重要条件。我们知道，肝炎病毒在50000倍的电子显微镜下才能看到，所以戴口罩是不能预防肝炎的，肝炎病毒进入机体并不是都可以发病。据多年观察，患肝炎者，有长期的精神抑郁、恐惧，使机体的抵抗力下降，使肝炎病毒得以侵袭。外因是变化的条件，内因是变化的根据，外因通过内因而起作用。因此，必须选用小柴胡汤作基础，协调整体，使正气得充，这是治疗肝病的先决条件。

（2）清热利湿

清热利湿，首选茵陈。茵陈是治疗肝病的局部用药，具有清热利湿、疏通胆管、加强胆汁排泄、消除黄疸之功，有病可治，无病可防，这是多年应用的结论。同院患者高某，患"黄疸性肝炎"，肝脏肿大平脐，时值三月，令其到野外采集鲜茵陈，单用一味，每服四两，服用十四天，肝回缩至正常位置，黄疸完全消失。再用调肝汤善其后而愈。由此可见，茵陈如此有效，治肝不能没有茵陈。另外，茵陈可做菜食用，久服无副作用，可称治肝良药。所以在调肝汤中，一般茵陈可用60g，有黄疸者，可用至120g，药力强弱来源于量，没有一定数量作保证，祛除顽固病变就会力不从心。

（3）活血化瘀

血液在肝内大量淤积，血多热盛，出现肝肿大。用什么药物可以使肝脏瘀血得散，炎症得消，肿大回缩呢？这是经过多次实践探索的。先以病例为证：晋东南医友，其女刘某，患肝炎久治不愈，父虽是中医，但其不相信中医，此时刘某致函于吾，欲治女病，其女持信见吾。见其肝大，右胁下三指，告其用七剂药一试，无效则另请高明。当时方中用丹参四两，三剂药肝回缩一指，七剂药后，肝加缩两指，本人此刻方心悦诚服，遵方服药，尽愈而归。肝炎患者，肝细胞发生炎性病变，使门静脉血进入肝脏，淤滞其内而形成肿大。先用丹参治疗肝脏瘀血，但其效力不是肝脏本身起作用，而是运用丹参加强右心回血量，使原来肝细胞肿胀，肝血回流障碍，门静脉受阻，右心回血量不足的病理改变得以改善。一旦右心回血量增加，使肝脏瘀血减少，才可逐步恢复到原来的生理状态。一个器官只有恢复原来的结构，才能产生其应有的功能，增大或缩小都不能发挥其正常功能，如同手肿大或萎缩都影响把握东西。

同时方中配以郁金，血中气药，除与丹参相合，具有行气解郁、活血祛瘀的功能外，并有促进胆汁分泌，促使胆囊收缩，而具有利胆的作用。据报道，大量应用郁金，还能增加血浆蛋白，纠正蛋白倒置，达到营养保肝的目的。所以说丹参、郁金二药为用，是治肝病不可多得的两味药。

（4）调理脾胃

从方中看，调肝汤中含有调胃汤。因肝病均显脾胃不佳，所以说治疗肝病必须要注意调理脾胃，方中选用枳实芍药散复其中，是因为肝是通过胆管排泄胆汁到小肠参与食物消化功能的。十二指肠最容易痉挛而阻塞胆汁的排泄，故用枳实芍药散以增强肠胃节律性的蠕动，增进消化功能，同时由于枳实芍药散能够舒张平滑肌，改善肝门壶腹区，疏通胆汁排泄的道路，又有利胆的作用，通过对肠胃的调理疏通，为肝病的治疗开辟了通路。

（5）通利二便

治病必须给予祛邪的出路，治疗肝病中有一个值得重视的问题就是转氨酶升高。我们在治疗肝炎时，不主张用高蛋白饮食。因蛋白质进入人体，在正常生理状态下，由于胃酸的作用，使蛋白质转化为蛋白胨和蛋白肵，再经过胰蛋白酶的作用，转化为二十余种氨基酸，吸收入体内，促进白蛋白、球蛋白、纤维蛋白原等的合成。如果肝脏出现病变，不能很好地接受，利用蛋白质，使其沿肠道下行，逐步转化为异性蛋白，分解出甲基酚、嘌呤、吲哚、氨、粪臭素等多种有毒物质；吸收入血，须经肝脏解毒，进一步增加肝脏负担，血氨升高，又令其吃高蛋白饮食，岂不矛盾？故调肝汤中用车前子补肾利尿，以使血氨从尿中排出，净化血液；用川军荡涤肠胃，使肠道内异性蛋白的分解物从粪便中排出，以减轻肝脏解毒的负担，从而保护肝脏。故二便通利，推陈以布新。

调肝汤通过以调胃汤作基础，协调整体，调理脾胃，以丹参、郁金活血化郁，肝大得消；以茵陈清热利湿，炎症得退；车前子、川军二路并举，而使血氨得消，转氨酶得降。经过临床运用，其疗程估计是：急性肝炎 20 剂，慢性肝炎 60 剂，迁延性肝炎 120 剂，肝硬化 180 剂。有腹水同时加用银花、丝瓜络、王不留行三药以利水攻坚，同时，服鸡甲散以加强破坚化瘀。另外，值得注意的是肝硬化腹水，不能放腹水，一旦放腹水就不易治愈。肝病出现腹水，不是肾脏病变，而是肾小管痉挛，可用白芍以平其痉挛，协助利水。如果一旦放腹水，使体内津液丧失，蛋白减少，加之肝脏合成蛋白的功能降低，必然导致抵抗力低下，水肿加重，积重难返而不治。再是肝硬化治疗出现反复者，多与恣食肉类等动物蛋白过多和情绪不畅、劳累过度有关，应当记取。

5. 调肾汤

调肾汤方：黄芪 30g，郁金 15g，银花 30g，丝瓜络 15g，车前子 30g，白茅根 60g，柴胡 15g，黄芩 15g，党参 30g，苏子 30g，川椒 10g，甘草 10g，大枣 10 枚。

煎服法：上药十三味，加水 1000mL，煮取 300mL，倒出药汁，再加水 800mL，煮取 200mL，去滓，将两次药汁相合，煮沸，分温三服，以空腹服为宜。

适应证：肾脏疾患，水肿。

人体各组织器官，心、肝、脾、肺、肾出现病变，均可导致水肿的发生，而且互相影响。所以说，对于肾病的调治，一是要注意到肾脏自身的治疗，二是整体的协调治疗。对于肾脏本身的治疗，在开始用药治疗阶段，都不理想。后来究其原因，反复思索，认为有时体内出现原因不明的水肿，西医也检查不出属何原委，说明体内一定有一专门管水液代谢的器官。《内经》载有：三焦者，决渎之官，水道出焉。"决渎之官"指三焦，主诸气，气都由三焦主持，其作用是使"饮入于胃，游溢精气，上输于脾，脾气散精，上归于肺，通调水道，下输膀胱，水精四布，五经并行"。体内这一系列的变化过程是气的作用，气化则水能出。三焦气化失职，水液停留则出现水肿。由此而知，许多水肿究其原因，皆由此而来。据此原理，我们组建了决渎汤。在方中，补气选用黄芪，但补药一般都有湿滞壅满之弊，使气机壅塞不通，要想补益而不壅满，不影响补气的功效，加用郁金——血中气药，又助黄芪行气补气之功，气行则血行，又吸取民间运用银花、丝瓜络消炎利水，治疗水肿有良效的经验，复于方中，同三焦失职多因湿热阻滞，而形成水肿，银花、丝瓜络相合而清化湿热，宣通气机，通调水道，下输膀胱，清化湿热而治游离之火。湿热通过肾的气化作用，渗至膀胱而利，欲利其湿，须选利水之药，补肾利尿以车前子为佳，凉血利尿首选白茅根为良。二药合用，阴水阳水皆能治。以此六味药共同组成决渎汤，在治疗急、慢性肾炎，肾盂肾炎等肾病的过程中，多年应用，疗效甚佳，又无副作用。

本方注重整体协调治疗。根据临证观察发现，肾病患者多见聚关脉不协调的表现，说明肾脏病的产生同样有机体自主神经功能紊乱的因素存在。故用小柴胡汤调整整体。同时本方又突出局部的治疗。如果单纯出现水肿，用银花、丝瓜络、车前子三味组成的半决渎汤即可。如肝硬化腹水者，用调肝汤合半决渎汤效果就很好。在这里提醒大家注意，民间方很重要，要注意采纳，吸取各家所长，融为一体，学习技术要虚心。叶天士从师十七人，博采众长，而使其术精妙过其师，他创的方经过实践证实都是有良效的。

调肾汤根据具体病证，按着局部与整体双重治疗的原则，由决渎汤和小柴胡汤组合而成。这里值得提及的是，方剂的组成有一个技术问题。对于一个方子，不是抄下就能学到技术，如同一支笔，有的人用其笔能写出漂亮的字，有的则写不成。方剂学的应用同样也贯穿这一道理。其中有个熟能生巧的问题。铁匠打铁，右手拿锤，左手执钳，操作自如，看时容易做时难，这就是技术问题。需要长期的苦练潜摸方可达到。另外，技术切忌繁琐，高超的技术往往在某一点上，有许多技术性的东西不易学，是因搞得太繁琐、太复杂，令人无所适从。研究技术首先本人能重复使用，别人才能够学取。一个方剂治疗某病，能否重复使用，是检验技术科学性的尺度。如果医者的创方连同他本人也不能重复使用的话，就很明显地说明其科学性的真伪，无法重复的技术，要想掌握，谈何容易。

调肾汤技术上的科学性就在于临床反复实践应用，均能取效，可谓我创方中第一良方。王某，女性，小学教员，于1972年始发现尿有异常，未加诊治。嗣后，腰背常有酸困，颜面浮肿，全身乏力，后服呋喃咀啶，症状缓解。1976年4月因浮肿，血尿明显而就诊，诊为"急性肾盂肾炎""尿毒症"而住院。检查NPN104%，PSP减弱，第一小时5%以下。给予抗感染、利尿等疗法，无明显效果，且时有发热、呕吐、头痛。遂更中医治疗，来此门诊，处以调肾汤煎服，3剂后热退，诸症渐见好转，64剂诸症全消。

6. 调胃汤

调胃汤方：陈皮30g，白芍30g，川军10g，柴胡15g，黄芩15g，党参30g，苏子30g，甘草10g，川椒10g，大枣10枚。

煎服法：上药十味，加水1000mL，煮取300mL，倒出药汁，再加水800mL，煮取200mL，去滓，将两次药汁相合，煮沸，分温三服，以空腹服为宜。

适应证：慢性胃炎、胃黏膜壅塞症、胃痉挛，或病见聚关脉明显者。

调胃汤的应用指征是聚关脉，可以这样说，解决聚关脉的有效方剂是调胃汤。前面已做过有关聚关脉的叙述，聚关脉在脉学上没有明确论述。有短脉，但是短脉和聚关脉是有区别的。上不盈寸，下不及尺，为短脉，它的相反脉是长脉，一般来讲，常人出现短脉多主短寿，短脉与聚关脉相比是关脉不足，寸尺不及，虚衰之象。聚关脉者，是由于病理变化，使其关脉变宽、变大，形如豆状。寸尺脉长度不变，宽度较关脉为细。根据聚关脉的程度，可以基本推断出患病的程度与年限。大凡聚关脉的出现，特别是关脉膨大如杏仁者，患者心中多因一件挂心之事，多年来反复考虑而形成。通过一系列病理变化而出现心烦、叹息、易怒、胃脘胀满等相应的证候。1983年，门诊遇一范姓老者求医，年已70岁，其脉聚关如杏仁大，试问其有何不快之事，起初矢口否认，尔后长叹一声，声泪俱下，道出独子26岁，于3年前车祸身亡，老来丧子，孤苦无依，耿耿于怀，悬念心中，而不愿与人言。处以调胃汤服用60剂，仍腹满膨大，坚持服用130剂，方才消退。最终证明，调胃汤确能解决聚关脉。聚关脉是经过几十年临床摸索出来的，它提示我们，患者有不快之事，隐藏心中，不暴露，欲言不能，老年女性多有此脉。

肝郁不舒的准确诊断指征就是聚关脉。肝阳上亢的准确诊断标准是上鱼际脉。调胃汤的治疗主要不是治，而在于调整神经功能紊乱，间接或直接起到调整胃病的作用，故称"调胃汤"。聚关脉的出现是一种病理变化，它的出现是自主神经功能紊乱引起迷走神经张力增高所致。迷走神经兴奋，可使心肌供血减少，又因迷走神经在夜间兴奋性增强，冠状动脉收缩，故心肌梗死多于夜间发生。同理，迷走神经兴奋性占了优势，作用心脏的传导系统使心跳减慢，冠状动脉收缩，心输出量下降，各组织器官供血不足，功能低下，同时使平滑肌收缩，分泌增加，胃肠道均由平滑肌组成，收缩后，胃肠蠕动减慢，消化功能减低，食欲不振，加之胃酸分泌增加，日久损及胃壁而引起胃炎或胃溃疡。血管亦属于平滑肌组成，血管同时长期处于痉挛性收缩，使寸口脉由寸、尺二部向关部聚集收缩，而形成豆状。所以说聚关脉提示着体内的病理变化。

聚关脉与上鱼脉可以客观地道出患者的隐曲，运用调胃汤治疗胃炎、胃下垂、胃黏膜壅塞症、冠心病患者均能收到良效。我们用调胃汤的疗程，一般是70剂而愈。70剂药，聚关脉平复正常者，占80%，70剂药而不开者，占20%。其原因有二：一是天长日久，积重难返；二是经常不断地受到精神刺激，病因得不到解除，必须坚持以治。当今太原，论我"百付剂不更方"可谓名扬，是因不明真相，任何病证治疗都有其本质决定病程长短，世上没有超过程的事。证消不等于病好，痊愈与好转毕竟是两个含义。劝告治病者增强信心，不可中途停药，而招致前功尽弃。

调胃汤的组方，也可谓大柴胡汤加党参、甘草而成，是根据《伤寒论》103："太阳病，过经十余日，仅二三下之，后四五日，柴胡证仍在者，先与小柴胡汤；呕不止，心下急，郁郁微烦者，为未解也，与大柴胡汤下之则愈。"大柴胡汤由柴胡、黄芩、芍药、半夏、生姜、枳实、大枣7味组成，是一个和解阴阳，兼清阳明里热的双解方剂，是治伤寒发热，汗出不解，心下痞硬，呕而下利的方剂。方中生姜、半夏和胃止呕，黄芩、芍药抑邪热而止利，枳实消痞，大枣健脾行气，然后以轻量柴胡策外，大黄清内，使诸证可解，调胃汤取用大柴胡汤加党参、甘草化裁而成。调胃汤也可谓用小柴胡汤协调整体，平复自主神经功能紊乱，取枳实芍药散加大黄以解决胃的局部病证。白芍不仅有平肝缓急、解痉止痛之功，又有养肝血、益脾阴之效，枳实具有冲墙倒壁之功，能够增强胃肠的紧张度，以助消化，由于此药较缺，多以陈皮代之，枳实与芍药是一对药，合用效果好，若单用一味，则不能收其功效。单用芍药，其作用重点在结肠，对结肠的病变可以选择它，芍药配伍枳实，作用就移至心下，可治心下满痛，故作用在胃，加用大黄，有推陈致新的功用。据药理研究，本品含结合性大黄酸类物质，能刺激大肠壁，引起肠管收缩，分泌增加，使大肠的内容物易于排出，达到泻下通便的作用，通便则陈除，陈除则新生。方中川军量不宜大，以 10g 为宜，量大则喧宾夺主。三药为用，在小柴胡汤协调整体中，枳实芍药散平痉挛、疏通胃肠，寓意芍药甘草以汤平痉止痛，使整体得调，局部得治，遥相对应，胃病得治，聚关脉亦不复存。如患者杨某，48 岁，山机工人，盂县籍，主因呕吐反酸，上腹时痛而就医。患者于 1958 年始有上腹部疼痛，食欲不振，时现心口窝烧灼感，体质渐见消瘦，影响劳动，医院多次诊为"慢性胃炎"，常服复方氢氧化铝、乌贝散等尚不能根除，于 1973 年改服调胃汤，八剂而愈。

7. 调肠汤

调肠汤方：川楝子 30g，小茴香 15g，川军 15g，陈皮 30g，白芍 30g，柴胡 15g，黄芩 15g，党参 30g，苏子 30g，川椒 30g，甘草 10g，大枣 10 枚。

煎服法：上药十二味，加水 1000mL，煮取 300mL，倒出药汁，再加水 800mL，煮取 200mL，去滓，将两次药汁相合，煮沸，分温三服，以空腹服为宜。

适应证：慢性肠炎、过敏性结肠炎、十二指肠炎、前列腺炎等腹满时痛而见脉弦者。

调肠汤的应用指征，在脉象上见右尺长弦脉，在体征上十二指肠球部有压痛者，即可应用调肠汤。脉见长弦，指寸口脉弦紧而长，尤其在尺部以后，其长度延及寸许，弦硬应用。大凡见此脉象，病人多有腹胀、慢性消化不良的证候，在《金匮要略》上称此状为腹满寒疝，实际上本病的起因据观察是曾患过痢疾、肠炎未经彻底治愈，或者平素嗜食生冷，致使大量寒湿性黏液积于肠内，尤其以结肠袋的皱褶处多见。由于升结肠的蠕动是由下而上，违反地心吸引力，黏液得不到顺利排空，而积聚升结肠内，中医称之为"痰饮证"。时常腹中雷鸣，辘辘有声，黏液潴留，微量被吸收于血，顺血循环而逐渐沉积于脉管壁上，年复一年，而使血管壁变厚、变硬，而呈现长弦脉形。成此脉，多有十年左右的消化道病史。更有甚者，肠内黏液滞留，天长日久，被吸收入血，而显于皮肤表面，皮肤萎黄，晦暗无光泽，颜面则出现色素沉着，黏液在肠道内潴留得不到清除，上可影响到十二指肠，引起十二指肠炎，下可引起前列腺炎。前列腺炎的形成就是黏液湿滞肠道，经久化热，湿热下结而累及前列腺所致。临床应用调肠汤均能收到良效，就是有力的佐证。

调肠汤组方是在调胃汤的基础上复半三核二香汤组成。在医疗实践中，运用橘核、荔枝核、川楝子、广木香、小茴香、川军组成三核二香汤，主要治疗腹部怕冷、腹胀、时痛的腹满寒疝诸证。方中取川楝子以代三核，小茴香以代二香，和川军三味化裁为半三核二香汤，以治肠道之病。在治疗中同样运用整体协调、局部治疗的原则，运用川楝子、小茴香，寒热并举，疏肝理脾，温中散寒，使寒湿得化，川军用以荡涤肠胃寒湿之邪。由于肠道慢性炎症日久，其分泌黏液亦多积聚结肠皱处，以回盲部尤甚，覆盖于肠黏膜上，影响吸收功能，胃肠吸收功能低下，则出现食欲减退，身体消瘦，精神倦怠，腹泻时痛等症状。三药为用，治排结合，推陈这些积聚之黏液，推陈才能生新，必须解决肠道病变，全身状况才能随之改变。通过枳实芍药散的调治肠胃，川楝子、小茴香的寒热共济，消炎以除湿，温中又散寒，使胃肠蠕动功能增强，辅以川军协同他药，一举将寒湿之黏液排出体外。整体之中，有小柴胡汤以协调作基础，双向调控，有黏液则泻，无黏液可止。

临证处方，如见长弦脉，可检查一下右锁骨中线处，胁下二指，深按是否有压痛点，如压痛明显，提示有十二指肠炎，如不经治疗有逐步发展为溃疡的可能。应用调肠汤中，有时用药开始并无腹泻及排黏液，而在数天或十余天后才开始排，这种情况往往是病久陈积，顽固难化。药之效力不是以一次摧垮，须达到一定程度之时，正胜于邪，才会出现腹中疼痛，有时是突然的，而且是疼痛剧烈，痛后便泻，便出的（脓）黏液有时成条，形似烂肉，用棍挑起长达尺余不断，黏液一般在服用四十剂后可排完，也有用一百余剂才能排完者。当黏液排尽后，病人全身轻松，精神畅快，腹泻随而渐止，机体日渐强壮，迅速恢复。

另外，临证见长弦脉者，还有一个肠外问题，就是患者虽见弦脉，但十二指肠球部触诊至回盲部均无压痛点与不适，而表现为脱发、牙龈出血、头痛、牙痛、周身酸困，这就告诉我们病位不在肠内，而在肠外。据此可选用桃仁承气汤复小柴胡汤组成，"理血逐瘀汤"，给予治疗，清利血液，荡涤肠胃，祛除病邪，使出血可止，脱发可生，疼痛可愈。这样，我们通过临床以长弦脉为标志，以有无压痛区别肠内、肠外病变，而对证施治，把整个消化系统的疾病包括其中。

病例介绍：患者余某，女性，49 岁，于 1960 年始有全身乏力，腹部胀满，时痛难眠，常托枕而卧，经多方治疗，病仍日趋加重，体不负劳，被迫退职，在家养息。1976 年 7 月 5 日，腹痛突然发作，状加刀割，大汗淋漓，而后住院，难以确诊，复转院，经多种检查，除发现左下腹有一鸡蛋大小包块，边界不清，触之则痛外，别无异常发现，调治月余，仍无著效，来此就诊。见其脉长弦，右上腹有压痛，处以调肠汤。服药后，微觉痛减而舒适，服至 8 剂，始有黏液囊干结随大便而下，挑之黏液如丝，日便三四次，40 剂后，黏液除尽，而愈。

8. 溃疡汤

溃疡汤方：川楝子 30g，五灵脂 15g，陈皮 30g，白芍 30g，川军 10g，败酱草 20g，柴胡 15g，黄芩 15g，党参 30g，苏子 30g，川椒 10g，甘草 10g，大枣 10 枚。

煎服法：上药十三味，加水 1000mL，煮取 300mL，倒出药汁，再加水 800mL，煮取 200mL，去滓。两次药汁相合，煮沸，分温三服，空腹服为宜。

适应证：胃溃疡、十二指肠球部溃疡、结肠溃疡和应激性溃疡。

溃疡汤，顾名思义乃调治溃疡病。溃疡这个病，在中医书籍中无此病名的记载，但现在是临床多发病，具体病位，通过 X 光钡餐造影和胃镜都能看到。病者自能陈述，医生不懂不行，不讲也不行。溃疡病的形成，西医学多认为，由于大脑皮层高度兴奋，引起迷走神经兴奋，平滑肌收缩，导致胃酸、胃泌素等分泌增加，胃幽门处于痉挛状态。大量的胃酸滞留胃中，腐蚀胃壁，形成溃疡。对于溃疡病的治疗，在整体协调的基础上，必须掌握理气消炎、活血化瘀、解痉止痛、推陈致新四个方面的治疗。据此原理，在调胃汤的基础上加用川楝子、五灵脂、败酱草三药组成，以担当溃疡病调治的重任。

（1）协调整体

溃疡病者多以聚关脉多见，亦同时有上鱼际脉者。溃疡病的发生多与自主神经功能紊乱有关。所以在治疗中，首先要解决自主神经功能紊乱。如果这个问题不解决，就不能从根本上治好溃疡病。方用小柴胡汤就是此意。只有整体的协调，才有局部的改善，调整整体，突出局部，是治疗局部病变的大法。溃疡病在胃镜下看得很清楚，必须正视这一现实。这就要求我们中医要向现代化发展，不可忽视。溃疡病的顽固程度表现在三个方面：一是自主神经功能紊乱作为致病因素；二是溃疡创面的毛细血管闭塞，形成不易愈合的病理改变；三是有时溃疡面上形成假膜，使其疼痛减轻，形成假愈合，溃疡依然存在，如应用乌贝散、氢氧化铝凝胶一类药物就易形成假膜，其中间产物影响愈合，故临床不主张应用此类药物。

（2）理气消炎

在局部治疗上，本方加用了金铃子散中的川楝子。本方在宋代《和剂局方》上就有记载。后来刘河间肯定了其临床疗效，之后人多认为是刘河间的金铃子散。溃疡病的发病过程，是先通过胃炎、十二指肠炎而转变的过程，胃炎这类的炎症是一个特定的炎症，是溃疡前期的病理改变，这类炎症不是一般消炎药所能治愈的。大医学家佛雷克尔在写《溃疡病学》时说："十二指肠炎是溃疡的初期，炎症一旦破溃，就难以好转。"川楝子作用于胃脘部，故将川楝子从金铃子散中择出，加入溃疡汤中，为什么只选用川楝子一味呢？因为延胡索的作用远不如川楝子。川椒辛热温中止痛，适用于脾胃虚寒所致的腹中冷痛，有局部麻醉和止痛作用，是大建中汤的主药。延胡索辛、苦、温，有行气止痛的作用，多用于气滞胸腹疼痛，痛经和疝痛。经实验，延胡索属中枢兴奋剂，不利机体康复，二药比较，用川椒比延胡索恰当，故舍去。川椒、川楝子相合具有疏肝泄热以消炎、理气止痛又解痉之功，共取理气消炎之效。

（3）活血化瘀

这是溃疡病治疗的第二个方面。溃疡病是由炎性充血导致瘀血，局部抵抗力下降，经胃酸腐蚀，破溃而形成。破溃的溃疡面底部瘀血，必须把瘀血祛除，才能创造溃疡面愈合的条件。解决瘀血阻塞是一个困难问题。因这不是一般活血化瘀的药能担当此任，经过临床多年治疗验证，选用失笑散中的五灵脂较佳。五灵脂活血化瘀，改善局部循环，使溃疡面中阻塞的小血管疏通，以利温通血脉，散瘀止痛。据报道，五灵脂不但可以解痉止痛，并能增加白细胞，提高机体抵抗力。所以说五灵脂为治疗溃疡的理想的活血化瘀药。同时可配用败酱草清热解毒，活血化瘀。溃疡病人不宜过用苦寒，败酱草是一味微寒的清热解毒、活血化瘀的药物。它既可帮助祛瘀消炎，又不致伐气凉人，故对于胃热者或夏季治疗，加用败酱草疗效较好。

（4）解痉止痛

解痉止痛是局部治疗的另一个方面，方中调胃汤选用了枳实芍药散解痉止痛。胃脘疼痛是胃及十二指肠溃疡的共同症状，是由炎症刺激和平滑肌痉挛所致。对付这个症状，有的医者喜用良附丸，虽也能止痛，但是其性热而不可久服，久用则得热充血，不利于炎症的消失及溃疡的愈合。故本方不取良附丸而用了枳实芍药散以解痉止痛。另外，方中甘草也具有抗酸、消炎和解痉的作用，与芍药相合，具有平肝、解痉、止痛之功。

（5）推陈致新

溃疡面的出现是消化道功能改变的一个局部表现。其实整个消化系统功能都受到影响，肠胃运转失司，许多痰、水、食、陈腐之物滞于胃肠道内，影响着局部的治疗，须加用一味川军，清理肠胃，除旧以布新，使瘀滞得去，整体得安。这样方中四面相合，川楝子以消炎，五灵脂以活血，枳实、芍药解痉止痛，川军除滞布新，复以小柴胡汤协调整体，共同组成治疗溃疡的有效方剂。

溃疡病患者在服用方药的同时，要配合饮食治疗。在饮食上遵守严格的清规戒律，亦很重要。不吃肉，不喝牛奶，不吃鸡蛋，不食酸，不食辣，不食过饱，是溃疡病饮食上的六大禁忌。能遵守者，可治；不遵守者，勿服。如山西省建委一位领导干部，曾患溃疡病穿孔住院，不遵守饮食六禁忌，鸡蛋、牛奶尽情恣嗜，住院 140 天，病情未见好转。同病室李某、王某遵守禁忌皆痊愈出院。其人见此状，方才忌口不食，3 个月后，检查溃疡面愈合。世间一切事物依一定条件而成功，依一定条件而失败。临床许多溃疡病患者由于不能遵守其饮食戒律而造成穿孔丧命。

为什么吃肉会引起溃疡穿孔呢？因肉类含大量蛋白质，食入后，刺激胃酸、胃泌素大量分泌，使肉才能转化为蛋白质，经过一系列转化变成氨基酸被吸收利用。如果患有溃疡，食用肉类食物以后，使胃酸分泌增加，进一步刺激溃疡面，加重病情一次，最终导致穿孔。所以我一直奉劝溃疡病患者要搞建设，不要搞破坏，就是这个意思。有一次在西学中班讲课时，我讲到溃疡病不宜喝牛奶时，曾引起学员哄堂大笑。当我讲完"佛雷克尔"有关溃疡病的论述时，全场默然。必须知道，牛奶饮入胃中，经过凝乳酶的作用，引起腹胀腹泻而加重病情。有关这方面的研究，在西方医学界，有的人不主张溃疡病喝牛奶，有的人则主张喝，故一直争论不休。东方医学界则不主张喝，如日本也不用牛奶。东方医学接近中医。我们历代医学家不主张疮科患者食用腥膻之物，认为可以引起疮疡加重，属"发性之物"就是证明。治疗溃疡必须讲条件，否则不治，不掌握饮食上的清规戒律就治不好。

溃疡病在胃小弯处易治，在十二指肠球部难治。这与胃酸的刺激程度有关。十二指肠溃疡多在发病三四年后出现穿孔等病理变化，必须引起重视。调治溃疡，治好平均需要七十剂，有的人长一些，有的人短些，其治疗过程中服药不认、不遵守禁忌者，疗程长，而配合得当、遵守禁忌者，疗程短。服药必须足疗程，疗程如里程，百里之程，行至九十九里，都不能到达目的地。疗程如建设计划，既是努力的目标，又是实践的总结。计划虽是概数，不一定十分准确，但不能因此而不要计划，治疗也不能不观察疗程。用药后的反应也是需要记取的，以便掌握其变化规律。

绝大多数服药后有腹泻症状。泻是机体除病的一种手段，病除则泻止，通常日泻三四次，最多七八次，多是黏液软便，少有稀水者。一般泻 1 周左右，但也有泻至月余至五六十者，泻之久者，说明体内陈腐积聚多，当泻之。推陈以布新，机体将病除尽，有一个渐变至突变的转变过程，逐步出现食欲增进，身体康复。再有开始用药时，一部分病者有腹痛、腹胀、脘满、纳差等证候，这是药入病所，使整体病邪相争的必然过程，是坏感觉，好现象，不必多虑。还有胃痛症状消失缓慢，服药后只有当机体功能有较大转变时，诸证才能逐渐消失，这种情况多在 40 剂左右。随着胃痛的消失，食欲、精神显著好转，越在此时，越要告诫患者不可"犯禁"，要坚持，否则前功尽弃。

溃疡病具有四大犯：即变天感冒犯，过度劳累犯，吃得不好犯，生气着急犯。注意掌握这四个方面的反复，做好预防，可以加快治愈时间。不要轻看反复，感冒一次，疗程就会向后推迟 20 ～ 30 天。所以说，避免溃疡病反复，遵守禁忌，配合饮食，是一件困难的事，效果与疗程往往取决于这几方面的因素。

在溃疡治愈后，为巩固其疗效，配制复健散，每料服用百天，通过理气、理血、理脾和生肌以使疗效得以巩固。通过东参扶正，鸡内金含胃激素，使胃黏膜的功能重新建立，以助消化。不服用复健散，3 年后复发者占 50%，服用复健散者，反复率占 2% ～ 3%，特殊病例可服用两料。

病例介绍：患者杨某，男性，36 岁，军人，主因胃脘疼痛反酸而就医。经钡餐造影，发现十二指肠球部有一黄豆大龛影，诊为十二指肠球部溃疡。经服中西医药均无著效。处以调疡汤 70 剂，服后症状消失，查龛影不见，遂给复健散以善其后。

9. 调滋汤

调滋汤方：竹叶 10g，石膏 60g，麦冬 30g，半夏 10g，粳米 30g，瓜蒌 30g，五味子 15g，柴胡 15g，黄芩 15g，党参 30g，苏子 30g，川椒 10g，甘草 10g，大枣 10 枚。

煎服法：上药十四味，加水 1000mL，煮取 300mL，倒出药汁，再加水 800mL，煮取 200mL，去滓，将两次药汁相合，煮沸，分温三服，以空腹服为宜。

适应证：各型肺结核、胸膜炎、肺空洞、肺脓肿和支气管扩张症等。

调滋汤是针对肺病伤阴诸证而设。在肺病中，肺结核、肺脓肿病因肺热伤阴，多出现阴虚内热的证候。欲治之法，即滋阴清热。我们经过临床实践，在调肺汤之外，又组成"调滋汤"，调滋者，调治滋阴之意。整体的协调在调肺汤中已做了陈述，此处不作重复，仅就结核等病的治疗滋阴问题做一探讨。

调滋汤的组方是以竹叶石膏汤加瓜蒌、五味子复小柴胡汤而组成。选用竹叶石膏汤以治肺结核病变，其目的有二：一是竹叶石膏汤是清热滋阴之方，石膏辛凉可清少阳之热，竹叶清凉可消心中之火，胸居有心肺二脏，亦有同性之理，热灼伤阴而耗气，方以人参、麦冬、粳米以扶助正气而滋阴，"壮水之生，以制阳光"，而使热可清，虚可补，阴可滋。再者，结核杆菌之所以能在胸中繁殖生长，是本身适应热的环境，与腰椎结核迥然不同，故治则悬殊。骨结核治以温，肺结核治以寒，重用石膏，改变胸中热的环境，使肺结核杆菌得以灭。为结核杆菌创造一个死亡的条件，如同把热带动物移至寒带，就可使其不能适应环境而自灭。所以说，取用竹叶石膏汤治肺结核病变既有药理之效，又有物理之功，方中佐以瓜蒌、五味子以宽胸利气，敛气滋阴，即可使肺结核收到良好的效果。

对于肺结核形成的肺空洞,亦可选用调滋汤,有胸膜炎者,加用王不留行 30g,桔梗 30g,以攻坚破瘀。如有肺脓肿存在,可用甘桔汤,甘草、桔梗二药。在方中甘草 60g,桔梗 30g,说到这里,就要讲用量,不了解,不调查,就没有发言权。用方有大、小、缓、急、奇、偶、复七种,对某些疾病就须选方以绝对优势治疗,用量是一个值得研究的问题。药力来源于量,甘、桔二药用到如此量,才能将痰排出,甘草量大似芒硝,其作用是类似醛固酮,可阻止小肠的吸收,用二三剂就可排完脓痰再用调滋汤善其后。肺部脓痰病忌食辛辣,不宜用热性药物,最好食梨。曾有一肺脓肿患者,在省肿瘤医院检查,怀疑肺癌,后来此门诊,处以甘桔汤复竹叶石膏汤,同时买一筐梨置室中,尽食而愈。

选用调滋汤以小柴胡汤整体协调,竹叶石膏汤以清热阴润,瓜蒌、五味子宽胸敛气,使肺热伤津的病尽可得治,佐以王不留行以攻胸膜炎之积聚,加用甘桔汤以排肺中之痰,本标共治,以建其功。

10. 调经汤

调经汤方:丹参 30g,郁金 15g,百合 30g,乌药 10g,瓜蒌 30g,牡蛎 30g,五味子 15g,当归 15g,桂枝 10g,白芍 30g,通草 10g,柴胡 15g,黄芩 15g,党参 30g,苏子 30g,川椒 30g,甘草 10g,大枣 10 枚。

煎服法:上药十八味,加水 2000mL,煮取 300mL,倒出药汁,再加水 800mL,煮取 200mL,去滓,将两次药汁相合,煮沸,分温三服,宜空腹服。

适应证:月经周期错乱、月经量色改变、痛经等。

子宫是女性生殖器官,是机体的奇恒之腑,在神经、激素的作用下,子宫内膜发生着周期性的变化,以完成其生殖功能。月经则是周期变化的客观反映,通过月经的颜色、血量,以及时间的变化不仅可以反映生殖器官功能的变化,同时也可以反映整个机体的健康状况。月经的各种异常反应,提示着机体的功能变化,所以调治整体不但要注意到子宫的功能状况,更重要的是观察治疗整体的病理变化。通过临床实践,对于月经病要进行协调整体、强心壮阳、温通血脉三个方面的治疗。

子宫是机体的一部分，机体的情志变化，可直接引起月经周期的反常。"女性多郁证"，情志的抑郁多导致大脑皮层长期处于紊乱状态，出现头痛、头晕，失眠多梦，怔忡健忘，月经提前或错后、量过多或量少、色深或色浅等一系列紊乱现象。其脉多见聚关脉或上鱼际脉，提示自主神经功能紊乱。经过多年临证观察，月经不调患者，多有自主神经功能紊乱的基础，逐步使月经周期发生改变，所以调经汤以小柴胡汤作基础，以协调整体治疗。

　　强心壮阳、活血化瘀是治疗月经的重要治则。治病治其本，心功能如何，对月经周期有直接影响。心脏功能旺盛，气血充盈，则月经量多色鲜，反之则量少色淡。许多体弱多病，心血不足者，月经多、血少、色淡或月经周期发生变化，赶前错后，滞涩不畅。故调经汤以调心汤作基础，通过丹参、郁金活血化瘀，改善右心回血量，使心血得以充盈。百合、乌药调肺滋阴，瓜蒌以宽胸利痰，牡蛎固敛安神，党参、五味子以强心充气，使心脏得以调理，气血得以充盈。子宫得到气血充养，月经的周期变化规律就有了保证。

　　温通血脉。子宫虽居少腹之内，有阴道与外界相通，属表的范畴。外感寒邪，血脉遇寒则凝，瘀滞不通，同样可影响月经的周期变化。许多女性有痛经之证，就多与感受寒邪有关。因子宫内膜毛细血管丰富，对外界各种致病因素异常敏感，无论是外感病邪，还是气血虚衰，都可导致子宫内膜毛细血管的变化，易出现痉挛或闭塞不通。欲治之法，必予温通血脉以治其标，方选当归四逆汤，以当归活血补血，桂枝温通血脉，七药为用，共奏通经活络、调补阴阳之功。

　　根据女性患者发病特点，和影响月经周期变化的因素，采取协调整体、强心活血、通经活络三个方面调治措施。以胸心汤与当归四逆汤的合方，组成调经汤，以治疗月经方面的异常变化。但是妇科毕竟是一个独立的学科，本人不敢冒然阐述，以病变归类来看，妇科病大致分经、带、胎、产四个方面的病证。今积数十年之实践，谈一下自己对妇科经、带、胎、产的看法与治疗尝试。

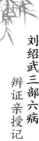
（1）经证

前已述及。月经方面的变化可由局部和整体各个方面的变化引起。一般月经周期改变的证候，可还用调经汤调治。但是临床有时亦可遇到一些特殊证候。如崩漏带下，淋沥不断，则须详其病因。根据临床经验，此者多见脉上鱼际脉，是肝阳上亢的病理反映。从西医学角度看，多因交感神经兴奋、毛细血管扩张、血流加快，最终借用月经来潮之机，冲破小动脉，而造成出血不止或大出血。据此，我们选用调神汤复四物组成"降气四物汤"以治。通过调神汤重用石膏，协调自主神经功能紊乱，降温以止血，使亢奋之气得降，加用四物，壅滞之血流得调，诸证可解。曾有一患者，三十余岁，每次月经来潮出血不止，致使身体虚衰，久治不愈。我们处以降气四物汤，十余剂而愈。可见月经证的整体与局部治疗的联系性和重要性。月经规律的改变，亦与整体变化有关。

（2）带证

带为子宫的分泌物，在体内属痰的范畴。女性带证根据临床观察脉象，多见聚关脉。本脉的出现，提示有迷走神经功能亢奋，使黏膜、腺体分泌增加，具体到子宫内膜，则子宫内膜分泌增加，故白带增多。根据此理，我们以调胃汤为基础，协调自主神经功能紊乱，使迷走神经的亢奋现象得以平复，加用川断、白果以温经通阳，利湿止带，而组成"解郁完带汤"，临床使用，多有效验。

（3）胎证

胎证指怀孕期间的证候，不外死胎、小产之类。临证多年，溯其根源，观其脉证，多见涩脉，提示患者机体虚衰，气血不能濡养胎儿，随着胎儿逐渐长大，则气血反日趋减少，胎儿岂有不死之理？小产多系血不养胎，半途而落，根据此理，选用调心汤试治，结果一试成功。通过调心汤协调整体，改善右心回心血量，活血化瘀，提高心脏功能。心乃气血为主，主壮则众安，气血流畅充盈，胎位可得安然无恙。曾有太原工学院一讲师，每至怀孕6个月而小产，而立之年，膝下无子，痛苦不堪，后来门诊，见其涩脉，遂处以调心汤服用60剂而怀孕，足月而生，后连生二子均健康活泼。实践证实了推理判断的正确性。

（4）产证

产证多系生产后出现各种证候，如阴道出血不止、腹痛、头晕、心悸、乳少等证。亦有关节疼痛，汗出不止，肢体麻木者。查其原委，多由气血两虚引起。生育之后，气血丧失，加之营养补充不足，哺乳婴儿失多得少，身体渐见不支，详其脉多见微细，是气血衰微的集中表现，必须补养三阴之虚。根据临床治验，选用《济生方》中的归脾汤，复《金匮要略》的生姜羊肉汤，组成"归脾羊肉汤"，治疗多例，取效甚佳。

11. 理消汤

理消汤方：黄芪 120g，茵陈 60g，丹参 30g，郁金 15g，花粉 30g，熟地黄 30g，山药 30g，石膏 60g，车前子 30g，五味子 15g，柴胡 15g，黄芩 15g，党参 30g，苏子 30g，川椒 10g，猪胰半个。

煎服法：上药十五味，加水 1200mL，猪胰切碎入内同煎，煮取 300mL，倒出药汁，再加水 800mL，煮取 200mL，去滓，将两次药汁相合，煮沸，分温三服，空腹服为宜，方中去甘草、大枣，是减其糖性。

适应证：糖尿病。

消渴病产生的根源在大脑皮层。大脑不能支配内脏器官的原因，多因交感神经的亢奋，迷走神经抑制，致使胰岛素分泌下降，血糖升高，同时因交感神经亢奋，肝糖原被动员出来，使血糖浓度进一步增加，胰岛素的分泌降低，使调整血糖浓度的功能失调而形成糖尿病。糖尿病属于中医学的消渴病范畴，我国记载远比外国早一千多年。远在公元前 2 世纪的《内经》即有"消渴""消瘅"的记载，且有详细的论述。

在论述病因方面的，如《素问·奇病论》云："肥者令人内热，甘者令人中满，故其气上溢，转为消渴。"《灵枢·五变》篇云："怒则气上逆……血脉不行，转而为热，热则消肌肤，故为消瘅。"在症状的论述方面，《金匮要略》云："男子消渴，小便反多，饮一斗，小便亦一斗。"《外台秘要》云："消渴者，原其发动，此则肾虚所致，每发致小

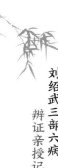

便至甜，虽能食多，小但多，渐消瘦。"

中医学对糖尿病的论述是符合近代医学理论的。西医学认为：大脑皮层、皮层下中枢、下视丘、第四脑室底之机能紊乱或器质性病变均可引起或加剧糖代谢紊乱。通过高级神经中枢影响糖代谢紊乱。通过高级神经中枢影响代谢的途径有二：一是经过下视丘、脑垂体及其周围腺体而影响糖代谢，这个作用是重要的；二是通过皮层下自主神经中枢及自主神经作用于各脏器中的糖代谢过程，由于神经中枢的功能失调，致使血糖超过肾糖阈，血中糖由肾外排，肾小管和集合管无法回收大量血糖最后导致肾疲劳，肾功能下降，出现恶性循环。治疗糖尿病必须根据这些原理组方，方剂才能合理。其组方原则包括强壮中枢、调整整体、补益肝胰二脏和补肾四个方面。

（1）强壮中枢

强壮中枢是首要的。消渴病是神经功能紊乱，由于大脑皮层对皮层下中枢的调节失常，所以在组方时，黄芪应用四两。中药两千六百余味中，大脑中枢的强壮药只有黄芪为好。黄芪既能发汗，又能止汗，既能治多尿，又能利尿，治疗上具有这样的双相性，实际上起到调节大脑皮层兴奋与抑制的双重作用。黄芪用量的确定应归功于王清任，在补阳还五汤中，黄芪用至四两，十分令人崇拜。因每一味药在治疗中用到适当的量是一个很难的事。王清任三代业医，子承孙继，最终得出四两，是黄芪疗效的标准，否则，杯水车薪，无济于事，疾病如同顽石，百斤重，必须有超过这个重量的力才能搬走，减少则不行。用药治疗病证，同样喻此理。王清任在用黄芪强壮中枢方面为我们走出了一个路子。后人陆仲安就用黄芪四两治糖尿病。路仲安是光绪年间太医院的院长，当时胡适得了糖尿病，在上海同济医院治疗12年无效。后请路仲安治疗，给胡适处方黄芪四两而治愈糖尿病。故当时美国人大批进口黄芪，就因此病例引起。我们在组理消方时，也是首用黄芪四两。

（2）协调整体

解决糖尿病患者的自主神经功能紊乱是其基础治疗，选用小柴胡汤以调整整体。机体自主神经功能的紊乱，以交感神经的亢奋占优势，迷走神经受抑制为其病理变化，故同时选用石膏抑制交感神经、花粉扶植迷走神经，因消化道内分泌由迷走神经支配，一旦受到抑制，则出现口干舌燥，糖原由肝脏贮存，如果交感神经亢奋，就会把糖原从肝脏内动员出来。故糖尿病初期，脉见洪大，所以选用石膏，一般二两就可改善症状。如上鱼际脉明显者，可用至四两，花粉的应用在《千金方》中就有治消渴证的记载，应用后可通过扶植迷走神经，使胰岛素分泌增加，这对于协调纠正糖尿病是很重要的。

（3）补益肝胰二脏

补益肝胰二脏，也是不可忽视的治则。因交感神经的兴奋，导致肝功能、胰脏功能出现异常，贮备糖原和分泌胰岛素的功能均下降，这是本身虚弱的表现，故方选茵陈清利湿热以治肝，丹参活血补血，郁金行气活血以疏泄肝胰之滞。用猪胰血肉之品，以脏补脏，本法治疗在《千金方》中有记载。选以药用，这样就把从大脑皮层到肝胰二脏都动员起来，修复使胰岛素分泌正常的路线，使其达到动态平衡。

（4）补肾

补肾是理消汤的最后治则。糖尿病患者多死于肾功能衰竭和动脉硬化。糖从尿排，故必须健全肾功能，加强调节、回收。治肾选以六味地黄汤，其方来源宋代钱乙的《小儿药证直决》，实际是继承金匮肾气丸而来。根据实践应用情况，将山茱萸更为五味子，丹皮更为丹参，车前子补肾利尿以代茯苓、泽泻，取其六味之实，更其方药，这样，通过在强壮中枢、协调整体的前提下治肝、治胰、治肾，共同组成理消汤。

病例介绍：太原驻军某医院张某，曾患糖尿病，以西医外科见长，每次手术后，尿糖（+++），本院陈军医是中医班学员，请吾给予诊治，服至七剂，尿糖定性降至（±）。其人还患室上性心动过速，复加用调心汤，服药六十余剂，尿糖（-），心律正常。

12. 理目汤

理目汤方：桃仁 30g，桂枝 10g，芒硝 10g，川军 10g，甘草 10g，石膏 60g，知母 15g，白蒺藜 30g，草决明 15g，车前子 30g，柴胡 15g，黄芩 15g，党参 30g，苏子 30g，川椒 10g，大枣 10 枚。

煎服法：上药十六味，加水 1000mL，煮取 300mL，倒出药汁，再加水 800mL，煮取 200mL，去滓，将两次药汁相合，煮沸，分温三服，以空腹服为宜。

适应证：青光眼、玻璃体混浊、视网膜炎、翼状息肉、白内障等一切眼内疾病。

眼是神的窗口，通过目而察神，眼睛与颅脑相通。其神经调节与房水循环都与大脑皮层和脑脊液有联系。由于血液相通，颅内压升高后，伴随眼压升高，首先在视网膜视盘出现充血水肿，病主在眼，为整体之病。经过多年观察，得出"好脾气不得眼病"的结论。其发病机理是这样的：外界的刺激，情绪的激动，交感神经的亢奋，使颅动脉压升高，引起基底动脉压也升高，使血液在脑组织扩散增强，但血液回流并不加快，这样使颅内压越来越高，视网膜出现充血、水肿，而致使各种眼病的发生。不把脑组织充血与颅内压升高的问题解决，眼病就不能治愈。

对于眼病的治疗探索时间不长，从 1972 年开始，是一时获得。眼病具有一定的顽固性，治疗比较困难，如青光眼、玻璃体混浊等，西医治疗毫无成效，许多青光眼患者各地求医，最终以失明告终。根据其病理变化，还是用小柴胡汤协调整体，用桃仁承气汤把颅内压增高诱导利下，使其颅脑血回流加快，其他方剂则不能担当此作用。但是方剂内桃仁承气汤中有桂枝，小柴胡汤中有川椒，均属热药，充血本性属热，故眼病忌用热药。但川椒、桂枝是维持小柴胡汤、桃仁承气汤平衡的，不宜去掉，又必须使方剂变凉，故又将白虎汤加进去，三方共济，这样眼病的整体治疗得以解决。局部使用白蒺藜、草决明清肝明目，使眼睛有排陈布新的作用，白蒺藜养肝凉血明目，草决明可将眼睛的代谢产物排出体外。这样整体与局部治疗，双管齐下，对所经治的青光眼、视网膜出血等病，选用理目汤后，均收到良好的效果。

13. 消斑解毒汤

消斑解毒汤方：苍耳子 30g，苦参 30g，浮萍 30g，土茯苓 30g，银花 30g，丝瓜络 15g，车前子 30g，石膏 30g，柴胡 15g，黄芩 15g，党参 30g，苏子 30g，川椒 10g，甘草 10g，大枣 10 枚。

煎服法：上药十五味，加水 1000mL，煮取 300mL，倒出药汁，再加水 800mL，煮取 200mL，去滓，将两次药汁相合，煮沸，分温三服，以空腹服为宜。忌食肉蛋辛辣。

适应证：红斑狼疮。

红斑狼疮一病，中医书籍少有记载。但是在事实上，西医通过化验检查，已能找到体内的狼疮细胞，这就构成了诊断的事实，红斑狼疮有局限性和系统性的不同类型，可影响到心、肝、肾等组织器官。其状在颜面部如蝴蝶形或盘形，颜面和体表均可发生。

在治疗上，西医无特殊疗法，仅用激素、氯喹等治疗，我所门诊治疗的多数红斑狼疮患者，由山医二院皮肤科检查后介绍而来。对于红斑狼疮，中医书中无记载，查出只言片语亦记载不详，治疗亦是空白。洋为中用，西医诊断明确，属结缔组织病变，近年研究认为属变态反应，与免疫反应有关。许多学者目前倾向于变态反应性病变，我们据此来用协调整体、祛除风湿、降湿排毒三原则，组成此方剂。

（1）协调整体

经过临床观察，凡得红斑狼疮者，都有聚关脉和上鱼际脉的出现。外因是变化的条件，内因是变化的根据，首先找出内因，就是自主神经功能紊乱，外因是风湿病邪。两个原因相合，构成红斑狼疮的病因。其病理变化，一是黏液性水肿，二是类纤维蛋白变性。这些因素，中医都归于风湿的范畴。内因和外因的两个致病条件给我们指出一条治疗的路子。据此创方，以小柴胡汤为基础，协调整体，为祛除风湿奠定基础。

（2）祛除风湿

祛除风湿选用除风利湿汤，方中浮萍、苍耳子辛温发散以解表祛风，苦参、土茯苓苦寒以燥湿利湿，四药合用对于治疗结缔组织病变收到良效。复于方中，消除风湿病邪，祛风以利湿。

（3）降温排毒

风湿目前虽找不到病原体，但见风湿因素则加重，以同气相求的道理就可推断，西医也认为有风湿因素，同样这样称呼，似有道理。起码风湿也是造成红斑狼疮发病的条件。选用除风利湿汤就是解决风湿。大量风湿因子侵及机体，通过血液循环，损害各组织脏器，整体组织发生病变，呈炎症反应则出现高热，必须通过肾脏将风湿因素排出体外，才能达到彻底治愈的目的。为此，我们首选石膏以清热降温，以银花、丝瓜络、车前子组成半决渎汤，清热、通络、补肾利尿以保肾排毒，使风湿得祛，病毒得排，热毒得清。三方相合，共建其功。临床应用多年，疗效较好。

病例介绍：1973 年，某设计院一女性患者，48 岁，湖南籍，在山医一院住院，曾诊为系统性红斑狼疮，高热持续不退，影响肝肾。化验肝肾功能出现异常，服用激素月余，均无显效。后请我会诊，处以消斑解毒汤，服用二剂，热退体安，本人要求出院服中药治疗，后在门诊服用六十剂而愈。

14. 解郁攻坚汤

解郁攻坚汤方：王不留行 100g，苏子 30g，夏枯草 30g，牡蛎 30g，银花 30g，白花蛇舌草 30g，半枝莲 30g，黄药子 15g，柴胡 15g，黄芩 15g，党参 30g，川椒 10g，甘草 10g，大枣 10 枚。

煎服法：上药十四味，加水 1200mL，煮取 300mL，倒出药汁，再加水 800mL，煮取 200mL，去滓，将两次药汁相合，煮沸，分温三服，空腹服为宜，忌油腻。如药量大，可用纱布包起，置锅中煎，以防黏锅。

适应证：膀胱癌、乳腺癌及各种良、恶性肿瘤，均可以本方攻治之。

解郁攻坚汤是治疗癌瘤之方，寓有解除郁滞、攻除癌瘤之意。随着医学科学技术发展，癌瘤在临床上已成为常见病。但在治疗上则时明时暗，此通彼塞。对待癌症的治疗有个思路，通过实践，初步证明了认识的正确性，这就是治癌的原则。

癌症在中医古籍中早有记载，这是肯定的。但是浩如烟海的古籍中，记载散乱，论述不详，若明若暗，对于癌变的理论是一个新起的学说，西医学对癌症做了大量的研究，但仍不深刻，未真正弄清其发病机理。我们知道，西医在治疗上采取化疗、放疗、手术三大疗法，对于这一条，西医学的理论虽然清楚，对三大疗法我有不同的看法。三大疗法的结果，是使正常的细胞和癌变细胞两败俱伤，同归于尽，如同在军事上，敌我双方展开肉搏战时，派飞机轰炸一样，这样治疗的结局是病去人亡。所以说这种方法不好，作战不能采取这样的战术，治病不能搬用这种方法。战争的目的是为了保存自己，消灭敌人，治疗上也是保护机体，祛除病邪。如果正常的机体同样受到摧残，就失去了治疗的意义。从西医学对癌的研究来看，癌因子是与生俱来，人类怀胎时就带来的，为什么有的发病，有的不发病呢？因人体从骨髓的干细胞产生了 T 淋巴细胞和 B 淋巴细胞，机体通过两种细胞消灭癌因子，其方式就是吞噬。这两种细胞都在胸导管的淋巴管内成熟，尤其是 T 淋巴细胞吞噬能力特强大，一般都能将癌细胞吞噬。一旦人体内的 T 淋巴细胞产生减少或吞噬力下降，就失去了吞噬癌细胞的能力，这时癌细胞就会找到一个薄弱环节停留下来，生长繁殖，逐渐增殖成一个肿瘤。这时 T 淋巴细胞还继续和肿瘤细胞战斗。由于敌众我寡，只能将肿瘤包围起来，形成一个外包围圈，加之 T 细胞的自动死亡，变成异体，构成癌瘤的围墙。在用药及治疗肿瘤时，它反成了保护层，形成一种抗体，更给癌的生长繁殖创造了有利条件。当整体的抵抗力下降到一定程度，癌肿一旦破溃，癌细胞顺血液循环扩散，弥漫到各个组织脏器，形成转移，这就是西医学对癌的基本认识。我们针对其发展变化过程，初步制定了和其相应的治疗措施。

（1）协调整体

癌肿的发病，首先要知道，为什么会出现 T 细胞、B 细胞的产生减少呢？根据几十年的观察，原因是肝郁不舒，发病前有这样一个因素，最短 4 个月，也有人达 3 年以上的情志抑郁，而出现胸胁满闷。肝郁不舒、遏阻胸中，产生小柴胡汤证，导致了 T 淋巴细胞和 B 淋巴细胞的生成减少，抗癌能力下降，这就是产生癌症的根本原因。必须用小柴胡汤解除胸满，协调整体，疏泄淋巴管的阻滞，使 T、B 淋巴细胞增生旺盛，达到抗癌的目的。

（2）攻除肿瘤

在治疗中具体涉及肿瘤病灶，不消除就会继续增殖影响机体。病灶如同贼巢，不剿窝不行。所以治癌的第二步就是攻除病灶，使其不易增殖。彻底攻除其病灶，根据实践找到的线索，就是用攻坚汤以攻除肿瘤。选用王不留行、夏枯草、苏子、牡蛎，相互为用，组成汤性，而无坚不攻，无坚不摧。自1970年以来，经过反复实践研究，应用很得力，王不留行的发现和应用给我们攻坚提供了有力的武器。开始应用王不留行下奶，有疏通作用，用于治疗乳腺炎，发现效果很好，用量由一两升到四两，亦无副作用，效跟量相应递增，后用于肿瘤的消除，一试成功。组成攻坚汤后，先后治疗太原飘带厂刘海萍的甲状腺瘤，十三冶金公司郭万林腰部肿瘤，太原尖草坪粮店李苗茵的卵巢纤维瘤，皆服百余剂而愈，充分肯定了攻坚汤除肿瘤的可靠性。临证应用数例，皆有成效。

（3）清理血液

在肿瘤破裂后癌细胞顺血液循环、淋巴播散，通过血液而引起癌转移，所以引起癌转移，治疗必须清理血液。目前根据实际情况，对败酱草、银花、黄药子、连翘、山豆根、蒲公英、半枝莲、白花蛇舌草进行筛选，但均感不称心，相信清理血液的满意药是有的，有待于实践寻找。

治癌的另一个方面，就是忌口，禁食高蛋白的食物。许多病例证明，如果癌肿消退后，再吃肉类食品，易复发，招致治疗失败而死亡。某制革工厂一病者，在左侧腹股沟处长出一拳头大肿瘤，服用解郁攻坚汤一月余，肿瘤缩小，体重增加二斤，精神倍增，其不听劝告，后食鸡肉而恶化，月余而死。实践证明，高蛋白食物可以明显地使癌肿增剧、恶化。其机理是基因薄层导生素的作用。薄层导生素是一种高蛋白物质，正常时帮助组织增生，患癌症时，可以帮助癌肿增殖。治癌的机理如同使用抗生素杀菌的原理，用青霉素压抑黏肽的生成，细菌缺乏食物来源而饿死。使细菌失去存活的条件而达到杀菌的目的。同理，限制高蛋白的摄入，薄层导生素作用减弱，癌瘤则难以增殖，从而达到治愈的目的。反之，如果不断补入高蛋白饮食，则帮助癌症的发展。在治疗中，饮食上多以水果类、小米类饮食较好。给大家提此思路，供参考体验。

清理血液的药都是清热解毒药，谁能在实践中找到合理的消理血液药，谁就能成功。目前创制的解郁攻坚汤对良、恶性肿瘤均能取得可观的成效。如省统计局魏某之父，患膀胱癌，服用解郁攻坚汤230剂而愈，随访8年，身体依然健康。

经过多种病例治疗，本方对霍奇金病、乳腺癌、膀胱癌效果好，对肝癌效果不好。因来此门诊者，肝癌多至晚期，山穷水尽，而不可救药，因而实践机会少，不敢冒论。对乳腺癌正在观察其确切疗效。

病例介绍：山西文水县，郭玉兰，左乳腺癌，曾在301医院手术，术后4个月，两腋下均出现淋巴肿大，癌转移，两次进京都无法治疗。以后来此就医，处以解郁攻坚汤，服用120剂，肿块皆消，180剂后，体重增加40斤。目前每半年来省肿瘤医院复查一次，至今已11年矣，仍健在。

15. 理心复脉汤

理心复脉汤方：当归15g，桂枝10g，芍药30g，细辛5g，川椒10g，通草10g，甘草10g，大枣10枚，玄参30g，鸡血藤30g，银花30g，王不留行30g，牛膝10g，桃仁10g，芒硝10g，葛根60g，大黄60g。

煎服法：上药十七味，加水1000mL，煮取300mL，倒出药汁，再加水800mL，煮取200mL，去滓，将两次药汁相合，煮沸，分温三服，以空腹服为宜。忌肉类，忌房事。

适应证：脉管炎、静脉炎、雷诺综合征。

脉管炎的主要症状是手足厥冷，脉微细，属厥阴病，主要由于寒邪侵袭，影响末梢的血液循环，使血脉凝滞，不能荣于四末所致。据《伤寒论》337条：凡厥者，阴阳气相顺接，便为厥，厥者，手足逆冷是也。所以按厥阴论治，结合其他致病因素，采用温通血脉、解毒祛瘀、清理肠胃、消除风湿四个方面的具体治疗。

方中以厥阴病当归桂枝汤作基础，温能血脉，以治理体表的寒，加用四妙勇安汤（玄参、当归、银花、甘草）（见《验方新编》）及王不留行、鸡血藤、川牛膝以清热解毒，活血祛瘀，通络以止痛，以治其气血缓滞，热毒蕴结诸证。三是合用桃仁承气汤，清理腹部黏液的积聚，不推陈就不能布新。胃肠得以清理，黏液不随营养物质吸收入血，血液得清，血管阻塞也可得以纠正。加用本方，用到临床，符合事实，使疗效增加，疗程缩短。四是消除风湿因素，通过观察雷诺综合征，虽系末梢小动脉痉挛的病变，同时与风湿因素的干扰有关。脉管炎合风湿因素，在理心复脉汤中，加入葛根，消除风湿，治疗多例，效果颇佳。四方合用，共奏温经通脉、活血祛瘀、通泄表里、消除风湿之功。脉管炎、静脉炎、雷诺综合征，尽治。

病例介绍：驻军王某男性，50岁，患血栓闭塞性脉管炎，右足发冷，时麻木不能行，偶有疼痛，遇冷加重。在某医院确诊后，来此求方治疗，检查跌阳脉消失，足部肤色湿冷苍白，处以理心复脉汤，服用180剂，而足温脉现，诸证尽消。

16. 排石汤

排石汤方：金钱草120g，海金砂10g，川军20g，芒硝10g，茵陈60g，丹参30g，郁金15g，陈皮30g，白芍30g，柴胡15g，黄芩15g，党参30g，苏子30g，川椒10g，甘草10g，大枣10枚。

煎服法：上药十六味，以水1000mL，煮取300mL，倒出药汁，再加水800mL，煮取200mL，去滓，将两次药汁相合，煮沸，分温三服，以空腹服为宜。

适应证：胆道结石。

排石汤是由调肝汤加芒硝、金钱草、海金砂组成，用以治疗胆道结石或泌尿系结石。临证对肝胆系统的病变，最好是借助西医学的检查，如常见的隐性肝炎，中医凭脉就难以诊断，必须借助西医学的化验检查。在治疗中，肝胆系统的病变都可用调肝治疗。调肝汤的组方前已述及，是采取局部整体双关治疗的原则论治，如果出现结石，是提示在原有病变基础上出现的，其基础未变，故在应用调肝汤的基础上，重点攻除结石，加用芒硝，促使胆管平滑肌扩张、蠕动，使其结石顺流而下，合用金钱草、海金砂化坚软结，利胆排石。三药为用，共奏其功。对于泌尿系结石，亦可选用此理处方以治。

值得指出的就是，用排石汤治疗胆结石，必须定证、定方、定疗程。做不到此"三定"，疗效就不能最后确定。如大同市一胆结石病人来此就诊，服用排石汤 80 剂，症状好转，疼痛消失。但胆囊造影，结石仍在，令其继续服用 120 剂时再以造影，结石则全部消失。说明疗程很重要，任何疾病都由其本质决定着病程的始终，非到过程完结之日，病证是不会消失的。所以有许多临床病人，吃不足疗程，症状好转，结石仍在，实际并不等于病愈。一旦停药，前功尽弃，故提出"三定"以达到彻底治愈的目的。

上述 16 方证是局部病，整体局部协调治疗法的例子。其原则就是：凡局部病复有整体因素者，均可采用协调整体、突出局部的治疗方案。机体证候万千，均可以此类推，组方以治学。

四、局部调治疗法

局部发生病变，病变范围局限，不影响整体的功能活动，或者没有明显的整体改变因素，仅一个局部脏器出现病变，证候单纯，通过局部调治就可达到治愈的目的，我们就采取局部病，局部调治法。通过局部的自调能力，使病者康复，既可减少病人经济负担，又可节约药材。局部调治方是我多年实践，根据局部病变的病理反应特点，探索组建的，久用多验，属验方的范畴。应用于局部调治，祖国历代医家所创举单、验方甚多，在此不再抄录。各家所长，尽可采纳。局部方的使用，如轻骑取关，有单刀直入之效。在复有整体因素时，可加入协调方中以治局部。上节协调方的许多局部治疗都是由局部方延伸而来，故局部方在局部病的治疗中，既可单用，又可复用，临证可灵活掌握，各取其妙。

1. 解肌汤

解肌汤方：葛根 30g，党参 30g，黄芪 30g，丹参 30g，郁金 15g，银花 30g，丝瓜络 15g，车前子 30g。

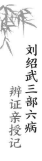

　　煎服法：上药八味，加水 800mL，煮取 300mL，将药汁取出，再加水 500mL，煮取 200mL，去滓，将两次药汁相合，煮沸。分温三服，以空腹服为宜。忌盐。

　　适应证：风湿病、风湿性心脏病、末梢神经炎。

　　按语：解肌汤即决渎汤去白茅根加葛根、党参、丹参而组成。方中葛根解肌以除肌中之邪，其应用在《伤寒论》原文中第 31 条之"太阳病项背强几几，无汗恶风者，葛根汤主之"已有记载。本条葛根作用于机体横纹肌，可缓解肌肉的痉挛。第 34 条："太阳病，桂枝证，医反下之，利遂不止，脉促者，表未解也，喘而汗出者，葛根黄芩黄连汤主之。"本条述葛根作用于平滑肌，解肌汤则是取二方之义，合而用之。心肌是横纹肌与平滑肌的结合，用葛根解肌不但取其解横纹肌以治风湿，而且用解横纹肌和平滑肌的共同作用，治风湿性心脏病，取得令人满意的效果。这是葛根在解肌汤中挂帅的根据之一。其二是以临床观察和报道材料看，风湿病与感冒有一定关系。一是感冒后易患风湿性心脏病，特别是心肌炎；二是原有风心病者，感冒后常加重病情，葛根对感冒的治疗，可治可防，依同理，葛根移来治风心病，同样收到疗效。其三是葛根含有异黄酮类成分，大豆黄素既能扩张脑及冠状动脉血管，又治急性心肌缺血。风心病是一种心肌的炎性病变，扩张心肌血管，对于营养心脏，消除炎症，也有相当益处，故而用之。

　　党参强心补虚，"邪之所凑，其气必虚"。心脏感受风湿之邪，功能下降，选用党参补益心阴，与黄芪相互为用，共建强心补气之功。

　　丹参活血又祛瘀滞，对风心病有很好的疗效。通过临床观察证明，解肌汤对于风湿性心瓣膜病变有较好的疗效，对改善症状非常显著，由远期疗效的情况来看，似乎对瓣膜有修复作用。曾有一位姓费的男性患者，患二尖瓣狭窄，时晨起咳血，遂来求治。诊后令其买丹参 30 斤，加红糖熬成浸膏服，每日 3 次，每次 1 调羹，服完后，咳血止，身体康复，以此验证了丹参的明显疗效。

　　决渎汤复入作基础方在于消除水肿。风湿病变多数有风湿性红斑，风湿因子侵及心脏瓣膜，引起瓣膜病变，导致心功能下降，而出现身体困重或水肿出现。选用决渎汤以补气补肾而利水消肿，消炎通络以解肌。

2. 决渎汤

方剂组成：黄芪 30g，郁金 15g，银花 30g，丝瓜络 15g，车前子30g，白茅根 60g。

煎服法：上药六味，加水 500mL，煮取 200mL，倒出药汁，再加水 400mL，煮取 200mL，去滓，将两次药汁相合，煮沸，分温三服，以空腹服为宜。

适应证：一切水肿，急、慢性肾炎，急、慢性膀胱炎，泌尿系统感染。

按语：本方名据《素问·灵兰秘典论》："三焦者，决渎之官，水道出焉。"决渎即疏通水道之义，故由此而将方名为"决渎汤"。决渎汤的组成，方中银花、丝瓜络是民间验方，二药配伍有明显的利尿作用，丝瓜络味苦除湿，性寒清热，善于宣通经络而除湿火，银花清热解毒，凉血又清炎。黄芪具有健脾、补气、强心之功，可行三焦之气以加强利尿。通过动物实验，黄芪对肾消炎，恢复肾功能，消除 NPN（血液非蛋白氮）有一定的作用。和郁金为伍，郁金为血中气药，黄芪补气，郁金行气，可防止黄芪的壅滞。车前子补肾利尿，据药理分析，车前子具有利尿保钾的功用，是理想的利尿药。白茅根甘寒，能够凉血止血，清热利尿，尤以治热证尿血为佳。本品的特点是甘而不腻，性寒而不伤胃，利水而不伤阴。健脾补气，补肾利水，凉血消炎，气行水则行，气得充，水得利，肾得补，诸肿自消。

决渎汤可单独应用治疗水肿疾患，也可和其他方剂合用，配伍小柴胡汤组成调肾汤，亦可择取银花、丝瓜络、车前子三味，组成半决渎汤，配伍其他方剂应用于临床。

3. 医黄丸

方剂组成：硫酸亚铁 50g，白术 30g，茵陈 60g，神曲 60g，鸡内金

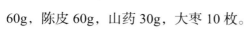

60g，陈皮 60g，山药 30g，大枣 10 枚。

配制法：上药八味，研极细末，过筛后，炼蜜为丸，每丸 10g，每服一丸，日三次，温开水送下，忌用茶水。

适应证：各种贫血。

按语：贫血之证需注意心、肝、脾三脏的调治，重在健脾益气，以使水谷精微来源旺盛，则血可生。《内经》言："中焦者，泌其津液，变化而赤是谓备。"故选用治缺铁性贫血的现代医药硫酸亚铁加入方中，以提供造血原料。选用白术、鸡内金、陈皮健脾以行气，补益脾胃以充生血之源。茵陈为治肝要药，疏肝利湿以健藏血之脏，甘草、大枣以补气生血，神曲消导脾胃积滞，车前子以通利血中积滞，八药为用，三方共治，以达血生体壮之目的。

4. 降压汤

方剂组成：黄芪 50g，苏子 30g，茺蔚子 30g，夏枯草 30g，黄芩 15g，红花 15g，槐花 15g，车前子 30g，牡蛎 30g，川椒 5g。

煎服法：上药十味，加水 1000mL，煮取 300mL，倒出药汁，再加水 800mL，煮取 200mL，去滓，将两次药汁相合，煮沸，分温三服，以空腹服为宜。

适应证：高血压病。

按语：降压汤方中十药，黄芪强壮中枢，降低血压，实验证明黄芪能扩张冠状动脉及全身末梢血管，并有中度的降压作用，尤其治疗虚性高血压更好。与牡蛎为用，益阴潜阳，可治阴虚阳亢引起的烦躁、失眠、头晕、头痛、耳鸣目眩等，形成一对拮抗药。牡蛎具有协助黄芪降压的作用，苏子降气化痰，茺蔚子清肝明目，调节血液的生新和分配，并可溶解血栓，以治脉管硬化。车前子补肾利尿，又清利血液，有釜底抽薪的效果。川椒可温中止痛，无寒不用。十药相合，五面治疗，共奏强壮大脑中枢，潜阳降气，疏肝解郁，清热凉血，利水通便之功，使整体得调，血压可降，诸证自解。

5. 利肠汤

方剂组成：白芍 30g，甘草 30g，威灵仙 10g，芦荟 5g。

煎服法：上药四味，加水 500mL，煮取 200mL，倒出药汁，再加水 300mL，煮取 100mL，去滓，将两次药汁相合，煮沸，分温三服，空腹为宜。

适应证：习惯性便秘。

按语：习惯性便秘多由胃肠平滑肌痉挛而致肠蠕动减慢或胃肠功能低下，自主神经功能紊乱所致。如用传统的大黄、芒硝通便，易便多伤阴，另外，大黄内含鞣酸，先泻后涩，久用而使大便难，故更其法。方中芍药甘草汤解除平滑肌痉挛，使平滑肌松弛，蠕动增快，加用威灵仙透窍通络以行气，使胃肠气机畅达，加用芦荟以解川军有鞣酸之弊，四药同用，胃肠气机通利，蠕动增强，干结阻滞粪便一涌而下，应用多例，疗效甚佳。

6. 三核二香汤

方剂组成：川楝子 30g，橘核 30g，荔枝核 30g，小茴香 15g，广木香 15g，川军 10g。

煎服法：上药六味，加水 500mL，煮取 200mL，倒出药汁，再加水 400mL，煮取 100mL，去滓，将两次药汁相合，煮沸，分温三服，以空腹服为宜。

适应证：腹满寒疝、腹中雷鸣、慢性腹泻。

按语：本方六药，寒热并用，川楝子、橘核、荔枝三核燥湿消炎，广木香、小茴香，二香温中散寒，健脾行气，五药为用，寒热并施，使积聚消化道内痰涎水饮借助川军之力，排出体外。三核二香汤者，临证多见于右尺长弦脉，平素恣食生冷，以致经常腹中雷鸣、辘辘有声者，中医称之为腹满寒疝，服用本方排出大量胶冻样积聚物，与小柴胡汤合，组成调肠汤，具有局部整体双关治疗之效。

7. 鸡甲散

方剂组成：鸡内金 30g，炮甲珠 30g，鳖甲 30g。

配制法：将三药焙开，研极细末为散，配合调肝汤或解郁攻坚汤，每服 3g，日 3 次。

适应证：肝硬化、各种肿物。

按语：方选三药为散，取鸡内金消食化结为效，炮甲珠通经攻坚之能，鳖甲滋阴潜阳、软坚散结之功，合为一体，攻补兼施，滋散合用，对组织硬化、肿瘤积聚有消解溶散的功用，与解郁攻坚汤或调肝汤合用，如虎添翼，大建其功。

8. 清喉汤

方剂组成：葛根 30g，薄荷 10g，银花 30g，连翘 15g，桔梗 15g，玄参 30g，郁金 15g，芦根 15g，甘草 10g。

煎服法：上药九味，加水 1000mL，煮取 300mL，倒出药汁，再加水 500mL，煮取 200mL，去滓，将两次药汁相合，煮沸，分温三服，以空腹服为宜。

适应证：急慢性喉炎、白喉初期、猩红热、扁桃体炎。

按语：咽喉肿痛是炎性病变，实系太阳与少阳合病，方中选用葛根、薄荷、芦根，以治太阳，发汗解表。肺热上蒸，殃及咽喉，实为太阳之热源。肺居胸中，胸中之热亦助肺热，两热相并，热入少阳，故选用银花、连翘、玄参、郁金以治。咽喉病位在上，故加桔梗引药上行，使药达病所，桔梗与甘草相合，以排痰宣肺。九药为用，咽喉诸证可愈。

9. 攻坚汤

方剂组成：王不留行 100g，夏枯草 30g，苏子 30g，牡蛎 30g。

煎服法：上药四味，加水 500mL，煮取 300mL，倒出药汁，再加水 500mL，煮取 200mL，去滓，将两次药汁相合，煮沸，分温三服，以空腹服为宜。

适应证：一切肿瘤、囊块、肿物、顽固疮瘀。

按语：方中经过临床，选药四味，夏枯草辛、苦、寒，为清火、散结的要药，牡蛎咸涩微寒，软坚散结，二药相配，祛瘀以治瘰疬结核，引用此理，治疗肿瘤，以取散结之功。王不留行是近年发现的攻坚要药，本药入血分而功专通利，以通经散结、祛瘀消肿为治。配以苏子降气化痰，取其"痰生怪病"之理。四药相合，清火散郁，软坚散结，祛瘀消肿，化痰理气。各种肿物用此法，应用多年，疗效甚佳。

10. 祛风利湿汤

方剂组成：浮萍 30g，苍耳子 30g，土茯苓 30g，苦参 30g。

煎服法：上药四味，以水 500mL，煮取 300mL，倒出药汁，再加水 500mL，煮取 200mL，去滓，将两次药汁相合，煮沸，分温三服，以空腹服为宜。

适应证：湿疹、荨麻疹等各种皮肤病。

按语：湿疹、癣证皆痒，风之故也，搔破流黄水者，湿气也，所以说，一切皮疹、癣证，多由风湿所为。组方以治，一是祛风，一是利湿。方中选用浮萍、苍耳子解表祛风，浮萍轻浮升散，善开毛窍，有发汗解表、泄热利水之功，苍耳子辛、苦、温，祛风化湿以止痒，二药为用，祛风利湿消疹。苦参苦寒，祛风化湿，清热利尿，杀虫止痒，对许多皮肤真菌有抑制作用，配用土茯苓能清热利湿以解毒，二药相伍，皮肤湿疹、癣证搔痒可治。四药合用，祛风利湿并治，许多湿疹、癣证皆收良效。

五、局部复健疗法

局部组织脏器发生病变，久治不愈，形成顽固症。查其病性，不外虚、实二种。追其病源不出三个方面：一是热证变证，热灼津液，运化失司，痰、水、食之物积于体内，阻塞脉道、肠道，经久不去，形成病变而象虚，医者不查其详，妄用温补，形成实实之误，致使难治。二是病久体虚，脾胃功能低下，水谷精微得不到充分的吸收运化，机体各组织器官得不到水谷精微的濡养，则出现一派虚弱征象，"脾胃乃后天之本"，脾胃不得健，整体不得充，则病体不得愈，致使病邪留体，缠延不愈而难治。三是"心者，君主之官，神明出焉"，主明则众脏安，主衰则整体乱。病程日久，必累及心脏，致使心功能低下，气血周流减少，各组织器官得不到气血的充养，而功能失去常态，发生功能紊乱，病邪侵本，诸证蜂起，以方调治则顾此失彼，逐步形成难治之证。根据临床实践，对于这三个方面出现的病变状况，采取相应的复健疗法，取得较好的效果。

1. 复健散

方剂组成：黄芪 60g，党参 60g，郁金 30g，神曲 60g，丹参 60g，五灵脂 30g，川楝子 60g，陈皮 60g，川椒 30g，甘草 30g，东参 30g，鸡内金 120g。

配制法：将上药十二味，焙干，研极细开，每 10g 一包，尽数包完，每日三次，每服一包，服完为一疗程（约月余），白开水送服。

适应证：消化道溃疡愈合的巩固治疗及其他消化系虚寒性疾患的复健疗法。

按语： 复健散是由原来治疗身体虚弱性的溃疡汤衍变而来，以本方组方，包含了四项调治原则，即理气、理血、理肝、生肌止痛。

理气 方选黄芪、党参以补气，凡补多滞，故用郁金活血行气，川楝子疏肝理气，"气行则血行，欲补须行气"，以免补致壅滞之苦。

理血 方选丹参，活血化瘀，"丹参一味，功兼四物"，活血以补血，仙鹤草收敛以止血，五灵脂活血行气。

理脾 方选陈皮芳香健胃以行气，神曲内含淀粉酶，消食除积，二药为用，脾胃之积得消，运化之能得健。

生肌止痛 方中黄芪为中枢强壮之品，补气以生肌，五灵脂行血祛瘀，使溃疡局部小血管得通，活血以生肌。川椒、川楝子寒热并用，温中消炎而止痛。方中川楝子药属凉性，川椒药属热性，党参、黄芪补益类中性。整个方剂组成了寒热并用的调治方。临床长期使用，绝无"温久化热，凉久寒中"的弊病。

在此方基础上加用东参、鸡内金以强心补气，益脾健胃，大补其虚，使机体在和调的基础上充实正气，心脾得健。里部消化系统诸虚证指日可愈。临证对脾胃虚弱、溃疡病反复发作者，在调治后处以复健散，均收到良好效果，虚甚者，给予二料连服，大大减少局部虚寒病证的复发率。

2. 大黄附子汤

方剂组成：大黄 10g，附子 10g，细辛 5g。

煎服法：上药三味，加水 500mL，煮取 200mL，温分二服，每服 100mL。

适应证：腹痛腹满、胀闷不适、大便不通、脉弦。

按语： 本方选自《金匮要略·腹满寒疝宿食病脉证治》。原文 15 条中，机体染病，病程日久，缠延不愈，如见腹痛、胀痛，大便不通，脉象弦紧，舌苔黏腻者，多因久病伤阴，热结在里，痰、水、血、食积于中，阻塞气机，故而腹胀满而大便不通。有形之物滞于胃肠，形成顽固病灶，热源刺激机体，逐渐使机体由盛变衰，但实仍不去，必须攻去积滞之实，方可挽救整体之虚。故方选用大黄，阳明主药，以荡涤胃腑，泻食、泻血，使血、痰、水积聚尽去。附子，少阴主药，以强壮心阳，补益整体，因病久之虚衰，二药相合，借用细辛转输内外，沟通上下表里，透窍达表，内外皆清，机体诸证自愈。此乃以泻为补之法。大黄附子汤可谓一以攻为补的代表方。

3. 团鱼丸

方剂组成：团鱼 2000g，蛤蚧 1 对，东参 60g，鸡内金 120g。

配治方法：先将团鱼去头洗净蒸熟焙干研为细末，再将余三药焙干研末，四药调匀，如复有其他协调方，可一共研末，炼蜜为丸，每丸 10g，丸制好后，将丸剂装入一瓷罐内，内置白酒一小瓶，约两许，敞口放入罐中，然后密封，随吃随取，常保药鲜。

适应证：机体各组织脏器虚劳证均可配服。

按语： 方中选药四味，以治各组织脏器的虚衰之证。机体之中，各病的最终结局都会影响到心脏，心脏一衰，其他各脏皆衰，病证万千，无一不是。许多疾病，久治不愈，正不胜邪，多因心虚所致。心是气血的主帅，心之如何，将决定整个机体机能的盛衰和转归，故历来有"久虚不愈取少阴"之说。组方选用团鱼，以血肉有情之体，补益人体，滋阴以潜阳。蛤蚧补益肺脏，肺者，相傅之官，肺主清气，气行则血行，蛤蚧补肺以疏通气之来源。东参强心益气，补心以生血，血盛而正气充，鸡内金健脾消食以化气。四药为用，心得东参以补气补血，肺得蛤蚧补气以益阴，气道通调，脾得鸡内金健脾消食，水谷精微得输，后天之本得固，配以整体协调方，应用于各脏病变善后，百用百效。此方虽小，实乃补益整体的总方，复健之根本。

后　语

刘绍武老师是我步入医界的启蒙之师。三部六病学说是他根据经典医著《伤寒论》的学术思想，经过多年实践、认识、再实践、再认识的反复过程，将中医学的辨证和西医学辨病知识相结合，运用系统论、信息论、控制论的思想方法，创立的一个医学新型学说。

三部六病学说，继承《伤寒论》六病辨证的归类方法，经过实践研究创造了体证、方证、部证、病证、单证、局部证的一整套辨证论治的方法，全面论述了整体三部的寒、热、虚、实病证证治原则。深入浅出，执简驭繁，是八纲辨证的具体体现。整个体系破旧立新，大胆辩驳，具有便于掌握、便于分析、便于施治的特点。临床重证据，重疗效，重本质，无证不信，无因不舍，辨证严谨，重点突出；选择疗效高、施用稳妥的药物组成方剂；在理论上符合辩证法，在治疗上有确切的疗效。

从师学习十余载，深知三部六病学说系医学一瑰宝，将为后人学习中医学、继承发扬中医学遗产指明一条前进之路。学习之后受益匪浅，对中医学的理、法、方、药有了一个明确的认识，辨证有法可依，施治有方可循。运用三部六病的辨证方法，犹如登高远眺，可以鸟瞰医界的全景，对古今中外医学有一个明确的概念。三部六病学说的思想方法，是衡量各家学说的一把尺子，可帮助医者辨析轻重真伪，开拓了中医学的未来。《三部六病》的内部资料，由郭维峰同志整理后，在医界广为传布，引起医界众多同道注重，并对"三部六病"的学术思想进行了积极的研究探索。

本书是在随师进修中，根据吾师的授课内容，结合平素聆听的教诲编写而成。在撰写、整理过程中，由于本人学疏才浅，吾师的许多不能传之于书、喻之于口的精湛诊治技巧不能用文字尽载，深为遗憾。付梓之际对省中医学校领导和《探春学报》编辑部的大力指导、赞助，以及刘惠生、郭维峰、贾民、李兵林等同志的热情指教一并致以谢意。另外，由于整理时间仓促，加之吾师无暇审阅，排列不当，叙述错漏，在所难免，诚望读者提出意见，以待修订改正，并致感谢。

宿明良

1984 年 10 月于太原